与瘤同行

常见肿瘤的居家中医康养

主　编　杨小兵　王苏美　吴万垠

副主编　龙顺钦　邓　育　周宇姝　河文峰　蔡姣芝

编　委（按姓氏拼音排序）

冯汉财　甘紫胭　胡鹏蓉　黄锦鹏　贾璐瑜

李龙妹　李佩聪　李秋萍　廖桂雅　莫瀚丹

万信良　王　锐　王　晰　王盼盼　吴孟凤

伍彩贤　杨慧玲　杨恬恬　俞晓燕　招柏明

赵玉军　钟越彤　朱港星　庄媛媛　邹永春

人民卫生出版社

·北京·

图书在版编目（CIP）数据

与瘤同行：常见肿瘤的居家中医康养 / 杨小兵，王苏美，吴万垠主编. -- 北京 ：人民卫生出版社，2024. 12. -- ISBN 978-7-117-37452-1

Ⅰ. R273

中国国家版本馆 CIP 数据核字第 2024ZB0399 号

| 人卫智网 | www.ipmph.com | 医学教育、学术、考试、健康，购书智慧智能综合服务平台 |
| 人卫官网 | www.pmph.com | 人卫官方资讯发布平台 |

与瘤同行：常见肿瘤的居家中医康养
Yu Liu Tongxing: Changjian Zhongliu de Jujia Zhongyi Kangyang

主　　编：杨小兵　王苏美　吴万垠
出版发行：人民卫生出版社（中继线 010-59780011）
地　　址：北京市朝阳区潘家园南里 19 号
邮　　编：100021
E - mail：pmph @ pmph.com
购书热线：010-59787592　010-59787584　010-65264830
印　　刷：鸿博睿特（天津）印刷科技有限公司
经　　销：新华书店
开　　本：710×1000　1/16　印张：22
字　　数：264 千字
版　　次：2024 年 12 月第 1 版
印　　次：2024 年 12 月第 1 次印刷
标准书号：ISBN 978-7-117-37452-1
定　　价：59.00 元

打击盗版举报电话：010-59787491　E-mail：WQ @ pmph.com
质量问题联系电话：010-59787234　E-mail：zhiliang @ pmph.com
数字融合服务电话：4001118166　　E-mail：zengzhi @ pmph.com

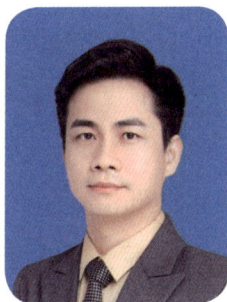

杨小兵，医学博士，副主任医师，硕士研究生导师。广东省杰出青年医学人才（第一批）。

中国抗癌协会整合肿瘤学分会第一届青年委员会委员，中国呼吸肿瘤协作组南区（泛大湾区呼吸肿瘤联盟）委员，世界中医药学会联合会真实世界研究专业委员会第一届理事会常务理事，世界中医药学会联合会癌症姑息治疗研究专业委员会理事，世界中医药学会联合会中医外治操作安全研究专业委员会理事，广东省抗癌协会癌症康复与姑息治疗专业委员会青年委员会常务委员，广东省中医药学会肿瘤精准与整合治疗专业委员会常务委员，广东省中医药学会肿瘤治疗与康复专业委员会委员，广东省中医药学会肿瘤专业委员会委员，广东省中西医结合学会肿瘤姑息治疗专业委员会委员，广东省医师协会肿瘤多学科诊疗模式工作委员会早诊早治协作组组员。

主持国家自然科学基金、广东省自然科学基金、广东省建设中医药强省科研课题及吴阶平医学基金会临床科研专项资助基金各 1 项。参与国家自然科学基金、卫生部、民政部、省自然科学基金、国际合作项目加拿大 Terry Fox 癌症研究基金、国家"十一五"科技攻关等多项研究课题。目前为科学引文索引（SCI）收录期刊 *Complementary Therapies in Medicine*、*Trial*、*World Journal of Surgical Oncology*、*Alternative Therapies in Health and Medicine* 及 *Integrative Cancer Therapies* 等的审稿专家。主编及参编肿瘤专著、教材等 7 部，于国内外发表医学论文近 30 篇。

擅长：健脾理气治疗肝脏恶性肿瘤，扶正祛邪治疗肺及其他恶性肿瘤，运用中医药配合放化疗以增效减毒、预防肿瘤术后的复发和转移。主攻病种包括肺癌、肝癌、肠癌、乳腺癌、胃癌、鼻咽癌等。

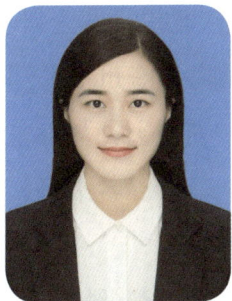

王苏美，医学博士及博士后，副主任医师，副研究员，博士研究生导师。

美国 MD 安德森癌症中心与中山大学联合培养的医学博士。中国抗癌协会中西整合控瘤新药研究专业委员会常务委员，中国中医药信息学会科技创新与成果转化分会常务理事，广东省保健协会肿瘤防治与康复分会常务委员，广东省中医药学会肿瘤治疗与康复专业委员会委员，广东省中西医结合学会肿瘤姑息治疗专业委员会委员，中华中医药学会免疫学分会第三届委员会委员，广州抗癌协会理事。

主持国家自然科学基金、广东省自然科学基金、广州市科技计划、中国博士后科学基金等项目 12 项。发表论文 60 篇，其中 SCI 收录论文 35 篇。受邀为 *Pharmacological Research*、*Phytomedicine*、*Oncogene*、*Clinical and Translational Medicine* 等中国科学院一区知名 SCI 收录期刊的审稿专家。参编中英文专著 3 部，申请国际国内发明专利 3 项。

擅长：中西医结合治疗各种肿瘤，尤其擅长运用中药配合手术、放化疗、内分泌、靶向及免疫治疗等预防肿瘤复发转移，减轻副反应，提高生活质量，延长生存期。主攻病种包括肺癌、肝癌、肠癌、胃癌、鼻咽癌、乳腺癌、甲状腺癌等。

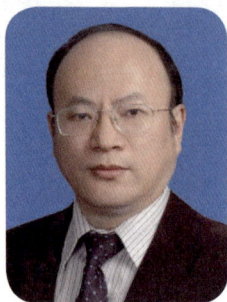

吴万垠，主任医师，教授，博士研究生导师，广东省中医院（广州中医药大学第二临床医学院）肿瘤原大科主任、肿瘤学科带头人，广东省名中医，澳门科技大学特聘指导教授。

广东省"千百十工程"省级培养对象。2001/2002 年度日本兵库县立成人病中心研修员。2003 年广东省抗击非典先进个人三等功，广州市抗击非典先进个人。2006—2008 年获广州中医药大学科技进步奖二等奖 3 项；2008 年获新南方优秀教师奖；2012 年获评广东省科教文卫"医德标兵"。主持国家自然科学基金以及卫生部、民政部、省市等各基金科研课题 20 余项；参与主持国家"九五""十五""十一五"科技攻关课题研究。

中华中医药学会肿瘤分会副主任委员，中国中西医结合学会肿瘤专业委员会常务委员，世界中医药学会联合会肿瘤专业委员会常务理事，中国中药协会肿瘤药物研究专业委员会副主任委员，世界中医药学会联合会肿瘤经方治疗研究专业委员会副会长，世界中医药学会联合会肿瘤外治法专业委员会副会长，中国医疗保健国际交流促进会中医肿瘤防治分会副主任委员，中国抗癌协会整合肿瘤学分会常务委员，中国老年学和老年医学学会老年肿瘤分会中西医结合专家指导委员会副主任委员，广东省中医药学会肿瘤治疗与康复专业委员会主任委员，广东省中医药学会常务委员，广东省医学会肿瘤学分会委员，广东省抗癌协会理事、化疗专业委员会常务委员，广东省中医药学会肿瘤专业委员会副主任委员，广东省中西医结合学会肿瘤专业委员会副主任委员，广东省抗癌协会传统医学专业委员会副主任委员，广州抗癌协会第七届理事会副秘书长。

国家自然科学基金、河北省自然科学基金、天津市自然科学基金、广东省自然科学基金等评审专家。《中国中西医结合杂志》中文和英文版，以及《药品评价》《广东医学》《中国肺癌杂志》《中国肿瘤》等杂志特约评审专家及编委等。主编及参编肿瘤专著、教材等10余部，于国内外发表医学论文150余篇。

擅长：各种恶性肿瘤的中西医结合综合治疗，特别是运用中医药预防肿瘤手术后复发，以及配合放化疗增效减毒、改善生活质量。主攻病种包括肺癌、肝癌、胃肠癌、乳腺癌、鼻咽癌、食管癌等。

目录

第五章　原发性肝癌　　089

第六章　鼻咽癌　　108

第七章　食管癌　　125

第十章　胰腺癌 176

第十一章 乳腺癌 196

第十二章 卵巢癌 215

第十三章　宫颈癌 228

第十四章 前列腺癌 248

第十五章 肾癌 267

第十六章　膀胱癌 285

第十七章　恶性淋巴瘤 305

附录　常用腧穴及耳穴定位 321

药膳索引 328

第 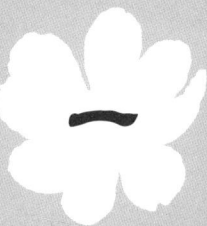 一 章

概述

一 什么是癌症

近年来，全球癌症发病率持续上升，癌症已经成为威胁人类健康的一大杀手。我国的癌症发病和死亡人数也在逐年上升，而且癌症已经成为我国居民死亡的首位原因，因此有效降低癌症的发病率和死亡率已经成为亟待解决的公共健康难题。当前，正确认识癌症显得尤为重要。

首先，什么是癌症？癌症，泛指一切恶性肿瘤，是细胞分化不成熟、生长较迅速、浸润破坏器官的结构和功能并可发生转移、对机体影响较为严重的肿瘤（肿瘤是机体在各种致病因子作用下，细胞遗传物质发生改变、基因表达异常、细胞异常增殖而形成的新生物）。癌症表现为局部肿块的持续生长，往往生长迅速；向周围组织侵袭，侵蚀破坏邻近组织；可转移到其他部位。持续生长、侵袭性、转移性是癌症的三大特点。肿瘤中还有良性肿瘤，其特点与癌症恰好相反，虽也表现为局部膨胀性生长，但其生长速度较慢，不侵袭破坏周围组织，不向远处转移；虽也可能压迫邻近组织器官，但其危害性远小于癌症。

二 癌症的常见病因

癌症是一种多病因、多效应、多阶段、多基因致病的疾病。其病因是非常多样且复杂的，所以癌症的病因学研究一直比较困难。近年来，对常见肿瘤的致病危险因素已经了解得比较清楚。通过了解和研究癌症的致病危险因素，可以减少危险因素对人类的危害作用，预防癌症的发生。癌症主要的危险因素包括环境有害因素、不良个人生活方式和机体内在因素等。以下介绍一些常见的危险因素。

（一）常见化学致癌因素

1. **亚硝胺类物质**　在生活中接触亚硝胺类物质几乎是不可避免的。亚硝胺类物质广泛存在于空气、水、香烟烟雾、熏烤肉类、咸鱼、油炸食品和酸菜中。环境中还有很多可合成亚硝胺类物质的前体物质，如亚硝酸盐、硝酸盐等普遍存在于肉类、蔬菜、谷物、烟草、酒类和鱼类中，而亚硝酸的前体物质在胃液中可合成亚硝胺类物质。

2. **黄曲霉毒素**　黄曲霉毒素是一类致癌性极强的化合物，有 10 余种，其中毒性和致癌性最强的为黄曲霉毒素 B_1［其毒性为氰化钾的 10 倍，为三氧化二砷（砒霜）的 68 倍，在已知的化学物质中致癌力居首位］。花生、玉米、大豆、稻米、坚果、牛奶及食用油等都易被黄曲霉毒素污染。黄曲霉毒素的化学性质较稳定，不易被加热分解，煮熟后食用仍有活性，因此食物被其污染后不应继续食用。

3. **多环芳烃**　多环芳烃的致癌作用强，小剂量就能引起局部组织细胞的恶变。多环芳烃主要来源于工业废气、汽车尾气、烟草燃烧及住宅烟道气、烤鱼烤肉等。多环芳烃主要诱发肺癌和皮肤癌。

4. **芳香胺和偶氮染料**　主要存在于各种着色剂、除草剂、防氧化剂、人工合成染料，如 β- 萘胺、联苯胺、品红、3% 安那妥溶液（奶油黄）等。可导致膀胱癌、肝癌等。

5. **苯类化合物**　苯类化合物是化学工业的原料和溶剂之一。苯类化合物的致白血病作用比较肯定，所致急性白血病以急性粒细胞白血病和红白血病为主。

6. **石棉**　石棉暴露可导致肺癌和间皮瘤的发生。

7. **金属元素**　铬、镍、铅、汞等具有致癌作用。

8. **药物**　非那西丁长期服用可诱发肾盂癌、膀胱癌；某些抗癌药，如化疗药物环磷酰胺、甲氨蝶呤、硫唑嘌呤等可诱发白血病、膀胱癌等；氯霉素可诱发白血病，苯巴比妥、利血平等均可致癌。

（二）物理致癌因素

1. **电离辐射**　电离辐射是最主要的物理致癌因素，包括以短波和高频为特征的电磁波的辐射，以及电子、质子、中子、α粒子等辐射。也有大量事实证明，长期接触镭、铀、氡、钴、锶等放射性同位素会引起不同肿瘤。

2. **紫外线**　紫外线对皮肤具有致癌作用。研究发现，赤道附近人群的皮肤癌发病率明显高于远离赤道人群，提示皮肤癌与紫外线照射强度相关。此外，紫外线还与黑色素瘤有关。有资料表明，尼格罗人种（黑色人种）的黑色皮肤使黑素细胞免受紫外线影响，因此黑色素瘤发病率远低于高加索人种（白色人种）。

3. **热辐射**　克什米尔人在冬季习惯用怀炉取暖，有时在腹部引起"怀炉癌"；我国西北地区居民在冬季烧火取暖，有时臀部皮肤发生癌变而形成所谓的"炕癌"。这些说明长期的热辐射可能有一定的促癌作用。

（三）生物致癌因素

1. **EB 病毒（EBV）**　EBV 与多种人类肿瘤相关。EBV 感染可以导致鼻咽上皮细胞的转化和增殖，从而引发鼻咽癌。其中最明确的是 EBV 感染导致的鼻咽癌和伯基特淋巴瘤。

2. **乙型肝炎病毒（HBV）、丙型肝炎病毒（HCV）** 流行病学调查表明，75%～80% 的原发性肝细胞癌是由肝炎病毒感染引起的，其中 50%～55% 是 HBV 感染导致，25%～30% 是 HCV 感染导致。HCV 不整合到肝细胞基因组中，主要通过引起机体慢性免疫反应而间接损伤肝细胞，在致癌过程中发挥重要作用。

3. **人乳头状瘤病毒（HPV）** HPV 能引起人体皮肤黏膜的鳞状上皮增殖，目前已分离出 130 多种。其中，低危型能导致皮肤的良性肿瘤如尖锐湿疣、传染性软疣等，以及生殖器、口腔的黏膜感染；高风险型可导致宫颈癌、阴道癌、肛门癌等。高风险型包括 HPV16、HPV18、HPV31、HPV33、HPV35、HPV45 等。其中，99.7% 的宫颈癌患者存在 HPV16、HPV18 两种亚型的感染。当前，某些 HPV 疫苗能有效预防高危型 HPV 感染。

4. **幽门螺杆菌（Hp）** Hp 寄生在胃黏膜组织中，可引起慢性胃炎、消化性溃疡等，与胃癌、胃黏膜相关淋巴组织（MALT）淋巴瘤密切相关，是胃癌前病变的重要病因和促成因素。Hp 仅寄生于人体，而且人是其唯一的传染源，主要通过口-口途径或粪-口途径传播。所以，饮食卫生和个人卫生对防止 Hp 感染尤为重要。

5. **华支睾吸虫** 多因食用不熟的含有华支睾吸虫囊蚴的淡水鱼、虾或螺引起。华支睾吸虫可引起胆管周围超敏反应和炎症反应，导致胆管炎、胆囊炎等，如不及时治疗或反复感染，晚期则会引起肝硬化、肝癌。

（四）机体因素

1. **遗传因素** 肿瘤的流行病学资料显示，某些肿瘤有明显的地域性或家族聚集现象，提示肿瘤与遗传因素有一定关系。例如，广东是鼻咽癌发病率最高的省份；鼻咽癌、肝癌、胃癌、男性乳腺癌等有家族聚集现象。

2. 免疫因素 在肿瘤恶性转化过程中，异常基因表达的蛋白质可以引起免疫反应，使机体消灭这些"非己"的转化细胞。如果没有这种免疫监视机制，肿瘤的发生事件要比实际多得多。

3. 年龄 肿瘤与年龄关系密切，儿童、青年人和成年人的肿瘤谱存在明显区别。儿童多见母细胞瘤及肉瘤。青年人多见淋巴造血系统肿瘤及骨和软组织的肿瘤。成年人则多发生上皮来源的癌。并且随着年龄的增长，癌症的发病率上升，其原因可能与致癌因素刺激的累积、免疫力的降低等有关。

4. 性别 在肿瘤发病率方面，男性肿瘤发病率为女性的 1.5 ~ 3 倍。在肿瘤类别方面，男女常见肿瘤也有所不同，如 2016 年中国恶性肿瘤统计数据显示，男性恶性肿瘤前五依次是肺癌、肝癌、胃癌、结直肠癌和食管癌，而女性恶性肿瘤前五依次是乳腺癌、肺癌、结直肠癌、甲状腺癌和胃癌。造成这种差异的原因除了性激素和性器官不同，可能还与男女的性染色体存在很大差异，以及男女在工作环境中接受的致癌因子不同等有关。

5. 炎症 炎症是肿瘤微环境的一个特征。研究揭示，原癌基因的激活促进炎症相关因子的表达和炎性环境的形成，而炎性环境又反过来促进肿瘤转移。

（五）生活相关因素

1. 吸烟 吸烟是恶性肿瘤最主要的发病危险因素，也是最为肯定的一个危险因素。烟草流行是世界迄今面临的最大公共卫生威胁之一，每年导致全世界 800 多万人死亡。吸烟可导致肺癌、喉癌、膀胱癌、胃癌、宫颈癌、卵巢癌等，且发病风险与吸烟量和吸烟年限呈正相关。戒烟可明显降低这些癌症的发病风险，并改善疾病预后。

2. **饮酒** 所有新发癌症病例中，超过 74 万人可归因于饮酒，尤以东亚国家表现明显。饮酒相关癌症病例中，男性占 77%，女性占 23%，其中食管癌、肝癌和乳腺癌的病例最多。

3. **肥胖** 肥胖可提高癌症的发病率和死亡率，是肝癌、胰腺癌、结直肠癌等多种癌症发生的重要危险因素。保持健康的体重不仅可以降低癌症发病率，也能减少肥胖相关疾病的发生。肥胖的发生与饮食和运动息息相关。

4. **饮食** 饮食摄入内容及营养结构的不合理，不仅会导致肥胖，还可能导致其他相关疾病发生及食物相关致癌物累积等，最后导致癌症发生。不健康的饮食包括高盐、高糖、高脂饮食，以及油炸、熏烤、腌制等食品的过度摄入等。

5. **运动** 合理的运动量，可维持身心健康状态，增强免疫系统功能，对预防癌症的发生、保持健康有重大意义。

6. **心理因素** 长期或过度的精神刺激，情志处于过高、过低或剧烈变化的状态，会干扰、破坏内环境的稳定，有可能影响细胞的正常生理，从而导致细胞癌变。

综合以上致癌危险因素来看，有些致癌物应尽量避免，如烟、酒、槟榔等；有些致癌因素需权衡利弊，如医疗性 X 线等；有些致癌物需要控制，如煎炸熏烤食物。选择健康的生活方式，控制致癌因素，避免接触强致癌物，均对预防肿瘤起正向作用。

三 癌症的发生机制

目前的研究提示，肿瘤本质上是基因相关疾病。机体在多种因素的共同作用下，发生基因异常改变，包括原癌基因激活、抑癌基因失活、多种基因异常的累积，最终导致癌症的发生。

四 癌症的检查手段

随着现代医学和科技的发展，医学检查手段越来越多，技术和设备不断升级，这对于疾病的诊断有重大意义。对于癌症的诊断也是如此。癌症多深藏于体内，纯靠望闻问切了解的病情有限，若针对患者具体病情开具相关检查单，那么根据检查结果，医师可了解癌症的具体发展情况并确定治疗方案，这是癌症治疗过程中不可或缺的部分。

（一）体格检查

根据患者主诉，观察患者整体情况，通过触诊判断是否出现体表或深部肿块，如有则确定肿块的位置、边界、形状、硬度、活动度、压痛情况、温度等，以及对全身体表淋巴结进行触诊，从而初步了解肿瘤相关情况。

（二）影像学检查

1. **X线检查** X线检查在胸部（乳腺）、胃肠道及骨骼系统检查方面有较高的应用价值。

2. **计算机体层成像（CT）** CT具有较高的密度分辨率，显像清晰，克服了结构的重叠现象，可获得人体内部的解剖断面影像。CT提供的信息更准确细致，可以实现对某些特定部位肿瘤的高危人群进行大面积筛查，在无症状情况下发现某些特定器官的早期肿瘤。

3. 磁共振成像（MRI） MRI 的临床运用与 CT 类似，用于病灶的定位定性。MRI 对软组织肿瘤的显示更佳，对于软组织肿瘤、头颈部肿瘤、骨肿瘤的临床分期较 CT 更准确。对于观察肿瘤和血管的关系、纵隔肿瘤和肿大淋巴结、盆腔肿瘤，也有一定价值。

4. 正电子发射计算机体层成像（PET-CT） PET-CT 将 PET（正电子发射体层摄影）与 CT 融为一体，其中 PET 能提供组织代谢变化的生理信息，而 CT 提供病灶的精确解剖定位，可以同时反映病灶的病理生理变化和形态结构，具有灵敏、准确、特异及定位精确等特点，可较全面地了解全身整体状况，达到早期发现病灶和诊断疾病的目的。

5. 超声检查 简单、无创，广泛用于肝、胆、胰、脾、肾、甲状腺、乳腺等的检查，并可在超声引导下进行肿物的穿刺活检，成功率较高。

（三）实验室检查

1. 血常规、尿常规、便常规 如血液中出现大量幼稚白细胞，提示可能有白血病；如尿中见红细胞，提示可能有泌尿系统肿瘤；如粪便潜血阳性、血便，提示可能有胃肠道肿瘤。

2. 肿瘤标志物 肿瘤标志物多缺乏特异性，如癌胚抗原（CEA）是一种广谱肿瘤标志物，对多种肿瘤都有提示作用；他如，肺癌相关抗原如神经元特异性烯醇化酶（NSE）、细胞角质蛋白 19 片段抗原 21-1（CYFRA21-1）等，前列腺癌相关抗原如前列腺特异性抗原（PSA），乳腺癌相关抗原如糖类抗原 15-3（CA15-3），消化道肿瘤相关抗原如糖类抗原 19-9（CA19-9）、糖类抗原 125（CA125）、糖类抗原 72-4（CA72-4）等，卵巢癌相关抗原 CA125、人附睾蛋白 4（HE4）等。肿瘤标志物在辅助诊断和判断预后等方面有一定价值，也可用于疗效监测。

（四）内镜检查

内镜检查应用内镜直接观察空腔脏器和体腔内的肿瘤或其他病变，可以发现早期癌症或息肉病变，并可取病变处组织或细胞进行组织病理学诊断。常用的内镜有胃镜、支气管镜、结肠镜、直肠镜、腹腔镜、胸腔镜、宫腔镜、阴道镜、膀胱镜、输尿管镜等。

（五）病理学检查

病理学检查是一种具有确诊意义的检查手段。

1. 临床细胞学检查 包括体液自然脱落细胞检查，如痰液、尿液沉渣、胸腔积液、腹腔积液的细胞学检查，以及阴道涂片检查等；黏膜细胞检查，如食管拉网检查、胃黏膜洗脱液检查、宫颈刮片检查，以及内镜下肿瘤表面刷脱细胞检查；细针吸取细胞学检查，如用细针和注射器吸取肿瘤细胞进行涂片染色检查等。

2. 组织病理学检查 空腔脏器黏膜的表浅肿瘤，多在内镜检查时获取病变处组织进行组织病理学检查；位于深部或体表较大而完整的肿瘤宜行穿刺活检；手术时切取部分肿瘤组织进行快速组织病理学检查。

（六）基因检测

通过对被检测者细胞中的 DNA 分子信息做检测，分析 DNA 所含有的基因类型和基因缺陷及其表达功能是否正常，从而使人们能了解自己的基因信息。通过基因检测，可以尽早发现与肿瘤相关的基因改变，做早期的筛查和诊断；也可以为肿瘤的精准治疗提供有效的分子标志物，指导肿瘤的分子分型、药物筛选、疗效检测和预后评估等。

五 癌症的治疗方法

不同的肿瘤，由于发病部位不同、病理类型不同和病情进展不同，因此治疗方法各不相同。大多数癌症患者需要接受综合治疗（即合理应用现有治疗手段的最佳组合），以使患者最大获益。以下是一些常见的癌症治疗方法。

1. **手术** 外科手术是治疗肿瘤最古老的方法之一，对不同分期的肿瘤都有可能产生获益。

2. **放射治疗** 放射治疗（简称放疗）是一种局部治疗方法，利用放射线的生物学效应破坏细胞的遗传物质，可阻止细胞生长或分裂，进而控制肿瘤细胞的生长。放疗虽然只能达到局部治疗效果，但其适应证很广。

3. **化学治疗** 化学治疗（简称化疗）是一种用有细胞杀伤或调节作用的化学合成药物或药物组合治疗疾病的方法，是目前治疗肿瘤及某些自身免疫性疾病的主要手段之一。抗肿瘤药物的作用原理通常是借由干扰细胞分裂的机制来抑制肿瘤细胞的生长，譬如抑制 DNA 复制或阻止染色体分离。多数化学药物都没有专一性，所以会同时杀死进行细胞分裂的正常组织细胞，因而常伤害需要进行分裂以维持正常功能的健康组织，不过这些组织通常在化疗结束后能自行修复。

4. **靶向治疗** 靶向治疗是在细胞分子水平上，针对已经明确的致癌位点进行治疗的方式。通过基因检测、免疫组化等方法，评估患者有无用药靶点，再结合患者病情选择相应的靶向药物进行治疗。靶向药物能选择性杀伤肿瘤细胞，从而减少对正常细胞的伤害。有相应靶点的患者能从靶向治疗中获益。

5. **免疫治疗** 免疫治疗是应用免疫学理论与方法，通过主动或被动方法调节人体免疫机制，达到杀灭肿瘤目的一种生物治疗方法。包括主动免疫治疗、被动免疫治疗和非特异性免疫调节。

6. **内分泌治疗** 某些肿瘤的发生和生长，是与体内激素水平密切相关的，因此可以通过改变内分泌状况进行治疗。如性激素可以用于乳腺癌、前列腺癌、子宫内膜癌的姑息治疗。

7. **中医药治疗** 中医药在肿瘤的认识和治疗上有其独到之处。如中药汤剂配合手术、放疗、化疗等可以减轻相应的毒副作用，起到扶正抗癌、增效减毒的作用。在抗肿瘤、并发症的治疗、免疫力的提高等方面，中医药发挥着不可替代的作用。

六　常见并发症的治疗

在癌症发生、发展及治疗过程中，会出现许多并发症，从而加重患者的身体不适感和心理负担，甚至缩短患者的生存期，因此治疗癌症并发症，缓解患者痛苦，也是癌症治疗的重要一环。以下是一些常见的并发症及治疗方法。

1. **癌性疼痛** 癌性疼痛多由肿瘤压迫、侵犯相关组织引起，也与手术、放疗等治疗相关。既要针对引起疼痛的根本原因肿瘤进行病因治疗，也要使用镇痛药物。评估患者疼痛程度，按照世界卫生组织（WHO）癌症三级止痛阶梯疗法给予相应的镇痛药物，以持续、有效镇痛为治疗原则，缓解患者痛苦。

2. **厌食、恶心和呕吐** 多为药物副作用，或由消化道梗阻、肝功能异常、胃肠道功能紊乱等引起。如为药物副作用，在不严重的情况下不需要特殊治疗，一般在停药后，症状可逐渐缓解。消化道梗阻所致食欲不振、恶心、呕吐等症状，可以通过胃肠减压的方式进行治疗。肝功能异常引起的厌食、恶心、呕吐等不适症状，可予护肝药物进行治疗。情志焦虑、抑郁等精神心理障碍引起的厌食、恶心、呕吐等症状，可予胃肠动力药物进行治疗，并进行心理疏导。饮食上建议患者注意保持饮食清淡，适当进食富含蛋白质、维生素等营养物质的食物，也有助于改善食欲不振的情况。

3. **癌性发热**　癌性发热指与癌症有关的非感染性发热，以及在肿瘤发展过程中因治疗而引起的发热。癌性发热多无明显不适症状，治疗上抗感染治疗无效，然解热镇痛药的降温效果较好。

4. **恶病质**　恶病质以体重进行性下降为主要临床特征，会出现食欲减退、肌肉萎缩等表现，导致患者倦怠乏力，生活质量下降。治疗上，以原发病肿瘤的治疗为主，辅以营养支持、药物治疗、康复锻炼等。药物治疗上可使用孕酮衍生物改善食欲，延缓恶病质进展，改善症状。

5. **恶性积液**　常见的肿瘤所致恶性积液有胸腔积液和腹腔积液。恶性胸腔积液由恶性肿瘤侵犯胸膜引起，是晚期癌症的常见并发症，可导致呼吸困难、胸闷胸痛等症状。

6. **骨髓抑制**　骨髓抑制是大多数化疗药物的常见毒性反应。大多数化疗药物均可引起不同程度的骨髓抑制。骨髓抑制表现为血细胞减少，包括粒细胞、红细胞、血小板等。对于红细胞计数下降，治疗上可输注红细胞、注射重组人促红细胞生成素等。对于粒细胞计数下降，应预防患者感染及合理使用抗生素，必要时还可注射重组人粒细胞集落刺激因子。对于血小板计数下降，应减少活动、防止受伤，并密切观察有无出血情况，必要时可输注血小板、重组人血小板生成素。

七 癌症如何预防

随着我国人口老龄化加剧、工业化和城镇化进程的推进，不健康生活方式、环境暴露等危险因素的累加，癌症的防控形势十分严峻。WHO 指出，有 1/3 的癌症是可以预防的，有 1/3 的癌症通过早发现、早诊断、早治疗可以治愈，有 1/3 的癌症患者可以运用现有的医疗措施延长生命、减轻痛苦。据此提出了癌症的三级预防。

1. **一级预防** 一级预防为病因预防，即消除或减少可能致癌的因素，防止癌症的发生。约 80% 的癌症与环境和生活习惯有关。改善生活习惯（如戒烟、限制饮酒、食物多样化、少吃腌制食品、控制体重、适当运动）注意环境保护、鉴别环境中的致癌剂和促癌剂、加强职业防护等，均是较为重要的防癌措施。近年来的免疫预防和化学预防均属于一级预防，如乙型肝炎疫苗的大规模接种，应用选择性环氧化酶 2（COX-2）抑制剂对结直肠腺瘤进行化学预防等。

2. **二级预防** 二级预防是指癌症一旦发生，应在早期阶段发现并予以及时治疗，即早发现、早诊断、早治疗。包括：①对癌症危险信号（如持续性消化不良、绝经后阴道流血、大小便习惯改变、久治不愈的溃疡等）的认识和重视；②对高发区和高危人群定期检查；③发现癌前病变并及时治疗；④加强对易感人群的监测；⑤肿瘤自检（对身体暴露部位定期进行检查）。

3. **三级预防** 三级预防是指提高肿瘤患者的治愈率、生存率和生存质量。对患者提供生理、心理、营养和锻炼方面的指导，对晚期患者开展姑息性治疗和并发症治疗，以提高生存质量，减轻痛苦，延长生命。

（胡鹏蓉　庄媛媛　杨小兵　吴万垠）

第二章

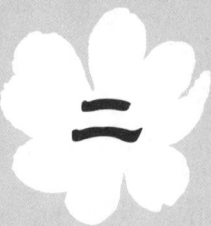

患者常问的问题

一 得癌症就是得绝症吗

不是。得癌症不等于患绝症。很多人往往"谈癌色变",普遍认为只要身体有了患癌的指征,就意味着被"判了死刑"。世界卫生组织通过对大量数据进行分析,提出了一个著名的观点——"3个1/3",即有1/3的癌症是可以预防的,有1/3的癌症是可以治愈的,还有1/3的癌症通过治疗可以提高生活质量、延长生存时间。所以,"癌症就是绝症"这类说法是不科学的。

二 癌症会传染吗

癌症不会传染。肿瘤患者的致癌基因并不能通过某种途径传入他人体内,从而引发癌症。因为即使把癌细胞植入他人体内,癌细胞也无法存活。因为对本体而言,他人的癌细胞就是一种异物,机体可以通过强大的免疫排异能力,将其杀灭。

所以,如果有家人和朋友得了癌症,不要顾虑传染,应该多和他们在一起,尽可能让他们保持精神愉快,这样才有利于他们早日康复,同时提高他们的生存质量。

三 手术或穿刺会导致癌症扩散吗

穿刺活检作为病理活检的主要方法之一，临床上经常运用。活体组织检查简称活检，即运用局部切取、钳取、细针穿刺、搔刮和摘取等方法，从活体病变处获取组织，经过固定、包埋、切片和染色等处理，进行病理观察，以确定诊断。活检是临床上最常用的一种病理形态学诊断方法，对肿瘤良、恶性的鉴别具有十分重要的意义。

正确手术或穿刺引起癌症扩散及种植的发生率极低，可以认为基本不会引起肿瘤扩散或种植转移。

四 癌症会遗传吗

首先，绝大部分癌症是不会遗传的，只有少数肿瘤表现出遗传的倾向。具体是否遗传，可以通过基因检测技术进行判断。对于一个家庭中多人患有相同癌症的情况，如姥姥、妈妈还有女儿都患有乳腺癌，就可以运用基因检测技术判断是否存在遗传倾向。另外，家族性多发性结肠息肉病也表现出家族聚集性，有一定的遗传倾向。

随着科技和医学技术的飞速发展，诊断学也已经达到了分子细胞学的水平，基因检测技术也更加准确和普及，而对于常见的致癌基因变异，也有相对应的检测技术使其能够尽早被确诊并进行治疗。

五 使用染发剂会诱发癌症吗

近年来，染发已成为时尚选择，但是染发剂普遍含有致癌物"对苯二胺"，所以染发剂对人体健康是有一定威胁的。

由国家食品药品监督管理总局批准颁布，自 2016 年 12 月 1 日起施行的《化妆品安全技术规范》，列出了化妆品准用染发剂（共 75 项，含对苯二胺），并明确了它们的最大允许浓度、其他限制和要求、标签上必须标印的使用条件和注意事项。对苯二胺是染发剂中必须用到的一种着色剂，是国际公认的一种致癌物。

所以，产品标签上必须标印"含苯二胺类"。也有一些无良商家会在洗发用品中添加"苯二胺类"物质，而且不予注明，加上洗发用品的使用频率高，因此很容易对消费者的健康造成威胁。

所以，在日常生活中，应该尽量降低染发的频率，对于洗护产品也应谨慎购买，从而保护自己的生命。

六　吃糖会喂养癌症吗

对于很多癌症患者而言，糖都是不能绕开的一个话题。与健康细胞相比，癌细胞能够更迅速地利用葡萄糖作为生命活动的燃料。此外，糖的摄入会引发肥胖，而肥胖是已知的癌症病因之一。同时，肥胖也会对生存产生负面影响。所以，在日常生活中要注意糖的摄入，避免过量。

此外，所有的健康细胞都需要葡萄糖，并且也没有办法做到只让健康的细胞获得所需的葡萄糖而癌细胞无法获得。毕竟也没有证据表明，遵循无糖饮食可以降低癌症发生的风险，或者增加患者存活的机会。癌症患者在生活中要避免接触人工甜味剂，保持饮食营养均衡，增强体质。

七　平时作息规律、定期体检，为什么还会得癌症

诚然，生活习惯与健康状况呈正相关，但这只是一个大概率事件，而不是一个绝对事件，不能一概而论。既不能认为平时作息规律、定期体检就一定不会患癌，也不能因为个案而否认良好生活习惯的重要性。

从医学角度看，癌症属于内生疾病，其诱发因素非常复杂（包括环境污染、职业暴露、遗传因素、不良生活习惯等），通常是各因素长期综合作用的结果。其中，不良生活习惯，如不合理的饮食、不规律的工作和休息、缺乏锻炼、吸烟和饮酒等，很容易增加患癌的风险，但它们并不是唯一的。不能忽视不同人的体质的强弱，对于体质强的人来说，自身抵抗力强，患病风险也会相应降低。

八　吃素能防癌吗

首先，"吃素防癌"这种说法并没有科学支撑，也无定论。有人觉得，癌细胞的生长需要营养物质，它们获得的营养物质越多，生长就越快；如果只吃素食，进入人体的营养物质就会减少，相应地，癌细胞获得的营养物质就会随之减少，其生长自然会变得缓慢，甚至不生长。但是，国内外没有任何官方医学指南将"素食"或"低蛋白饮食"纳入癌症的治疗或辅助治疗方案。相反，肿瘤科医师考虑更多的是，如何能够保证患者获得足够的营养物质来经受、抵抗治疗带来的副作用。目前也没有证据表明，纯素食比以植物性食物为主、动物性食物为辅的平衡膳食模式有更好的防癌作用。正确防癌需要保持健康的生活方式、平衡的膳食结构，维持正常的体重。

九 饮酒会增加癌症复发风险吗

总体来说，饮酒会增加癌症复发风险，而且饮酒带来的伤害远大于饮酒带来的好处。

不同肿瘤的发病原因各不相同，也有对应的忌食要求，但多数癌症患者有禁忌"烟、酒、含亚硝胺食物（如腌制食物、烟熏食品、霉变食物）、油炸食品等"的要求。

并且无论哪种酒，只要喝进体内，其所含的乙醇（俗称"酒精"）都会代谢成有害健康的乙醛，不但可以直接毒害细胞，引起多个重要脏器细胞形态和功能异常，还会损害脱氧核糖核酸（DNA），引起与肿瘤发生相关的基因突变。另外，在酒的酿造过程中还会产生其他成分，如亚硝胺类物质、氨基甲酸乙酯等，这些是明确的致癌物。

在国际癌症研究机构（IARC）的致癌物分类中，酒精饮品被归为与肿瘤发生关系最密切的一类物质，饮酒被列为与患肿瘤相关的生活方式之一。2007年，世界癌症研究基金会建议肿瘤患者应限制含酒精的饮品。中华人民共和国卫生行业标准《恶性肿瘤患者膳食指导》（WS/T 559—2017）适用于抗肿瘤治疗期和康复期的恶性肿瘤患者（尤指携瘤患者），建议恶性肿瘤患者"避免酒精摄入"。

这些研究和标准提示：如果可以不喝酒，最好不喝；如果不得不饮酒，务必限量。

十 癌症治疗期间能饮酒吗

首先，不建议在癌症治疗期间饮酒。这个问题也是很多患癌的饮酒爱好者极其关注的问题。酒里面含有一定浓度的酒精。酒精本身并不是一种致癌物，但是它在人体代谢过程中产生的代谢物会致癌。

所以，癌症患者应该限制饮酒量，在治疗期间应该禁止饮酒。在应用化疗药物等抗肿瘤药物期间，大量肿瘤细胞坏死后经代谢产生较多尿酸并从肾排出，而化疗药物等需要在肝内代谢，这在很大程度上可能导致肝肾损伤。此外，癌症患者通常免疫力比较低下，大量饮酒会损害肝肾功能，如此则不利于肿瘤细胞的控制，从而出现肿瘤细胞迅速转移或扩散，同时肝肾功能受到损害以后，也不利于体内有害物质的及时排出。长此以往，不仅对机体造成损害，也很容易导致治疗的延误，从而不利于癌症患者的治疗和康复。

总而言之，在癌症治疗期间，尽量非必要不饮酒，应珍爱自己的身体。

十一　癌症患者是否应该避免吃肉

一方面，肉类确实含有丰富的蛋白质和其他营养物质，这些都是身体需要的。但另一方面，肉类中的某些成分，如饱和脂肪酸、胆固醇，可能对身体产生不良影响，尤其是在癌症治疗中。所以，癌症患者并不是完全不能吃肉，但是需要注意控制摄入量，尽量选择瘦肉，并且采用健康的烹饪方式如煮、蒸等，避免采用油炸和煎炒等高脂烹饪方式。同时，也要保持饮食的均衡，多吃蔬菜、水果和全谷类食物，这样才能更好地满足身体的需求。

十二　肿瘤标志物水平升高就是得了癌症吗

肿瘤标志物水平升高并不一定意味着得了癌症。肿瘤标志物水平升高既可能与某些癌症有关，也可能由其他因素（如良性肿瘤、生理变化或某些非肿瘤性疾病）引起。

例如，常见的肿瘤标志物有癌胚抗原（CEA）和甲胎蛋白（AFP）。CEA 水平升高通常与结肠癌、直肠癌、肺癌、胰腺癌等有关，也可能出现在胰腺炎、结肠息肉、肠梗阻和溃疡性结肠炎等消化系统疾病中，以及老年人和吸烟人群中。AFP 水平升高通常与肝癌、恶性畸胎瘤、胃癌、睾丸癌等有关，也可能出现在妊娠妇女中、以及急性肝炎、肝硬化等肝病患者中。因此，当肿瘤标志物水平升高时，并不能直接诊断为癌症。医师需要结合其他检查结果，如体格检查、CT 检查、MRI 检查、病理检查等结果，以及患者的临床表现进行综合考虑。

十三　癌细胞可以被饿死吗

癌细胞无法被饿死。癌细胞在生长过程中会摄取大量营养物质，导致身体呈现营养不良、消瘦、衰弱等状态。肿瘤内部具有丰富的血管，可使癌细胞在生长过程中不断汲取营养物质供自己生长。当患者不进食时，首先死亡的不是癌细胞，而是正常组织细胞。因此，对于癌症患者来说，应该积极进行抗肿瘤治疗，并在饮食方面尽量多吃健康的食物，如新鲜的蔬菜水果、肉类、鱼类、鸡蛋等，以改善体质、增强免疫力，间接对癌细胞产生抑制作用。

十四　每年定期体检，为什么一发现就是癌症晚期

每年定期体检，但一发现就是癌症晚期的原因可能有以下几点：

第一，早期癌症的临床症状不典型。部分癌症在早期阶段不会导致明显的身体损伤，患者通常无法感觉到自身是否发生了病变。即使出现了某些病变，也有可能与其他方面的疾病相混淆，从而错过了诊断的时间。

第二，就医时间晚。由于早期癌症没有明显的临床症状，患者通常不会及早就医。而当症状出现时，多数情况已经属于癌症的晚期阶段。

第三，诊断不及时。部分患者在出现身体不适后到医院就诊，可能首先被诊断为其他方面的病变，从而错过了诊断癌变的时间。

第四，体检项目不对。很多人进行的体检并不是专门针对癌症的防癌体检，而是一些比较粗糙的健康体检。例如，早期肺癌需要通过胸部 CT 才能发现，但很多体检项目只包括胸片检查，而胸片是无法发现早期肺癌的。类似地，早期大肠癌只能通过肠镜检查来发现，但常规的体检项目中往往不包括肠镜检查。

十五 为什么生活条件好了，癌症发病率反而越来越高

生活条件好了，但癌症发病率却越来越高，这可能与大家重视身体健康、定期体检而能及早发现癌症有关，也可能与以下几个因素有关：

第一，生活习惯改变。随着生活水平的提高，人们的饮食习惯、生活方式等都发生了很大变化。例如，高脂肪、高蛋白、低纤维的饮食习惯，以及缺乏运动等不良生活习惯，都可能导致癌症的发生。

第二，环境污染。随着工业化和城市化进程加速，环境污染问题日益严重。空气、水源、土壤等的污染都可能对人体健康造成损害，

增加癌症发病风险。

第三，压力增大。现代生活节奏快，竞争激烈，人们面临的工作压力、生活压力等都不断增大。长期的精神压力可能导致内分泌失调、免疫力下降等，从而增加癌症发病风险。

第四，医疗水平提高。随着医疗水平的提高，癌症的诊断和治疗水平也得到了很大提高。这使得更多的癌症患者被确诊和治疗，从而提高了癌症的发病率。

十六 有哪些方法可以预防肿瘤

预防肿瘤需要从多个方面入手。首先，保持健康的生活方式，包括均衡饮食、适量运动、戒烟限酒等；其次，避免接触有害物质，比如减少室内空气污染、避免暴露于致癌物等；再次，保持愉悦的心态，学会释放工作或生活压力；最后，定期进行体检和癌症筛查，及时发现并治疗癌前病变等。

十七 如何早期发现肿瘤

早期发现肿瘤的方法主要有以下几种：

1. **定期体检** 通过定期进行身体检查，包括体格检查、疾病史询问和实验室检查等，可以及时发现异常情况。例如，乳腺肿瘤可以通过乳腺触诊来检查，颈部淋巴结肿大可通过颈部触诊来观察。

2. **影像学检查** 这是一种非侵入性检查方法，可以通过对身体各个部位进行扫描，观察异常结构和肿块。例如，X线检查、CT检查、MRI检查和超声检查等都可以用于早期肿瘤的发现。这些技术可以提供高分辨率的图像，帮助医师发现早期肿瘤。

3. 高风险人群筛查 某些人群具有更高的肿瘤发生风险，如家族中有肿瘤病史者、吸烟者和接触有害物质者等。对于这些高风险人群，应进行定期的筛查和检测，以及早发现和治疗潜在的早期肿瘤。例如，吸烟者可以通过 CT 扫描或胸部 X 线检查来发现肺癌的早期病变。

十八 为什么手术做完了还要化疗

首先需要知道，化疗是一种利用化学药物杀灭癌细胞或抑制癌细胞生长的治疗方法。虽然手术可以切除肿瘤，但是癌细胞可能已经扩散到身体其他部位，或者存在一些微小的癌细胞团块无法通过手术完全清除。因此，化疗可以帮助清除残余的癌细胞，减少复发的风险，提高治疗效果。

十九 放化疗副作用大，能否单纯用中医药治疗

放化疗确实存在一些副作用，如恶心、呕吐、乏力等。但是，中医药治疗并不能完全替代放化疗。中医药可以作为辅助治疗手段，帮助减轻放化疗的副作用，提高患者的免疫力和生存质量。然而，具体的治疗方案还需要根据患者的具体情况和医师的建议来制订。

二十 癌症患者饮食有禁忌吗

癌症患者的饮食并没有绝对禁忌，但是需要注意营养均衡，多吃

富含蛋白质、维生素和矿物质的食物。同时，要避免过多食用高脂肪、高热量、高盐和高糖的食物。另外，一些具有刺激性的食物，如辛辣食品、酒等也应该尽量避免。具体的饮食方案还需要根据患者的具体情况和医师的建议来制订。

二十一　癌症患者可以运动吗

在癌症患者的康复治疗过程中，除药物治疗及手术治疗外，适当的运动也是非常有益的。首先，运动有助于改善患者生理功能，增强免疫力，从而降低癌症复发风险。其次，运动能缓解患者情绪，减轻焦虑、抑郁等心理问题。此外，适当且有效的有氧运动能够提高患者的生活质量，降低癌症治疗的副作用。然而，癌症患者的运动计划需要在专业医护人员的指导下，根据患者近期的身体状况和病情制订，以确保运动方式的合理性和安全性。也需要适时根据病情发展和患者近期状况，调整其运动方案。若运动中出现不适，应立即停止并寻求医师帮助。在运动过程中，应避免剧烈活动和长时间持续运动，防止跌倒等意外伤害的发生。同时，适量补充营养，保持良好生活习惯，亦是至关重要的。

二十二　胃肠息肉会癌变吗

胃肠息肉是一种常见的消化道病变，并不等同于胃肠癌，但它是癌症发生的一个潜在风险因素。胃肠息肉常见炎性和腺瘤性两种类型，其中炎性息肉一般是良性的，而腺瘤性息肉则有可能发生癌变。在发现胃肠息肉的情况下，应采取积极的治疗措施。常规的治疗手段通常是在胃镜或肠镜下切除息肉，并进行病理检查。如果病理检查结果显示良性，那么就不需要太过担心。如果病理检查结果显示恶性，就需要进行进一步的治疗，通常建议进行手术切除。但是，值得注意的是，即使息肉被切除，仍有可能出现新的息肉，因此，定期复查非常重要。对于已经发生的腺瘤性息肉，应该提高警惕，积极调整生活习惯，保持规律的作息、均衡的饮食和适当的锻炼，以避免其恶变。对于具有较高患癌风险的特定人群，如年龄超过 40 岁并具有肿瘤家族史者、家族成员中存在胃肠息肉病史者、长期大量摄入浓茶烈酒或烧烤者等，建议每年进行 1 次胃肠镜检查，如此则可以及早发现并预防息肉恶变，有效降低患癌风险，保障个人健康。

二十三 肺结节会癌变吗

肺结节并非单一疾病，而是一种影像学表现。它是指直径 ≤ 3 厘米的类圆形或不规则肺部病灶。由于肺结节体积较小，常规胸片难以发现，加之患者通常无明显症状，因此容易被忽视。判断肺结节是否癌变，需通过影像学诊断和病理诊断进行分析。①影像学诊断主要依赖肺部增强 CT，若无法明确结节性质，可进一步进行全身 PET-CT 检查。②病理诊断是判断结节是否癌变的金标准，可通过穿刺或支气管镜检查获取病理组织标本进行病理诊断。肺结节可分为良性结节和恶性结节。良性结节主要由炎症、结核等感染性疾病引发，建议定期随访；恶性结节则表现为肺癌，需手术切除，并结合术后化疗和放疗。值得注意的是，部分良性结节可能发生恶变，演变为肺癌。因此，肺结节的监测和早期诊断至关重要。

二十四　接种了人乳头状瘤病毒疫苗就不会得宫颈癌吗

接种人乳头状瘤病毒（HPV）疫苗并不能完全保证不会患上宫颈癌。接种 HPV 疫苗尽管能有效降低感染某些高危 HPV 的风险，从而降低患宫颈癌的概率，但是不能完全消除患宫颈癌的风险。因此，女性在接种 HPV 疫苗后仍需定期进行宫颈癌筛查（主要包括 HPV 检查和液基薄层细胞学检查），以便及时发现并处理任何潜在的宫颈病变。除此之外，女性还应该保持健康的生活方式，包括均衡饮食、适量运动、避免吸烟和饮酒等，以降低患宫颈癌的风险。总之，接种 HPV 疫苗虽然可阻断 HPV 传播，是预防宫颈癌的重要措施，但并不能完全消除患宫颈癌的风险。

二十五　甲状腺结节会癌变吗

甲状腺结节有可能转变为癌症，但并不是所有的甲状腺结节都会发展成癌症。甲状腺结节是一种常见的甲状腺疾病，通常分为良性和恶性两种。在一定程度上，良性甲状腺结节存在发展成为癌症的可能性。针对患有甲状腺结节的患者，务必定期实施甲状腺超声检查和甲状腺功能检查等，并密切关注结节的变化，一旦发现结节体积迅速增大或形态出现异常等情况，务必及时就医。具有家族遗传因素的患者，应提前进行相关基因检测和筛查，以尽早发现和干预此疾病。患者在饮食上要多注意碘的摄入量，避免过食刺激性食物，禁止吸烟、喝酒、熬夜等不良嗜好，保持良好的生活习惯，适量运动，有助于降低癌症风险。

二十六 癌症患者能吃豆制品吗

在癌症患者的治疗和康复阶段，饮食调养起着关键作用。豆制品作为一种富含营养物质的食品，在适当情况下，是可以被癌症患者适量摄入的。由大豆及其他豆类加工而成的豆制品，富含蛋白质、脂肪、矿物质和维生素等，对人体具有良好的补益效果。豆制品含有多种抗癌成分，如大豆皂苷和植物固醇等，具有抑制肿瘤生长和增强免疫力的作用。再如，豆制品所含大豆异黄酮具有抗氧化和抗炎特性，能降低肿瘤发生的风险。有研究显示，大豆异黄酮能有效抑制肿瘤细胞的生长与增殖，并诱导肿瘤细胞凋亡，从而起到预防癌症的作用。此外，豆制品还富含膳食纤维，有助于促进肠道蠕动，降低肠道内致癌物浓度，减少肠道与致癌物的接触时间，进而降低癌症发生的风险。尽管豆制品营养价值高，但癌症患者在治疗期间仍应以进食清淡、易消化的食物为主，可适量摄入豆制品，以免加重肠胃负担。同时，可将豆制品与其他蔬菜、水果搭配食用，提高营养价值，增强自身免疫力。在治疗过程中，患者应遵循医师的建议，制订合理的饮食计划，以辅助治疗和促进身体康复。

二十七 癌症患者需要补充维生素或矿物质吗

维生素与矿物质对保持人体正常生理功能具有至关重要的作用。然而，癌症患者由于消化功能减退、身体虚弱等因素，往往容易出现维生素和矿物质摄入及吸收不足的现象，从而导致营养不良，进一步影响身体状态与生活质量。因此，对于癌症患者而言，补充维生素和矿物质显得尤为关键。补充适量的维生素和矿物质可以促进机体修复、提高免疫力。癌症患者应根据自身情况，合理补充维生素和矿物质。在医师指导下，必要时可以口服营养补充剂，以改善营养状况，提高生活质量。同时，保持良好的生活习惯，加强锻炼，有助于身体康复。

二十八　瑜伽、气功是否有益于癌症患者

瑜伽和气功在一定程度上对癌症患者有益。有研究发现，瑜伽和气功作为传统健身方式，在辅助癌症治疗及提高患者生活质量方面具有一定的积极作用。瑜伽作为身心合一的锻炼方式，对癌症患者的康复具有诸多益处。它有助于提高身体、呼吸与意识的协调性，缓解心理压力与焦虑，增强免疫力，降低炎症反应，从而抑制肿瘤生长。此外，瑜伽还能改善睡眠质量、增强体力、减轻疼痛，提高患者生活质量。气功作为中国传统健身方法之一，同样对癌症患者具有积极的康复作用。它有助于平衡生理功能，改善呼吸系统功能，增强心肺功能，缓解疲劳等。同时，气功还能调节情绪，减轻焦虑、抑郁等负面情绪。然而，瑜伽和气功并不适用于所有癌症患者，是以患者需根据自身病情、体质与意愿选择合适的锻炼方式。此外，应遵循适度、渐进的原则，避免过度锻炼导致身体损伤。

二十九　多食水果和蔬菜能降低癌症发病率吗

摄入适量的水果和蔬菜有助于降低癌症的发病率。水果和蔬菜所含的丰富维生素、矿物质、膳食纤维和抗氧化剂等多种营养成分，在预防癌症方面起着关键作用。矿物质如硒、锌、碘等对癌症的预防具

有重大意义。硒具有抗氧化作用，能降低癌症发生的风险；碘对甲状腺癌的预防具有积极作用。膳食纤维能促进肠道蠕动，有助于排出体内毒素和致癌物，同时降低肠道内致癌物的浓度，减少其与肠道黏膜的接触时间，从而降低癌症的风险。维生素在预防癌症方面也具有一定的作用，如维生素 A 有助于维持细胞生长和分化，预防癌症发生；维生素 C 能增强免疫系统的功能，提高人体的抵抗力。

然而，在日常生活中，还需关注果蔬的多样化搭配，确保每天适量摄入多种不同的水果和蔬菜，既能满足身体需求，又能降低癌症发生的风险。《中国居民膳食指南（2022）》推荐，保证每天摄入不少于 300g 的新鲜蔬菜（深色蔬菜应占 1/2），以及 200～350g 的新鲜水果（果汁不能代替鲜果）。总之，多食水果和蔬菜能降低癌症发病率。为了预防癌症，应关注饮食的多样性和适量摄入，持之以恒，以充分利用水果和蔬菜中的营养成分。同时，保持良好的生活习惯和心态，加强锻炼，也有助于降低癌症发生的风险。

三十 中药能治疗癌症吗

中药在一定程度上能够对癌症治疗起到辅助作用，但需要注意的是，单靠中药并不能完全治愈癌症。首先，中药具有调理身体的作用。癌症患者运用手术、放疗和化疗等治疗手段后，身体往往会出现虚弱、气血不足等表现。中药可以针对这些问题进行调理，帮助患者恢复身体功能，提高生活质量。其次，中药具有抗肿瘤作用。部分中药含有抗癌成分，如人参、黄芪、白花蛇舌草等。这些药物可通过抑制肿瘤细胞的生长和扩散，缓解癌症患者的症状，延长生存期。在癌症治疗中，中药治疗应当与西医治疗相结合，以达到最佳治疗效果。

单纯依靠中药治疗癌症，可能会延误病情。此外，中药治疗癌症需要根据患者的个体差异、肿瘤类型和病情发展阶段来选用合适的药物和方案，因此，患者应在专业医师的指导下进行中药治疗。

（贾璐瑜　俞晓燕　邹永春　王苏美　杨小兵）

第三章

癌症常用中医康养方法

一 中医辨证论治

正气旺盛，病邪难以侵入；正气虚弱，邪气趁机而入。脾胃虚弱是病情进展的主要内因之一。临床上，对肿瘤康复期患者应遵循辨证论治、同病异治、异病同治的基本原则。

辨证论治是中医认识疾病和治疗疾病的基本原则，是中医学对疾病的一种特殊的研究和处理方法。证，是对疾病发展过程中某一阶段的病理概括。由于证包括了病变的部位、原因、性质，以及邪正关系，可反映出疾病发展过程中某一阶段的病理变化的本质，因而它比症状更全面、更深刻、更正确地揭示了疾病的本质。"辨证"就是以中医学理论为指导，对四诊（望诊、闻诊、问诊、切诊）所得的资料进行分析、综合，辨清疾病的病因、性质、部位以及邪正之间的关系，概括、判断为某种性质的证。论治，又称"施治"，即根据辨证的结果，确定相应的治疗方法。辨证是决定治疗的前提和依据，论治是治疗疾病的手段和方法。

中医临床认识和治疗疾病，既辨病又辨证，但主要不是着眼于"病"的异同，而是将重点放在"证"的区别上，通过辨证进一步认识疾病。中医认为，同一疾病在不同的发展阶段可以出现不同的证型，而不同的疾病在发展过程中又可能出现同样的证型，因此在治疗疾病时就可以分别采取"同病异治"或"异病同治"的原则。"同病异治"即对同一疾病不同阶段出现的不同证型，采用不同的治法。例如，肝癌在早期为气滞血瘀，治法为疏肝理气、活血化瘀；晚期主要为肝肾阴虚，治法主要为滋阴补肾、柔肝养肝。"异病同治"是指不同的疾病在发展过程中出现性质相同的证型，因而可以采用同样的治疗方法。比如，胃癌及肠癌患者，如果出现少气懒言、面色苍白或萎黄、自汗乏力、失眠、舌淡而嫩、脉细弱等气血两虚表现，均可采用益气补血之八珍汤。这种针对疾病发展过程中不同性质的矛盾用不同的方法去解决的原则，正是辨证论治实质的体现。

二 药膳养生

药膳既是餐桌上的美味佳肴，又对癌症康养大有裨益，历来受到人们的青睐。药膳是在中医学、烹饪学和营养学理论指导下，严格按药膳配方，将中药与某些具有药用价值的食物相配伍，采用我国独特的饮食烹调技术和现代科学方法制作而成的具有一定色、香、味、形的美味食品。简言之，药膳即将药材与食材相配而做成的美食。在中医理论指导下的药膳配制，根据不同的病症，辨证选用不同的药物、食物及药食兼用之品，做到因时、因地、因人制宜，可使所得美味佳肴具有较高的防癌治癌效果。这是抗癌药膳不同于一般菜肴和食疗的又一特色。近年来，随着生活水平的提高、人口的老龄化、疾病模式的改变以及"回归大自然"思想的影响，药膳这种药食结合、养疗一体的传统医疗保健方法越来越受到关注，从而大大促进了我国药膳学的发展。

（一）药膳的起源

我国药膳源远流长。在我国古代典籍中，就有制作和应用药膳的记载。《周礼·天官冢宰》记载了疾医主张用"五味、五谷、五药养其病"。《山海经》也提到了一些食物的药用价值，如"枥木……其实如楝，服之不忘"。汉代张仲景所著《伤寒杂病论》除了用药，还采用了大量的饮食调养方法来配合治病，如当归生姜羊肉汤等。

（二）药膳的作用

1. **治疗疾病，既病防变**　人体脏腑、经络的生理活动正常，气血阴阳协调平衡，即所谓"阴平阳秘"。癌症患者的脏腑、经络的生理活动异常，气血阴阳协调平衡受到破坏，导致"阴阳失调"，便出现各种临床症状。药膳由药物与食物配伍而成。药物具有一定偏性，能纠正机体的阴阳偏胜偏衰的病理趋向，使之在最大程度上恢复到最佳状态。此外，在疾病发生后，药膳作为重要的辅助疗法，可以防治疾病传变，具有其他疗法不可替代的预防学意义。

2. **促进康复，防止复发**　药膳可借助药食的偏性纠正机体的阴阳偏胜、调理体质的偏颇，在癌症治疗后用之可以促进癌症的康复，增强免疫力，缓解放化疗的副作用。例如，黄芪、灵芝等中药可增强机体免疫力，从而起到抗癌的作用；放化疗的副作用如恶心呕吐、骨髓抑制、口腔溃疡等，也可以通过药膳调理来缓解（可以防止或减少副作用的发生，或将副作用减轻至最低限度）。此外，药膳还可以提供美味的食物选择，帮助患者改善食欲，提高生活质量，对治疗有极大的辅助作用。

（三）辨证施膳

癌症患者的辨证施膳，需要根据患者的具体病情和体质来进行，必要时还要顺应季节变化而灵活变通。

（四）癌症患者饮食宜忌

1. 宜食

（1）富含蛋白质的食物：如鱼类、肉类、蛋类、奶类等，可以帮助维持身体的营养和增强免疫力。

（2）新鲜蔬菜和水果：富含维生素和矿物质，可以提供必要的营养物质和抗氧化物。

（3）全谷类和豆类：如糙米、燕麦、绿豆、红豆等，可以提供丰富的膳食纤维和营养物质。

（4）富含 ω-3 脂肪酸的食物：如深海鱼、亚麻籽、核桃等，可以帮助减轻炎症和抑制肿瘤的生长。

（5）富含抗氧化物的食物：如绿茶、蓝莓、番茄、胡萝卜等，可以帮助抵抗氧化应激，减少自由基对身体的损害。

2. 忌食

（1）高脂肪和高糖食物：如油炸食品、甜饮料、蛋糕等，可能增加体重和促进炎症反应。

（2）加工和烟熏食品：如腌制食品、烟熏肉、香肠等，可能含有致癌物，或对肝肾带来负担。

（3）刺激性食物：如辣椒、酒、咖啡等，可能刺激胃肠道，加重消化系统的负担。

（4）某些海产品：如生鱼片、生蚝、蟹等，可能含有寄生虫和细菌，应避免食用。

最后，癌症患者在饮食上应注意个体差异，根据自己的体质和病情选择合适的食物。癌症患者在食用药膳时，应在中医师的指导下进行，辨证施膳，确保药膳的安全性和有效性。

三 中医运动养生

（一）太极拳

太极拳是我国优秀的文化遗产，是传统的养生健身之学；其综合了历代各家拳法，结合了古代的导引术和吐纳术，吸取了古典哲学和传统的中医理论，从而成为一种内外兼练、柔和、缓慢、轻灵的拳术。作为流传最为广泛的养生功法，太极拳适合各年龄段人群练习，且练习时不受场地、气候等限制。随着人们的康复意识不断增强，在传统康复和现代康复理念指导下，太极拳在疾病康复和预防中的应用将更加广阔。

随着我国康复事业的不断推进，有关太极拳在慢性疾病康复中的应用价值成为研究热点，而且相关病种范围涉及较广，如肿瘤、心血管疾病、呼吸系统疾病、内分泌疾病等等。目前，国外研究已证实了太极拳功法临床应用的可靠性与安全性。

1. 太极拳的作用　太极拳秉承中医阴阳相济、辩证统一的哲学思想，所蕴姿势拳法贯通一气、绵延相承，动中求静，有舒筋通络、调理气血、柔韧筋骨等康复作用。在癌症康复中，太极拳从生理和心理两方面发挥作用。生理上，太极拳可提高癌症患者的运动功能，增强机体免疫力；心理上，太极拳主要能缓解癌症患者的悲伤、焦虑情绪，减轻其恐惧心理，促进睡眠等。此外，太极拳可以改善患者的社会关系维度。在常规康复锻炼中，患者往往是被动参与的，而练习太极拳往往是群体自发的。患者在练习太极拳的过程中，会积极地与他人进行沟通和交流，从而有助于患者融入社会，提高其感知社会支持的水平，缓解其孤独、无助等不良情绪。

目前，太极拳在癌症康复领域的应用潜力巨大。通过练习太极拳来改善生存质量将成为癌症患者日常康复的一部分。

2. 太极拳的运气要诀 气，是看不见摸不着的，在中医学中指构成人体及维持生命活动的最根本、最微细的物质，同时也具有生理功能的含义。用中医的理论讲，气是促进血液在人体内循环的动力。气与血是相互依存的，气为阳，血为阴，气为血运行的动力，血为气的物质基础，故中医学称之为"气为血之帅，血为气之母，气行则血行，气滞则血瘀。气病可及于血，血病可累及气"。肿瘤患者多伴气滞血瘀之证，因此对气血运行的调理就显得非常重要。而动作轻柔舒展、呼吸深长均匀的太极拳，正是肿瘤患者需要的一项康复项目。

3. 二十四式简化太极拳的动作要领 二十四式简化太极拳也叫简化太极拳，是国家体育运动委员会（现为国家体育总局）于 1956 年组织太极拳专家汲取杨式太极拳之精华编串而成的。尽管它只有 24 个动作，但相比传统的太极拳套路来讲，其内容更显精练，动作更显规范，并且也能充分体现杨氏太极拳的运动特点。

4. 注意事项

（1）骨转移患者不建议练拳，以防受力骨折；如果病情较重或者身体虚弱，需要听从医师的建议，避免过度运动。

（2）练拳之前应先热身，以防运动损伤，同时有助于提高训练效果。避免过度疲劳或者运动过量。

（3）选择合适的场地和时间：避免在过硬或不平稳的场地练习，也应避免在极端天气或温度下练习。最好选择在早晨或者傍晚，并且空气清新、温度适宜的时间段进行练习。

（4）遇到大雾、雾霾天气，不建议在户外练拳，因雾毒浊气不利于健康。此时可居家锻炼。

（5）切勿顶风练拳，练拳时要避开风的直吹，尤其是冷风、寒风，以防感冒等。

（6）在练拳时，要选择合适的服装和鞋子，以确保动作的自由度和舒适度。衣服要宽松、透气、轻便，鞋子要柔软、有弹性、舒适。

（7）练拳后半小时内，不可淋雨、喝冷水、吹冷风，亦不宜一次性大量饮水、马上进食。

（8）在练习过程中，要时刻关注自己的身体反应，如果出现不适或者疼痛，应立即停止练习，并尽快就医。

（二）气功

气功是一种中国独特的包含调身（姿势）、调心（意念和松静）、调息（呼吸）、自我按摩和肢体活动等内容的健身术。气功锻炼的实质是锻炼真气，培育元气，扶植正气，所以它能扶正祛邪，增强人体的免疫力和抵抗力。

气功通过调身、调息、调心的方法来达到锻炼身心的效果，从而调整身心，起到预防和治疗疾病的作用。气功对于提高身体的免疫力、增强体质、缓解压力等都有显著效果。对于癌症患者来说，气功也是一种有效的辅助治疗手段。

1. 气功的作用

（1）调整身体状态：气功是一种整体疗法，通过特定的呼吸练习和身体调息，可以帮助癌症患者调整身体状态。

（2）调节心理状态：气功的练习需要意念的配合，而通过意念的自我调控，可以帮助癌症患者调节心理状态。

（3）改善体内环境：气功能够调节机体各系统、各器官的功能，改善消化、呼吸、心血管、神经内分泌、免疫及造血等系统功能。

（4）辅助治疗：气功可以作为一种辅助治疗手段，帮助患者缓解症状，提高治疗效果。

（5）自我控制：气功是一种由患者自己计划、主动实施、自我操控的疗法。

2. **气功的练气要诀** 气功的练气要诀是一种身心并重的锻炼方法，主要包括调息、调身和调心三方面的练习。

（1）调息：调息是指调整呼吸的深度和频率，使呼吸变得深长、细匀、缓慢。

（2）调身：调身是指调整身体的姿势和动作，使身体保持放松、舒适的状态。

（3）调心：调心是指调整心态和情绪，使心情保持平静、愉悦的状态。

3. **气功的分类** 气功的分类有多种，按照不同的标准可以分为不同的类型。按照练功内容可以分为主动气功与被动气功，按照练功体态可以分为调意功、调身功、调心功，按照形体动静可以分为静功和动功，按照练气的功用可以分为医学气功、儒家气功、佛家气功等。此外，按照气功渊源还可以分为道家气功、佛家气功、医家气功、儒家气功和武术气功等不同类型。

4. **气功的动作要领** 练习气功的动作要领主要包括：

（1）预备式：自然站立，面向东南，双手自然下垂，置于下肢前外侧。下肢开立，足成八字形，与肩同宽。头颈稍向前低，眼望脚尖。

（2）吸气式：两手放在下肢大腿前，慢慢使掌心向下（腕关节内收），上提，指尖相对，移向脐边，舌抵上腭。这时慢慢吸气，两手慢慢上提至胸前第12肋骨下，然后憋气。

（3）呼气式：憋气20秒后，舌离上腭放下，口呈圆形。然后把肺部吸入之气缓缓吐出，呼气时手腕微旋、两手外推。

此气功能调和气血，推动胸部气血运行，调节脏腑功能，对治疗肺癌有良好的辅助效果。

5. **注意事项** 练气功是一种身心并重的锻炼方法，需要综合运用调息、调身、调心等方法来达到锻炼身心的效果。在练习气功时，需要注意：①选择合适的环境；②穿着舒适宽松；③饮食合理；④调整呼吸和姿势；⑤意念集中；⑥持之以恒；⑦注意安全；⑧不要随意中断练习；⑨不要随意改变功法；⑩不要过度追求效果。

（三）八段锦

八段锦是一套独特而完整的健身功法，起源于北宋，至今已有800多年的历史。此功法分为八段，每段一个动作，古人把一套动作比喻为"锦"，意为五颜六色，美而华贵，因此得名。八段锦动作舒展优美，用于祛病健身，效果极好。整套动作柔和连绵，滑利流畅，有松有紧，动静相兼，可使气机流畅，骨正筋柔。

1. **八段锦的作用** 八段锦对癌症患者具有一定的辅助治疗作用。

首先，八段锦作为一种养生气功，可以帮助患者舒展筋骨、流通气血、调节精神，有助于放松肌肉、保持健康体态、缓解压力等。癌症患者在治疗过程中往往面临身体和精神上的压力，而适当练习八段锦可以帮助他们放松身心，缓解焦虑和抑郁等情绪问题。

其次，八段锦可以促进体内血液循环，在一定程度上还可以增强自身的免疫力。癌症患者由于疾病本身的原因，免疫力往往下降，而适当练习八段锦有助于提高患者的免疫力，从而更好地对抗癌症。

但是需要注意的是，八段锦并不能完全治愈癌症，只能起到辅助治疗的作用。在治疗癌症的过程中，患者应该遵循医师的建议，积极配合治疗，同时适当练习八段锦等养生气功，以促进康复。

2. **八段锦的练气要诀** 八段锦的练气要诀包括以下几点：

（1）呼吸配合动作：在练习八段锦时，需要配合呼吸的节奏，一般是"吸气"时动作向上、向外，"呼气"时动作向下、向内。呼吸要自然、深长、均匀，并与动作配合，使得气息流畅，有助于放松身心和增强内力。

（2）精神专注：练习八段锦需要精神专注，用意念引导动作，将意识集中在身体的感受和气息的流动上，以增强身体的协调性和稳定性。

（3）姿势正确：八段锦的动作要求比较严格，每个动作要做到标准、准确，特别是在细节方面需要注意，如脊柱的伸展、胸腹的放松等，以保证气息的流畅和内力的提升。

（4）循序渐进：练习八段锦需要循序渐进，先从基础动作开始练习，逐渐增加难度和深度。不要一开始就追求高难度动作，以免对身体造成伤害。

（5）持之以恒：练习八段锦需要持之以恒，长期坚持，如此才能达到锻炼身心的效果。建议每天练习1~2次，坚持下去就能感受到它的益处。

总之，在练习八段锦时，需要注意呼吸、姿势、精神专注等，以增强效果并避免受伤。

3. 八段锦的分类　八段锦有多种分类方式，其中比较常见的是按照动作特征和适合人群来进行划分。

（1）按照动作特征，八段锦可以分为坐式和立式两种。

（2）按照适合人群，八段锦可以分为武八段和文八段。

总之，八段锦的分类方式比较多，练习者可以根据自己的实际情况选择适合自己的练习方式。在练习过程中要注意动作的准确性和呼吸的配合，以达到锻炼身心的效果。

4. **八段锦的动作要领**　八段锦的 8 节动作：①两手托天理三焦；②左右开弓似射雕；③调理脾胃须单举；④五劳七伤往后瞧；⑤摇头摆尾去心火；⑥两手攀足固肾腰；⑦攒拳怒目增气力；⑧背后七颠百病消。

在练习过程中要注重呼吸的配合和意念的专注。每个动作要标准、准确，而且循序渐进、持之以恒地练习才能达到锻炼身心的效果。

5. **注意事项**

（1）应该根据自身病情和医师的建议来选择是否练习八段锦。如果病情较重或者身体不适，应该先咨询医师的意见。

（2）根据自身身体状况和运动能力来选择合适的动作和难度，不要过度运动，以免对身体造成伤害。

（3）练习八段锦时要保持心态平和，不要过度追求效果和成绩，以免因情绪波动而影响身体健康。

（4）要遵循正确的呼吸方法，保持呼吸顺畅，不要憋气或过度呼吸。

（5）选择合适的场地和时间，避免在空气质量差或者温度过高或过低的场所练习。

（6）保持身体的清洁和卫生，及时更换衣物和洗澡，避免感染。

（四）五禽戏

五禽戏是一种中国传统健身方法，是由东汉末年名医华佗借鉴前人的吐纳、导引功法，依据人体藏象、经络、气血运行理论，模仿虎、鹿、熊、猿、鸟（鹤）5 种动物的形体动作编创而成的一套导引健身功法。五禽戏是一种行之有效的医疗体育和健身运动，其健身效果被历代养生家称赞。

1. **五禽戏的作用**　①舒筋通络；②强健脏腑；③增强呼吸功能；④缓解疼痛；⑤调节心理。

2. **五禽戏的练气要诀**　①动作到位；②神态神韵；③意念意境；④呼吸配合。

通过以上要诀的掌握和运用，习练者可以更好地体验五禽戏的练气效果，提高身体的健康水平。但请注意，五禽戏是一种传统的健身方法，每个人的身体状况和健康状况都不同，因此在练习五禽戏时应结合自身情况，循序渐进地进行。如有需要，建议在专业人士指导下进行练习。

3. **五禽戏的分类**　①传统的五禽戏：又称华佗五禽之戏，共有动作 54 个。②简化五禽戏：每戏分两个动作，分别为虎举、虎扑，鹿抵、鹿奔，熊运、熊晃，猿提、猿摘，鸟伸、鸟飞。

4. **五禽戏的动作要领**

（1）虎戏：包括虎举、虎扑二式，主要体现虎的威风凛凛、霸气神威。

1）虎举：①动作一：两手掌心向下，十指撑开，再弯曲成虎爪状；目视两掌。②动作二：两手外旋，由小指先弯曲，其余四指依次弯曲握拳，两拳沿体前缓慢上提，至肩前时，十指撑开，举至头上方再弯曲成虎爪状；目视两掌。③动作三：两掌外旋握拳，拳心相对；目视两拳。④动作四：两拳下拉至肩前时，变掌下按。沿体前下落至腹前，十指撑开，掌心向下；目视两掌。重复上述 4 个动作 3 遍后，两手自然垂于体侧；目视前方。

2）虎扑：①动作一：两手握空拳，沿身体两侧上提至肩前上方。②动作二：两手向上、向前画弧，十指弯曲成"虎爪"，掌心向下；同时上体前俯，挺胸塌腰；目视前方。③动作三：两腿屈膝下蹲，收腹含胸；同时，两手向下画弧至两膝侧，掌心向下；目视前下方。随后，两腿伸膝，送髋，挺腹，后仰；两掌握空拳，沿体侧向上提至胸侧；目视前上方。④动作四：左腿屈膝提起，两手上举。右腿屈膝下蹲，成左虚步；同时上体前倾，两拳变"虎爪"向前、向下扑至膝前两侧，掌心向下；目视前下方。随后上体抬起，左脚收回，开步站立；两手自然下落于体侧；目视前方。（右式与左式唯动作相反）

（2）鹿戏：包括鹿抵、鹿奔二式。此式模仿小鹿回首、奔跑的动作，将鹿的喜安静、善奔跑与敏锐体现得淋漓尽致。

1）鹿抵：①动作一：两腿微屈，身体重心移至右腿，左脚向左前方迈步，脚跟着地；同时，身体稍右转；两掌握空拳，向右侧摆起，拳心向下，高与肩目随手动，视右拳。②动作二：左脚尖外展踏实；右腿伸直蹬实；同时，身体左转，两掌成"鹿角"，向上、向左、向后画弧，左臂弯曲外展平伸，肘抵靠左腰侧；右臂举至头前，掌心向外，指尖朝后；目视右脚跟。随后，身体右转，左脚收回，开步站立；同时两手向上、向右、向下画弧，两掌握空拳下落于体前；目视前下方。

2）鹿奔：①动作一：左脚向前跨一步，屈膝，右膝挺直成左弓步；同时，两手握空拳，向上、向前画弧至体前，屈腕，高与肩平，与肩同宽，拳心向下；目视前方。②动作二：身体重心后移；左膝伸直，全脚掌着地；右腿屈膝；低头，弓背，收腹；同时两臂内旋前伸，掌背相对，拳变"鹿角"。③动作三：身体重心前移，上体抬起；右腿伸直，左腿屈膝，成左弓步；松肩沉肘，两臂外旋，"鹿角"变空拳，高与肩平，拳心向下；目视前方。④动作四：左脚收回，开步直立；两拳变掌，回落于体侧；目视前方。

（3）熊戏：包括熊运、熊晃二式。此式模仿熊迈步、走路的动作，看似懒懒散散、漫不经心，却蕴含着形、意与气的和谐统一。

1）熊运：①动作一：两掌握空拳成"熊掌"，拳眼相对，垂手下腹部；目视两拳。②动作二：以腰、腹为轴，上体做顺时针摇晃；同时，两拳随之沿右肋部、上腹部、左肋部、下腹部画圆；目随上体摇晃环视。

2）熊晃：①动作一：身体重心右移；左髋上提，左脚离地再微屈左膝；两掌握空拳成"熊掌"；目视左前方。②动作二：身体重心前移；左脚向左前方落地，全脚掌踏实，脚尖朝前，右腿伸直；身体右转，左臂内旋前靠，左拳摆至左膝前上方，拳心朝左；右掌摆至体后，拳心朝后；目视左前方。③动作三：身体左转，重心后坐；拧腰晃肩，带动两臂前后弧形摆动；右拳摆至左膝前上方，拳心朝右；左拳摆至体后，拳心朝后；目视左前方。④动作四：身体右转，重心前移；左腿屈膝，右腿伸直；同时，左臂内旋前靠，左拳摆至左膝前上方，拳心朝左；右掌摆至体后，拳心朝后；目视左前方。

（4）猿戏：包括猿提、猿摘二式。猿戏外练肢体的轻灵敏捷，欲动则如疾风闪电，迅敏机警；内练精神的宁静贯注，欲静则静月凌空，万籁无声。

1）猿提：①动作一：两掌在体前，手指伸直分开，再屈腕撮拢捏紧成"猿钩"。②动作二：两掌上提至胸，两肩上耸，收腹提肛；同时，脚跟提起，头向左转；目随头动，视身体左侧。③动作三：头转正，两肩下沉，松腹落肛，脚跟着地；"猿钩"变掌，掌心向下；目视前方。④动作四：两掌沿体前下按落于体侧；目视前方。

2）猿摘：①动作一：左脚向左后方退步，脚尖点地，右腿屈膝，重心落于右腿；同时，左臂屈肘，左掌成"猿钩"收至左腰侧；

右掌向右前方自然摆起，掌心向下。②动作二：身体重心后移；左脚踏实，屈膝下蹲，右脚收至左脚内侧，脚尖点地，成右丁步；同时，右掌向下经腹前向左上方画弧至头左侧，掌心对太阳穴；目先随右掌动，再转头注视右前上方。③动作三：右掌内旋，掌心向下，沿体侧下按至左髋侧；目视右掌。右脚向右前方迈出一大步，左腿蹬伸，身体重心前移；右腿伸直，左脚脚尖点地；同时，右掌经体前向右上方画弧，举至右上侧变"猿钩"，稍高于肩；左掌向前、向上伸举，屈腕撮钩，成采摘势；目视左掌。④动作四：身体重心后移；左掌由"猿钩"变为"握固"；右手变掌，自然回落于体前。随后，左腿屈膝下蹲，右脚收至左脚内侧，脚尖点地，成右丁步；同时，左臂屈肘收至左耳旁，掌指分开，掌心向上，成托桃状；右掌经体前向左画弧至左肘下捧托；目视左掌。

（5）鸟戏：包括鸟伸、鸟飞二式。鸟戏可以加强宣肺理气功能，强化血氧交换能力，提高平衡能力，达到愉悦心情、减缓压力、调气健肺的特定功效。

1）鸟伸：①动作一：接上式。两腿微屈下蹲，两掌在腹前相叠。②动作二：两掌向上举至头前上方，掌心向下，指尖向前；身体微前倾，提肩，缩项，挺胸，塌腰；目视前下方。③动作三：两腿微屈下蹲；同时，两掌相叠下按至腹前；目视两掌。④动作四：身体重心右移；右腿蹬直，左腿伸直向后抬起；同时，两掌左右分开，掌成"鸟翅"，向体侧后方摆起，掌心向上；抬头，伸颈，挺胸，塌腰；目视前方。

2）鸟飞：①动作一：右腿伸直独立，左腿屈膝提起，小腿自然下垂，脚尖朝下；同时，两掌成展翅状，在体侧平举向上，稍高于肩，掌心向下；目视前方。②动作二：左脚下落在右脚旁，脚尖着地，两腿微屈；同时，两掌合于腹前，掌心相对；目视前下方。③动作三：右腿伸直独立，左腿提起自然下垂，脚尖朝下；同时，两掌经体侧，向上举至头顶上方，掌背相对，指尖向上；目视前方。④动作四：左脚下落在右脚旁，全脚掌着地，两腿微屈；同时，两掌自然垂于体侧，目视前方。

5. 注意事项　①根据自身状况来练习；②循序渐进；③注意动作细节；④防止出现偏差。

总之，癌症患者在练习五禽戏时，应根据自身实际情况，选择适合自己的方法和节奏进行练习，以达到锻炼身心的效果。如病情发生变化或有不适感，应及时就医并停止练习。

（五）易筋经

易筋经是一种源于我国古代导引术的健身功法，具有强健体魄、预防疾病的效果。它长期在道家、佛家及民间习武人士之间广为流传。易筋经源于秦汉时期术士的导引之术，于唐宋年间传入少林，成为僧人在打坐参禅之余活血化瘀的健身功法。易筋经对康复期的患者有一定的帮助。同时，易筋经也可作为癌症患者的辅助治疗手段，可以帮助患者缓解症状、增强体质和免疫力。

1. 易筋经的作用　易筋经作为一种传统的健身功法，对癌症患者的康复具有一定的辅助作用。易筋经可以加强中枢神经对机体各部位的控制，逐步提高内脏器官的功能和加强肌肉的力量，促进体液的循环，加强血管的舒缩和弹性，调整和加强全身的营养吸收，而这些都有益于癌症患者的康复。此外，易筋经还可以增强免疫系统。

2. 易筋经的练气要诀　易筋经的练气要诀包括：①调心；②调息；③调身；④意念；⑤运气；⑥持久。

总之，练习者在练习易筋经过程中需要调整自己的身体、呼吸、意念和运气等，以达到锻炼身心的效果。同时需要持之以恒地练习，不要过度追求速度和力量，而是注重姿势的正确性和呼吸的调整。

3. **易筋经的分类**　根据不同的分类标准，易筋经可以分为以下几类：

（1）根据功用和效果：易筋经可以分为强身健体、治疗疾病和提升内功等不同的流派。

（2）根据动作和姿势：易筋经可以分为坐式易筋经、站式易筋经和卧式易筋经等。

（3）根据来源和传承：易筋经可以分为少林易筋经、武当易筋经、峨眉易筋经等。

总之，易筋经作为一种传统的健身功法，有多种不同的流派和练习方式。不同的流派和练习方式都有其独特的特色和效果，适合不同的人群进行练习。在练习时，需要根据自己的实际情况选择适合自己的易筋经，以达到锻炼身心的效果。

4. **易筋经的动作要领**　易筋经的练习动作主要包括十二势、十二柔、十二刚和练气拳等。

首先是十二势，作为易筋经的基础动作，包括韦驮献杵第一势至第十二势。每个动作都有其特定的要领和作用，如韦驮献杵第一势的要领为两臂左右平伸，掌心向下，指尖向前，目视前方。这个动作可以帮助活动手臂关节，促进气血流通。

其次是十二柔，包括灵龟探海、苏秦背剑等动作。这些动作注重身体的柔韧性，可以有效舒展身体各个部位，对于调节体内气机有很大益处。

再次是十二刚，包括合掌式、分撑式等动作。这些动作注重身体的刚性和力量，可以有效增强肌肉力量和耐力。

最后是练气拳，包括起势、声东击西等动作。这些动作注重呼吸的调节和意念的集中，可以帮助调节体内气息，增强身体的内在能量。

在练习易筋经的过程中，需要按照要求认真练习每个动作，掌握好身体的姿势、呼吸和意念的调节。同时，也要根据自己的身体状况适当调整练习的次数和强度，以免过度疲劳。

5. 注意事项

（1）时间选择：最佳的练习时间是早晨。

（2）场地选择：练功时应选择空气流通好的地方。

（3）穿着要求：穿着应宽松。

（4）物品准备：需要取下身上束缚的物件。

（5）站姿注意：尽量不要赤脚直接站在水泥地板上。

（6）避免迎风：不可迎风练功，尤其是有汗的时候更要注意。

（7）饮食注意：餐后半小时之后方可练功。

（8）心理准备：保持积极的心态，应避免情绪波动过大，保持心情平静、愉悦。

（9）其他：需要做好准备活动，如压腿、踢腿、活动各关节，使人体在生理上产生"预热"，以免在练习中由于过度牵拉而受伤，尤其是冬天或天气寒冷的情况下准备活动就更为重要。避免过度劳累，以免对身体造成不必要的负担。

四 热敏灸

（一）疗法介绍

热敏灸全称"腧穴热敏化艾灸疗法"，是基于腧穴热敏化理论的一种艾灸疗法；其完善和发展了"刺之要，气至而有效"的针灸理论，大幅度提高了艾灸的临床疗效，继承和发展了传统艾灸理论。

（二）准备

1. **灸材选择**　腧穴热敏化的特性研究及临床疗效研究结果证实，这类新型敏化腧穴的最佳刺激方式为艾条悬灸，故选择纯艾条作为腧穴热敏化探查的灸材。

2. **灸态**　灸态就是艾灸时的状态，包括环境、患者和医师三方面因素。概括来说，就是静、松、匀、守4个字。

（1）静：指环境安静，心神安静。患者和医师都必须保持心神的安定宁静。

（2）松：指患者肌肉的放松。

（3）匀：指患者呼吸匀而慢。

（4）守：指意守施灸点。

（三）操作流程

1. **腧穴热敏化探查**

（1）探查部位：腧穴热敏化是疾病在体表的特殊反应，直接或间接反映机体疾病的部位、性质和病理变化。不同疾病的腧穴热敏化部位是不同的。结合传统灸疗理论和临床观察，可以从以下几个方面来探查：

1）相关疾病的腧穴热敏化高发部位。

2）病痛及其邻近部位。

3）与疾病相关的经络循行部位。

4）体表特定穴部位。

（2）探查手法

1）回旋灸法：用点燃的纯艾条在患者特定体表部位，距皮肤3cm左右施行回旋灸，以患者感觉施灸部位温暖舒适为度。此种方法有利于温热施灸部位的气血。

2）雀啄灸法：用点燃的纯艾条对准施灸部位，施行雀啄灸法，以患者感觉施灸部位出现波浪样温热感为度。此种方法有利于施灸部位进一步加强敏化，从而为局部的经气激发，产生灸性感传做进一步的准备。

3）温和灸法：用点燃的纯艾条对准施灸部位，距皮肤 3cm 左右施行温和灸法，以患者局部无灼热痛感为度。此种方法有利于激发施灸部位的经气活动，产生灸性感传。

（3）腧穴热敏化的判别：腧穴热敏化是根据施灸部位对艾条悬灸的灸感反应来判别的。如果在探查过程中，出现以下任何一种灸感反应，就表明该腧穴已热敏化。

1）透热：灸热从施灸点皮肤表面直接向深部组织穿透，甚至直达胸腹腔脏器。

2）扩热：灸热以施灸点为中心向四周扩散。

3）传热：灸热从施灸点开始循经脉路线向远部传导，甚至达病所。

4）局部不热（或微热）远部热：施灸部位不热（或微热），而远离施灸的部位感觉甚热。

5）表面不热（或微热）深部热：施灸部位的皮肤不热（或微热），而皮下深部组织甚至胸腹腔脏器感觉甚热。

6）其他非热感觉：施灸（悬灸）部位或远离施灸部位产生酸、胀、压、重、痛、麻、冷等非热感觉。

2. 腧穴热敏化艾灸操作

（1）选穴原则

1）先选强敏化腧穴，后选弱敏化腧穴。

2）先选躯干部，后选四肢部。

3）先选近心穴，后选远心穴。

4）远近搭配，左右搭配，前后搭配。

（2）灸法操作：结合临床运用和腧穴热敏化的特性，将艾条悬灸分为单点灸、双点灸、三点灸。

1）单点灸

A. 回旋灸：用点燃的纯艾条在患者特定体表部位，距皮肤3cm左右，均匀地左右移动或往复回旋施灸。以患者感觉施灸部位温暖舒适为度。回旋灸有利于温热局部气血。临床操作以1~3分钟为宜。

B. 雀啄灸：用点燃的纯艾条对准施灸部位，一上一下地摆动，如鸟雀啄食一样，以患者感觉施灸部位出现波浪样温热感为度。雀啄灸有利于加强施灸部位的热敏化程度，疏通局部的经络，从而为局部的经气激发，甚至产生灸性感传做进一步的准备。临床操作以1~2分钟为宜。

C. 循经往返灸：用点燃的纯艾条在患者体表，距皮肤3cm左右，沿经络循行往返匀速移动施灸，以患者感觉施灸路线温热为度。循经往返灸有利于疏导经络，激发经气。临床操作以2~3分钟为宜。

D. 温和灸：将点燃的纯艾条对准已经施行上述3个步骤的腧穴热敏化部位，距皮肤3cm左右施行温和灸法，以患者局部无灼热痛感为度。此种方法有利于激发施灸部位的经气活动，发动灸性感传，开通经络。临床操作以完成灸感四相过程为度。不拘固定的操作时间。

2）双点灸：即同时对2个热敏化腧穴进行艾条悬灸操作。操作手法包括回旋灸、雀啄灸、循经往返灸、温和灸。双点灸有利于传导经气，开通经络。临床操作以完成灸感四相过程为度，不拘固定的操作时间。

3）三点灸：包括三角灸和T形灸，即同时对3个热敏化腧穴进行艾条悬灸操作。操作手法包括回旋灸、雀啄灸、循经往返灸、温和灸。三点灸的适用部位为颈部、腰背部、胸腹部，如风池（双）与大椎、肾俞（双）与腰阳关、天枢（双）与关元等。三点灸有利于接通经气，开通经络。临床操作也以完成灸感四相过程为度。

（四）适应证

临床上，凡是出现腧穴热敏化的疾病，无论热证、寒证，或是虚证、实证，均是热敏灸的适应证。

（五）禁忌证

对于癌症患者，热敏灸并不适用于所有情况，以下是一些禁忌证。

1. **皮肤破损或炎症**　避免在皮肤破损或炎症部位进行热敏灸。

2. **严重出血或出血倾向**　如骨髓抑制、血小板计数低等情况。

3. **严重的并发症或合并症**　如严重的感染、心脏病等。

（六）注意事项

1. 施灸时，应向患者详细交代热敏灸的操作过程，打消患者对艾灸的恐惧感或紧张感，以取得患者的合作。

2. 施灸时，应根据患者的年龄、性别、体质、病情，充分暴露施灸部位，采取舒适且能长时间维持的体位。

3. 施灸剂量应以是否完成四相过程为度，不应拘泥时间长短。

4. 婴幼儿，昏迷、感觉障碍、肿瘤晚期、糖尿病、结核病、出血性脑血管疾病（急性期）、大量吐（咯）血患者，皮肤溃疡处，孕妇的腹部和腰骶部，均禁灸。

5. 在过饥、过饱、过劳、酒醉等情况下，不宜施灸。

6. 艾灸局部出现水疱，且水疱较小时，宜保护水疱，勿使破裂，一般数日即可吸收自愈。如水疱过大，用注射器从水疱下方穿入，将渗出液吸出后，从原穿刺孔注入适量庆大霉素注射液，并保留 5 分钟左右，再吸出药液，外用消毒敷料保护，一般数日可痊愈。

7. 施艾灸时，要注意防止艾火脱落灼伤患者，或烧坏患者衣物和诊室被褥等物品。

8. 治疗结束后，必须将燃着的艾条熄灭，以防复燃。

五　刮痧疗法

（一）疗法介绍

刮痧遵循"急则治其标"的原则，运用手法强刺激经络，使局部皮肤发红充血，从而起到醒神救厥、解毒祛邪、清热解表、行气止痛、健脾和胃的作用。

（二）准备物品

古钱币是古人刮痧时最常用的工具。另外，只要是边缘比较圆滑的物品，如梳子、搪瓷杯盖子等，都可以用来刮痧。

现代刮痧的专业工具为刮痧板。刮痧板通常以天然水牛角为材料，对人体肌表无毒性刺激和化学不良反应。而且水牛角本身是一种中药，具有发散行气、活血和润养的作用。

（三）操作流程

手拿刮痧板，治疗时将刮痧板厚的一面对手掌，保健时将刮痧板薄的一面对手掌。

1. **刮拭方向**　从颈到背、腹、上肢，再到下肢，从上向下刮拭，胸部从内向外刮拭。刮痧板与刮拭方向一般保持在 45°～90°。刮痧板需先用 75% 乙醇溶液消毒。

2. **刮痧时间**　一般每个部位刮 3～5 分钟，最长不超 20 分钟。

对于一些不出痧或出痧少的患者，不可强求出痧，以患者感到舒适为度。

3. 刮痧次数 一般来说，第 1 次刮完，待 3～5 天，痧退后，再进行第 2 次刮治。出痧后 1～2 天，皮肤可能轻度疼痛、发痒，这些反应属正常现象。

（四）适应证

刮痧疗法适用于癌症患者的常见症状和问题，如：

1. **疼痛** 通过刮痧缓解疼痛感。

2. **失眠** 帮助改善睡眠质量。

3. **疲劳** 增强体力，放松局部，缓解疲劳。

4. **胃肠不适** 通过刮痧调理气机，和胃止呕。

（五）禁忌证

1. 孕妇的腹部、腰骶部，妇女的乳头处，均禁刮。

2. 白血病、血小板减少患者，慎刮。

3. 心脏病出现心力衰竭者、肾衰竭者，以及肝硬化腹水、全身重度水肿者，均禁刮。

4. 下肢静脉曲张者，刮拭方向应从下向上，并用轻手法。

5. 凡刮治部位的皮肤有溃烂、损伤、炎症等，都不宜刮痧。

6. 大病初愈、重病、气虚血亏及饱食、饥饿状态下也不宜刮痧。

（六）注意事项

1. 要用专用的刮痧板和刮痧乳、刮痧油。因为专用刮痧板的形状是根据人体的解剖形态设计的，适合人体经络穴位和全息穴区的刮拭，达到应有的刺激强度。刮痧乳的润滑性好，加之其中含有益于皮肤的中药成分，可以保护皮肤，预防感染，提高疗效。

2. 正确掌握刮痧的方法和补泻手法。体质强弱不同，病情轻重不同，发病时间长短不同，故刮拭手法要有区别。

3. 选取刮拭部位要正确。只有根据不同的病证选取相应的经络穴位，刮痧的效果才会显著。

4. 充分利用刮痧的诊断作用和防病作用，坚持保健刮痧，未病先防，提前治疗，增强机体免疫功能。

5. 刮痧时应注意室内保暖，尤其在冬季应避免寒冷与风口。夏季刮痧时，应避免风扇直接吹刮拭部位。

6. 出痧后 30 分钟以内忌洗凉水澡。

7. 前一次刮痧部位的痧斑未退之前，不宜在原处再次刮痧。再次刮痧时间需间隔 3～6 天，以皮肤上痧退为准。

8. 出痧后最好饮一杯温开水（最好为淡糖盐水），并休息 15～20 分钟。

六　中医穴位按摩

（一）疗法介绍

中医穴位按摩作为一种传统的中医疗法，基于中医理论，通过刺激特定的穴位，达到调和气血、平衡阴阳、增强免疫力等效果。对于癌症患者来说，中医穴位按摩可以作为一种辅助疗法，帮助缓解病情、减轻症状以及提高生活质量。

（二）准备

1. **合适的按摩环境**　确保室内温暖、安静，避免直接吹风。

2. **按摩油或润滑剂**　用于涂抹在按摩手指上，以增加按摩的顺畅度。

3. **毛巾或软垫**　用于保护患者的皮肤，避免摩擦损伤。

（三）操作流程

1. **患者准备**　患者应先进行适当的热身活动，如轻微的伸展运动。

2. **选取穴位**　根据患者的具体情况，选择相应的穴位进行按摩。

3. **涂抹按摩油**　将适量的按摩油或润滑剂涂抹在按摩手指上。

4. **开始按摩**　采用合适的按摩方法对穴位进行刺激。按摩方法有：

（1）指按法：用拇指或示指、中指的指腹按压穴位，逐渐用力深压，停留数秒后慢慢松开。此法适用于各个穴位，具有舒经活络、缓解疼痛的作用。

（2）揉法：用拇指或示指、中指的指腹按在穴位上，以一定的力度旋转揉动。此法可激发穴位深层的气血流动，有助于调整脏腑功能。

（3）推法：用拇指或示指、中指的指腹从穴位的一点向另一端推动。此法可疏通经络，调和气血，有助于改善患者的身体状况。

5. **调整力度**　根据患者的感受调整按摩力度，避免过重或过轻。

6. **观察反应**　在按摩过程中，观察患者的反应，如有不适，立即停止按摩。

7. **结束按摩**　按摩完成后，用毛巾或软垫轻轻拍打被按摩部位，帮助放松。

8. **按摩频率及时间**　每日进行 1～2 次按摩，每次按摩时间约 10～15 分钟。

（四）适应证

中医穴位按摩适用于癌症患者的一些常见症状和问题，如：

1. **疼痛**　通过按摩缓解疼痛感。

2. **疲劳** 增强体力，缓解疲劳感。

3. **失眠** 帮助改善睡眠质量。

4. **恶心呕吐** 通过按揉相关穴位以理气和胃，降逆止呕。

5. **情绪问题** 舒缓压力、焦虑等情绪问题。

（五）禁忌证

对于癌症患者，中医穴位按摩并不适用于所有情况。以下是一些禁忌证：

1. **严重出血或出血倾向** 如骨髓抑制、血小板计数低等情况。

2. **皮肤破损或炎症** 避免在皮肤破损或炎症部位进行按摩。

3. **严重的并发症或合并症** 如严重的感染、心脏病等。

4. **剧烈疼痛或不适感** 在按摩前应评估患者的舒适度。

5. **不明原因的肿瘤增长迅速或疑似转移** 需要先明确诊断，再进行按摩治疗。

（六）注意事项

1. 患者在接受中医穴位按摩时，应保持良好的作息习惯，避免过度疲劳，保证充足的休息。

2. 在按摩过程中，患者如有任何不适感，应立即停止按摩，并告知医师。

3. 对于接受化疗或放疗的患者，按摩时应避免在相应部位进行刺激，以免加重症状。

4. 对于已经存在转移或病情较重的患者，应在医师指导下进行按摩治疗。

七 耳穴压豆

（一）疗法介绍

耳穴治疗是一种传统的中医疗法，起源于古代，流传于民间，散载于历代医学著作之中。耳穴压豆可以通过刺激耳郭上的穴位，调节人体的生理功能，从而达到治疗疾病的目的。

耳穴压豆是采用药籽等物品贴压及刺激耳穴的一种治疗／保健方法。该法简便易行，经济安全，无副作用，适应证广，疗效高，无痛苦，男女老幼、体质强者或弱者均可应用。

（二）耳穴简介

中医学认为，人的五脏六腑均在耳郭上有相对应的穴位。当人体有疾病时，往往会在耳郭上的相关穴位出现反应，而刺激这些相关穴位，可起到防病治病的作用。这些穴位就是耳穴。

耳穴是指分布在耳郭上的一些特定区域。耳穴在耳郭的分布犹如一个倒置在子宫的胎儿，头部朝下，臀部朝上。形如胚胎倒影的耳穴分布规律图显示，与头面相对应的耳穴分布在耳垂和对耳屏；与上肢相对应的耳穴居耳舟；与躯干和下肢相对应的耳穴分布在对耳轮体部和对耳轮上、下脚；与内脏相对应的耳穴集中在耳甲，其中与腹腔脏器相对应的耳穴多分布在耳甲艇，与胸腔脏器相对应的耳穴多分布在耳甲腔；与消化道相对应的耳穴多分布在耳轮脚周围。

（三）耳穴压豆在肿瘤治疗中的作用

1. 减轻消化道反应 化疗患者大都伴随不同程度的恶心呕吐、食欲减退、腹泻等消化道反应。采用耳穴压豆，对耳穴（胃、神门、交感、皮质下等）进行刺激，可调中焦，和脾胃，理气降逆，缓解迷走神经过度兴奋，从而减轻消化道反应。

2. 减轻焦虑、抑郁，改善睡眠障碍　肿瘤患者睡眠障碍的发生率高达 69.2% ~ 79.6%，为正常人群的 3 倍。通过耳穴压豆，规律刺激耳穴（神门、心、肾、枕心等），可镇静安神，疏通经脉，调和气血，调节自主神经功能，进而减轻焦虑及抑郁，促进睡眠。

3. 减轻癌性疼痛　晚期肿瘤患者中，有一半的患者会出现不同程度的癌性疼痛。对相应的耳穴（交感、神门、皮质下、耳尖等）进行刺激，可调节大脑皮质的兴奋和抑制，调整机体功能，平衡阴阳，通行气血，激发经气，从而达到止痛的目的。

4. 减轻癌性疲乏　癌性疲乏是困扰化疗患者的首要症状。与一般疲乏相比，癌性疲乏持续时间长、程度重，不易通过休息缓解，对患者的生理、心理、社会功能产生不利影响，严重降低患者的生活质量。可选肝、脾、胃、神门、内分泌为主穴进行耳穴压豆，通过刺激心、肝、脾、肺、肾等穴位调整五脏的功能。心、肝：主神、主情志的功能正常，则可以改善患者的中枢性疲劳；肺、肾、脾：主气的功能正常，从源头上改善疲劳的症状和状态，改善患者的躯体性疲劳。五脏功能相互配合，使气血生化有源，气、血、津、液代谢正常，能从根本上截断虚劳产生的机制，从而缓解癌性疲乏。

（四）选穴原则

1. 按相应部位取穴：当机体患病时，在耳郭上会出现相应的敏感点，是为本病的首选穴位，如胃痛取"胃"穴等。

2. 按脏腑辨证取穴：根据脏腑学说，按各脏腑的生理功能和病理反应进行辨证取穴。如脱发取"肾"穴，皮肤病取"肺""大肠"穴等。

3. 按经络辨证取穴：根据十二经脉循行和其病候选取穴位。如坐骨神经痛，取"膀胱"或"胰胆"穴等。

4. 按现代医学理论取穴：耳穴中的一些穴名是根据现代医学理论命名的，如"交感""肾上腺""内分泌"等。这些穴位的功能基本上与现代医学理论一致，故在选穴时应考虑其功能，如炎性疾病取"肾上腺"穴。

5. 按临床经验取穴：临床实践发现，有些耳穴具有治疗本部位以外疾病的作用，如"外生殖器"穴，可以治疗腰腿痛。

（五）准备物品

1. **药籽**　目前多用中药王不留行（也可用白芥子、莱菔子或六神丸）。从中药店买来或自采后，拣去杂质，用水洗净，晾干后装瓶待用。

因王不留行质硬、圆滑、大小适宜、来源广，故在耳穴压豆时多采用。

2. **胶布**　选厚约0.5cm的有机玻璃1块，在其上刻划0.6mm×0.6mm的方格（深约1mm），然后将胶布紧贴其上，用小刀按划线割成0.6mm×0.6mm的方块，备用。

（六）操作流程

经耳穴探查找出阳性反应点，结合病情确定主、辅穴位后，用酒精棉球轻轻擦拭消毒。左手手指托持耳郭，右手拿镊子夹取割好的方块胶布（中心粘1粒王不留行），对准穴位紧紧贴压其上，并轻轻揉按1~2分钟。体壮疼痛者可稍用力，常可收到良效。每次以贴压5~7穴为宜，隔1~3天换1次，两耳交替，并嘱患者回家后经常自己按压，以增强刺激，提高疗效。

（七）适应证

1. **适应人群**　适用于老年人、幼儿、怕针惧痛者，以及因路途遥远、工作学习紧张而不能每日去医院就诊的患者。也适用于肿瘤术后或放化疗后并发呕吐、恶心、疼痛、腹泻、便秘等的患者。

2. **适用病种**　耳穴压豆适用于痤疮、带状疱疹、带状疱疹后神经痛、黄褐斑、慢性荨麻疹、脂溢性皮炎等，以及癌性疼痛。此法既可用于各种急性病的消炎、消肿、止痛，又可治疗各种慢性病，如高血压、消化性溃疡、胆囊炎、胆石症、慢性支气管炎、遗尿、神经衰弱等，深受广大患者的欢迎。

（八）禁忌证

1. 耳郭上有湿疹、溃疡、冻疮、破溃等，不宜耳穴压豆。

2. 有习惯性流产的孕妇禁用耳穴压豆治疗；妇女妊娠期间也应慎用，尤其不宜用子宫、卵巢、内分泌、肾等穴。

（九）注意事项

1. 贴压耳穴后应注意防水，以免脱落。

2. 夏天易出汗，贴压穴位不宜过多，时间不宜过长，以防胶布潮湿或皮肤感染。

3. 如耳郭皮肤对胶布过敏，宜将胶布取下，待皮肤过敏消退后尝试再贴，或贴另耳穴位。

4. 耳郭皮肤有炎症或冻伤者，不宜采用本法。

八　饮食养生

癌症患者的科学合理饮食对康复很重要。癌症患者饮食应营养化、多样化、均衡化，而适当忌口也很关键。在癌症护理过程中不能忽视饮食方面的各项内容，应保证患者少吃辛辣、油炸、腌制等多种类型的食物。下面对癌症患者护理期间的饮食注意事项进行总结，以便人们学习和掌握。

1. 癌症患者的饮食禁忌

（1）避免食用含有致癌物的食物：如含有多量亚硝酸盐的食物（如腌制品、烟熏制品、霉变腐败不新鲜的食物），以及一些被食品添加剂、农药污染的食物等。腌制和熏烤食品与癌症的发生有密切关系，因这些食物含有大量致突变物和致癌物。烧焦的食物，以及食品加工中用到的添加剂、染色剂、防腐剂，都含有潜在致癌物。因此，癌症患者应避免食用熏烤食物、腌制食物。

（2）避免食用生的食品，尤其是生鱼片和生蔬菜等。癌症患者不宜吃没有煮熟的蔬菜，虽然其中含有各种维生素，但生吃蔬菜容易引起急性胃肠炎，或者引发中毒反应等。此外，吃生鱼片可能导致寄生虫进入体内而加重病情。

（3）忌烟酒：吸烟与肺癌的发病有直接关系。吸烟还与其他几种癌症的发病有关，包括口腔癌、口咽癌、喉癌、食管癌、膀胱癌、肾癌及胰腺癌等。有研究表明，过度饮酒也可以增加某些恶性肿瘤的发病机会，尤其是口腔、咽、喉、食管等部位的肿瘤。因此，癌症患者应忌烟酒。

（4）忌霉变食物：霉变食物含大量黄曲霉毒素。黄曲霉毒素是由黄曲霉、寄生曲霉产生的次生代谢产物。黄曲霉为常见腐生真菌，寄生曲霉为曲霉属真菌，二者易生长在贮存较久的花生及谷物中。黄曲霉毒素是一种毒性很强的致癌物。肝癌的发病与食用被黄曲霉毒素污染的食物有关。因此，癌症患者忌食霉变食物。

（5）少食"发物"：中医学认为，肿瘤患者应忌口，主要是因为中医所指"发物"易导致疾病复发或进展。发物指富于营养或有刺激性，容易使疮疖或某些病状发生变化的食物。临床建议少吃虾、蟹、羊肉、狗肉及蛇肉等。对于经常食用的鸡、鸭、鹅、鱼及猪肉等，可

放心食用。（以上内容参考《中国家庭报》所载《癌症患者饮食禁忌》，作者杨小兵）

2. 癌症患者在饮食上应注意以下几点

（1）饮食应营养化、多样化、均衡化：保证癌症患者有足够的营养补充，以提高机体的抗病能力，促进康复。

（2）饮食宜忌与疾病结合：不同疾病有不同的饮食宜忌，应根据不同的癌症制订饮食宜忌。

肺癌：宜食薏苡仁、杏仁、柑橘、梨、木耳、莲子等，还要多吃鸭肉、牛奶、猪肝、新鲜蔬菜等；忌大荤油腻食物，以及烟、酒、辛辣刺激食物等。

肝癌：宜多吃新鲜蔬菜和水果，如菠菜、佛手及富含维生素 K 的动物肝脏、绿豆等；忌食油炸、刺激性食品，忌饮酒。

肠癌：宜食无花果、黑木耳、荠菜、马齿苋、苹果等，大便不通者宜食香蕉、梨、蜂蜜、萝卜、肉类、蛋类、奶制品等；忌食辣椒、腌制熏烤肉食、花椒、咖啡及高脂肪食物，忌饮酒。

乳腺癌：宜食甲鱼、蘑菇、黑木耳、大蒜、海藻、芥菜、牛奶、鸡蛋、鱼类、豆制品等；忌大荤油腻食物、煎炸食物、动物脂肪、烟酒、烧烤及辛辣刺激食物等。

食管癌：应予细软、易消化吸收、营养丰富的食物。宜多食莴苣、鸡蛋、鱼肉、奶制品、果汁等；忌辛辣、粗糙、煎炸食品。

胃癌：宜多食藕粉、豆芽、芝麻、柑橘、瘦肉、猪肝、牛奶、豆浆等；忌食狗肉、熏制食品、刺激性食物或调料等。

肾癌：宜食蘑菇、香菇、荸荠、薏苡仁、大麦、黄豆、胡萝卜、豌豆、南瓜、鸡蛋、鱼肉、奶制品等；少吃羊肉、狗肉、咸食及辛辣食品，忌烟酒。

前列腺癌：宜食橘子、番茄、胡萝卜及鸡肉等；忌食含雄激素的食物如海马、鹿茸、韭菜等。

胆囊癌：宜食荞麦、薏苡仁、豆腐、猴头菇、绿豆、油菜、百合及山药等；忌食高脂肪、油炸食品，并避免暴饮暴食，忌饮酒。

（3）饮食宜忌与治疗手段结合：根据不同的治疗方法选择不同的食物。

1）手术：术前宜食高蛋白、高糖及富含维生素的食物。高蛋白、高糖的食物有肉类、蛋类、奶制品等。富含维生素的食物主要是蔬菜、水果，如胡萝卜、番茄等。高蛋白、高糖食物可弥补术后进食不足引起的热能消耗，富含维生素的食物可促进组织再生、加快切口愈合。术后气血亏虚，脾胃不健，食纳欠佳，除给予高蛋白、高糖及富含维生素的食物以补充营养外，必须注意调理脾胃以助气血生化之源。宜多食胡萝卜、菠菜、韭菜、番茄等。脾胃健运后，宜再增加有补益气血作用的食物，如大枣、龙眼等。

2）放疗：放疗常灼伤阴津，导致血热津伤、口干咽燥等表现，故宜多吃一些滋润清淡、甘寒生津、凉血清热的食物，如荸荠、梨、枇杷、甘蔗、鲜藕、西瓜、丝瓜、绿豆、绿茶、甲鱼等。忌烟酒，以及辛辣、香燥食物如辣椒、桂皮等。

3）化疗：化疗常造成消化道反应和骨髓抑制，首先要注意调理脾胃、和胃止呕，增强食欲，宜多吃一些营养丰富的食物，如番茄、柑橘、鸡蛋等。还宜增加一些能补益气血、补骨生髓的食物，如苹果、大枣、核桃、菠菜、蘑菇、甲鱼、牛奶等。忌食甜品和油腻食品，如油条、油饼等。

4）内分泌治疗：部分患者服用内分泌药物可出现潮热、自汗等阴虚表现，首先应注意滋补肝肾，故宜多吃一些滋润养阴食物，如山药、枸杞、木耳、西瓜、梨、甘蔗、红萝卜等。

5）分子靶向治疗：服用靶向药物时可出现皮疹、腹泻等，应滋阴疏风养血。皮疹可食用胡萝卜、荠菜、荸荠、甘蔗、西瓜、梨、白菜、黄豆、小米、玉米等；腹泻应食用山药、白扁豆、蛋类、瘦肉、石榴等。（以上内容参考《肿瘤补充疗法——食疗与药膳疗法》）

九 起居娱乐及精神养生

（一）起居调摄

1. 规律作息

（1）阴阳交替与作息调整。

（2）起居有常。

（3）季节变化与作息调整。

（4）避免熬夜。

2. 适度运动

在中医理论中，适度运动被视为维护健康、预防疾病的重要手段之一。阴阳平衡是维持健康的关键。适度运动可以调和阴阳，促进气血流通，增强体质。人体的经络系统是气血运行的通道。适度运动可以使经络畅通，预防经络堵塞，从而维护健康、预防疾病。

太极拳：太极拳是一种集颐养性情、强身健体、技击对抗等多种功能为一体的运动。它强调练习者对意、气、形、神的锻炼，能有效改善人体的气血运行，对个体的身心健康有着极为重要的促进作用。

八段锦：八段锦动作柔和连绵，有松有紧，动静相兼，可使气机流畅，适合各年龄段人群锻炼。八段锦的每一段动作都有明确的健身目的，对全身各部位及相应的内脏、气血、经络都能起到保健、调理的作用。

五禽戏：通过模仿虎、鹿、熊、猿、鸟（鹤）5种动物的动作，以达到治病养生、强身健体的目的。五禽戏是一种外动内静、动中求静、动静俱备、有刚有柔、刚柔相济、内外兼修的仿生功法。

六字诀：是一种吐纳法，通过不同发音口型及唇、齿、喉、舌的用力不同，以牵动脏腑、经络、气血的运行，从而达到养生的目的。

3. **饮食调理**　饮食调理是维护健康和预防疾病的重要手段之一。例如食物的五味（酸、苦、甘、辛、咸）应当平衡，以达到调和阴阳、补益气血的目的。《素问·四气调神大论》提到，饮食应根据个人体质和季节变化适当调整，以维持身体的阴阳平衡。

（1）根据体质选择食物：不同体质的人适合不同的食物。例如，阴虚体质的人应多食用性质凉润的食物，如梨、西瓜等；阳虚体质的人则应选择温补的食物，如羊肉、姜等。

（2）顺应季节变化：饮食应根据季节的变化进行调整。春季宜食发散性食物，如葱、姜；夏季宜食清凉解暑食物，如绿豆、西瓜；秋季宜食润燥食物，如梨、蜂蜜；冬季宜食温补食物，如羊肉、胡桃。

（3）合理搭配：饮食应多样化，合理搭配，确保营养均衡。蛋白质、脂肪、糖类、维生素、矿物质等都是人体所需的重要营养素，应从多种食物中摄取。

4. **环境适宜**

（1）居住环境的重要性：居住环境应安静清洁、空气流通、阳光充足、温度湿度适宜。这有助于保持身体的阴阳平衡，预防疾病的发生。

（2）避免不良环境因素：应避免长期处于阴暗、潮湿、寒冷或过于炎热的环境中，否则会影响人体的气血运行，导致疾病。

（二）娱乐活动

1. **音乐疗法**　音乐能够影响人的情绪、调节内脏功能，从而达到预防疾病和促进健康的目的。

（1）情志调摄

（2）五音养生

（3）和谐气血

2. **书画养生**　书画创作作为一种精神文化活动，虽然不直接出现在古代中医文献中，但其背后的理念与中医强调的心身健康、情志调摄等原则是相契合的。自古以来，有"寿从笔端来"的说法。宋代诗人陆游说："病体为之轻，一笑玩笔砚。"指出练习书法，笔下生力，墨里增神，有利于防治疾病，强体健身。

书画创作不仅是脑力劳动，可锻炼人的思维与心情，还是一种轻体力运动，如练习书法几乎需要周身活动。古人云："力发乎腰"，"务使通身之力奔赴腕下"。练字看上去只是手在动，其实全身的气血都在运行。书写者绝虑凝神，心正气和，身安意闲，血脉通畅，可完全进入"练功"的境地，因此，练习书法被许多人比喻为"练气功"。

（三）精神养生

1. **情志调摄**　中医古籍中有许多关于情志对健康影响的论述，特别是《黄帝内经》中就有"喜怒不节则伤脏"等论述，强调情绪失调可能导致身体的疾病。

（1）七情对健康的影响：中医认为，七情（喜、怒、忧、思、悲、恐、惊）是人的正常情绪反应，但过度的情绪波动会伤害脏腑。《黄帝内经》提到，情志内伤可以导致气机紊乱，进而影响脏腑功能，产生疾病。

（2）心为君主之官：《黄帝内经》提到心为君主之官、主神明，因此心态的平和对于身体健康至关重要。心安则神宁，神宁则疾病不生，强调了心态平和对健康的重要性。

（3）调摄情志的方法：中医提倡通过各种方法来调摄情志，如静坐冥想、呼吸调息、音乐疗法等，从而使心身平衡，预防疾病。

2. **社交互动** 《荀子·富国》曰："人之生不能无群。"这里强调了人的社会属性，即人需要有群体，要有交际互动的行为。中医强调"天人合一"，认为人与自然和社会是一个整体，人的健康不仅受到自然环境的影响，也与社会环境密切相关。《淮南子》提到："良医者，常治无病之病，故无病；圣人者，常治无患之患，故无患也。"这表明，优秀的医师和智者都会注重预防，而社交活动作为一种积极的生活方式，正是预防疾病的有效途径之一。因此，社交活动是养生的重要组成部分。①积极参与社交活动：适度社交可以帮助释放压力，调节情绪，对身心健康都有益处。②和谐人际关系：努力与他人建立和谐的关系，避免情绪的极端波动，对养生有重要意义。

（李龙妹 甘紫胭 黄锦鹏 周宇妹 廖桂雅 李秋萍 招柏明 杨小兵）

第四章

肺癌

肺癌是全球最常见的恶性肿瘤之一，也是最常见的肿瘤死因之一。

一 肺癌的病因

1. **吸烟** 吸烟是肺癌的主要发病原因。

2. **职业因素** 密切接触石棉、芥子气、氡气、多环芳烃、氯甲基甲醚、铬、镍、无机砷以及辐射等也是肺癌的高发因素。

3. **空气污染** 污染的空气往往含有大量的汽车尾气、燃烧废物等，因此空气污染会提高肺癌发病率。

4. **饮食与营养** 较少食用含 β 胡萝卜素的蔬菜和水果，可使肺癌发生的危险性增高。

5. **肺部慢性疾病史** 结核、病毒感染、真菌中毒症等在肺癌的发生发展中也起一定的作用。

6. **遗传因素** 抑癌基因 P53 突变、表皮生长因子受体（EGFR）基因突变等也会增加肺癌发病风险。

二 肺癌的症状

1. **咳嗽** 为最常见的早期症状。

2. **咯血（痰中带血）** 也是肺癌常见的首发症状之一。

3. **胸痛** 肿瘤累及胸膜，可产生胸部钝痛或隐痛。

4. **气促** 由于肿瘤压迫、阻塞，气管支气管狭窄，可出现气促。

5. **发热** 约 20% 的肺癌患者以发热为首发症状。发热原因有两种，一种是肺癌压迫、阻塞引起的炎性发热，另一种是癌组织变性坏死引起的癌性发热。

三 肺癌的辅助检查

1. 免疫学与血清学检测

（1）常规检查：血常规、肝功能、血液生化、凝血四项为入院基本检查，可了解机体一般情况。

（2）肿瘤标志物：癌胚抗原（CEA）、肺相关抗原 3 项（NSE、SCC 和 CYFRA21-1）或 4 项（NSE、SCC、CYFRA21-1 和 ProGRP）。CEA 水平升高常见于肺腺癌，鳞癌相关抗原（SCC）常见于肺鳞癌，神经元特异性烯醇化酶（NSE）、胃泌素释放肽前体（ProGRP）常见于小细胞肺癌。细胞角质蛋白 19 片段抗原 21-1（CYFRA21-1）主要用于非小细胞肺癌的诊断，也可见于鼻咽癌等其他上皮性肿瘤。

2. 影像学检查

（1）X 线：可作为门诊常规检查项目，用于筛查肿瘤。

（2）CT：有利于肺癌的早期诊断、分期和鉴别诊断，弥补常规 X 线片上难以显示的内容。对于高危人群，建议做 CT 检查。

（3）MRI：对脑、肝、肾及肾上腺的转移瘤有较好的诊断价值。

（4）核素骨显像：用于筛查有无骨转移。

（5）PET-CT：在诊断肺癌纵隔淋巴结转移时较 CT 的敏感性、特异性高，对分期有重要价值；对于初诊患者，可优先考虑。不建议用于肿瘤筛查。

四 肺癌的病理诊断

1. **细胞学诊断**　主要是收集胸水、腹水或痰中的肿瘤细胞进行液基薄层细胞学检查（TCT）。

2. **组织学诊断**　主要是通过手术、经皮穿刺活检、支气管镜检查、超声支气管镜检查及胸膜活检等取得肿瘤组织以明确诊断。支气管镜检查是最常用的获得病变组织的方法。

3. **基因检测及程序性死亡受体配体 1（PD-L1）检测**　相关指南推荐，肺腺癌患者应常规进行驱动基因检测及 PD-L1 检测。

五 肺癌的西医治疗

肺癌分为非小细胞肺癌和小细胞肺癌，根据病理、分期、驱动基因突变和 PD-L1 检测结果等采用相应的治疗方法。

（一）非小细胞肺癌

ⅠA、ⅠB 期：适合手术者，建议手术；不适合手术者，可考虑行立体定向放射治疗（SRT）。

ⅡA、ⅡB 期：适合手术者，建议手术，术后行辅助化疗，表皮生长因子受体（EGFR）基因突变者可行靶向治疗（奥希替尼或埃克替尼）；不适合手术者，可考虑行放疗，或同步放化疗。

ⅢA、ⅢB及ⅢC期：能手术的ⅢA、ⅢB期，可以先行手术治疗，术后行辅助化疗或放化疗；也可以行新辅助化疗或联合免疫治疗，然后手术，术后再行辅助化疗。不能手术者，建议行同步放化疗，放化疗后行免疫巩固治疗。

Ⅳ期：①驱动基因突变阳性：根据相应的驱动基因选择相应的药物；②驱动基因突变阴性：化疗联合免疫或抗血管生成药物。

（二）小细胞肺癌

小细胞肺癌分为局限期、广泛期。

1. 局限期小细胞肺癌的初始治疗　手术或放化疗。

2. 广泛期小细胞肺癌的初始治疗　化疗联合免疫治疗。

六　肺癌术后中医康养

肺癌手术损伤人体气血，导致气血亏虚或血瘀。中医康养应以扶正补虚为主。

1. 中药调理　应根据患者术前、术后症状进行辨证论治。

2. 药膳养生

（1）补虚正气粥

原料：炙黄芪 50g，人参 5g，粳米 150g，白糖少许。

制法：炙黄芪、人参切薄片，用冷水浸泡半小时，入砂锅煮沸，再改小火煎取药液（浓汁）。取上述药液，加入粳米、适量清水，用文火煮至粥熟。粥成后，入白糖少许，稍煮片刻即可食用。

功效：补气扶虚，健脾益胃。

适应证：肺癌术前或术后正气不足，疲倦乏力、食欲不振者。

（2）归芪参枣粥

原料：当归 10g，黄芪 60g，党参 30g，粳米 100g，大枣 10 枚。

制法：首先煎煮当归、黄芪、党参，取药汁。将粳米洗干净后，与大枣一起放于碗内，并将碗放入盛水（约 1 000ml）的锅里，用大火煮沸后，加入药汁，再用小火熬煮半小时，加入调料（食用盐或白砂糖，糖尿病者去大枣）即成，早晚服用。

功效：健脾益气，补血生血。

适应证：主要用于手术前后气虚，胃纳欠佳、乏力者。

当归补血生血，黄芪、党参健脾益气，大枣和胃养血。偏阴虚者，改党参为太子参。服用后出现口干等燥热症状时，当归、黄芪减量。

（3）苏子当归炖鸡汤

原料：苏子 30g，当归 10g，乌骨鸡 1 只（约 500g），生姜、葱、盐、鸡精、味精适量。

制法：将苏子、当归洗净，乌骨鸡去内脏及头颈，与除味精外的所有配料一起放入锅内，加适量水，用大火烧开，然后改用小火炖至汤浓收汁，之后再加入味精调味即可。

功效：纳气平喘。

适应证：肺癌术后气促、气喘者。

（4）三七仙鹤草炖鸡

原料：三七 10g，仙鹤草 30g，鸡 1 只（约 500g），调料适量。

制法：首先将三七切片，鸡去毛杂、洗净，然后纳三七、仙鹤草于鸡腹中，置锅内，加清水适量，用文火炖沸后，再加葱、姜、盐各适量，炖至鸡肉烂熟后，用味精调服。每周 1～2 次。

功效：补虚止血。

适应证：肺癌术后痰中带血丝者。

3. 中医运动养生　中医养生功法包括太极拳、气功、八段锦、五禽戏等。

太极拳起源于中国，是综合了历代各家拳法，结合了古代的导引术和吐纳术，吸取了古典哲学和传统的中医理论而形成的一种内外兼练、柔和、缓慢、轻灵的拳术。太极拳应在有经验的人指导下练习。

气功是我国古代劳动人民在长期的生活、劳动中，在与疾病和衰老作斗争的过程中，逐渐认识和创造的一项自我身心锻炼的方法和理论。气功锻炼的实质是锻炼真气，培育元气，扶植正气，所以它能扶正祛邪，增强人体的免疫力和抵抗力。

八段锦是一套独特而完整的健身功法，起源于北宋。分为八段，每段一个动作；古人把一套动作比喻为"锦"，意为五颜六色，美而华贵，因此得名。整套动作柔和连绵，滑利流畅，有松有紧，动静相兼，从而使气机流畅，骨正筋柔。

五禽戏是由东汉末年名医华佗借鉴前人的吐纳、导引功法，依据人体藏象、经络、气血运行理论，模仿虎、鹿、熊、猿、鸟（鹤）5种动物的形体动作编创而成的一套导引健身功法。

太极和气功练习难度稍大，需要有经验的人带领学习。八段锦、五禽戏相对容易，患者可观看健康宣教视频学习动作要领。

肺癌患者术后可通过练习八段锦等来提高体能。患者可根据自己的实际情况选择相应的运动方式。

4. 穴位按摩　肺癌患者术后可能出现气促、咳嗽，可按摩天突、膻中、肺俞等穴位。

5. 艾灸　术后扶正、预防复发，可选以下穴位：中脘、关元、气海、肺俞等。

6. **耳穴压豆** 局部有感染、伤口者禁止耳穴压豆，对胶布过敏者需谨慎（对于孕妇，不建议进行耳穴压豆）。术后穴位选择：肺、神门等耳穴。

7. **刮痧（如果选用的穴位与艾灸疗法一致，建议间隔治疗）** 局部有感染、伤口及凝血功能严重障碍者，禁止刮痧（对于孕妇，不建议刮痧）。穴位选择：肺俞、天突。

8. **饮食养生** 患者术后体质偏虚，在营养方面应注意饮食均衡，吃清淡、易消化、能量高的食物，多吃新鲜蔬菜、水果及高蛋白食物。蔬菜、水果富含维生素C，有助于伤口愈合；高蛋白食物如牛奶、鸡蛋、鸡肉、排骨及鱼等，有助于机体康复。

9. **起居娱乐及精神养生** 患者术后体虚，在起居方面应注意劳逸结合，规律作息，保证足够的休息时间，避免去人多的地方。各种娱乐活动，如琴棋书画、花木鸟鱼、旅游观光、艺术欣赏等，可怡神养性，防病健身。

七 肺癌化疗中医康养

中医认为，化学药物损伤脾肾，导致胃气不和、骨不生髓，从而出现恶心、呕吐或腹泻等消化道反应，以及白细胞计数降低、贫血等血液系统疾病表现。中医康养应以健脾和胃、补肾生髓为主。

1. **中药调理** 根据患者化疗后的症状进行辨证论治。

2. **药膳养生**

（1）五红汤

原料：花生衣10g，红枣10g，枸杞10g，红豆10g，红糖少许（糖尿病患者不加）。

制法：将上述食材（红糖除外）用冷水浸泡半小时后，入砂锅煮沸，再改小火煎煮，加入红糖少许，稍煮片刻即可食用。

功效：健脾补肾，生血养血。

适应证：肺癌化疗后白细胞计数、血红蛋白水平或血小板计数降低者。（来源：广东省中医院肿瘤科）

（2）砂仁猪肚粥

原料：砂仁 10g，大米 100g，猪肚 100g。

制法：将大米洗干净后，与猪肚一起放入盛水（约 1 000ml）的锅里，用大火煮沸，再用小火熬煮半小时；砂仁在最后 5 分钟内加入后，再加入调料。早晚服用。

功效：健脾和胃。

适应证：主要用于化疗后胃脘不适、胃纳欠佳者。

（3）黄精当归炖鸡汤

原料：黄精 20g，当归 10g，乌骨鸡 1 只（约 500g），生姜、葱、盐、鸡精、味精适量。

制法：将黄精、当归洗净，乌骨鸡去内脏及头颈，与除味精外的所有配料一起放入锅内，加适量水，用大火烧开，然后改用小火炖至汤浓收汁，之后再加入味精调味即可。

功效：补肾生髓。

适应证：肺癌手术化疗后脾虚、贫血等。

（4）二芽山楂饮

原料：麦芽 20g，稻芽 20g，山楂 15g。

制法：上药加清水适量（约 500ml），用文火炖沸后，再用小火煮 10 分钟。每天饮用 2 ~ 3 次。

功效：消食开胃。

适应证：肺癌化疗后纳差者。

（5）生姜红糖饮

原料：生姜 10g，红糖少许（糖尿病患者可不加）。

制法：生姜加清水适量（约 250～500ml），用文火炖沸后，再用小火煮 10 分钟，然后加入红糖少许，稍煮片刻即可食用。每天饮用 2～3 次。

功效：降逆止呕。

适应证：肺癌化疗后恶心、呕吐者。

3. **中医运动养生** 患者化疗后易出现疲倦、乏力等症状，可通过各种养生运动（如八段锦等）来提高机体功能，或者通过慢跑改善体能。

4. **穴位按摩** 患者化疗后可能出现恶心、呕吐，可按摩内关、足三里、上脘等穴位。

5. **艾灸** 患者化疗后出现恶心、呕吐等消化道反应或白细胞计数降低等血液系统反应，可选足三里、上脘、气海、关元、三阴交等穴位。

6. **耳穴压豆** 化疗期间穴位选择：脾、胃及神门等耳穴。

7. **刮痧** 穴位选择：足三里、脾俞。

8. **饮食养生** 患者化疗后可能出现恶心、呕吐等消化道症状，应吃清淡、易消化、能量高的食物，多吃新鲜蔬菜、水果，以及高蛋白食物如牛奶、鸡蛋、鸡肉、排骨、鱼等。

9. **起居娱乐及精神养生** 患者化疗后可能出现白细胞计数降低等造血系统疾病表现，在起居方面应规律作息，保证足够的休息时间，避免去人多的公共场所。琴棋书画、旅游观光、艺术欣赏等娱乐活动可颐养身心。

八 肺癌放疗中医康养

中医认为，放疗所用放射线为热毒之邪，易耗气伤阴，同时损伤脾肾，导致恶心、纳差等消化道反应，而放疗后也会出现白细胞计数降低、贫血等血液系统疾病表现。中医康养应以益气养阴、补肾生髓为主。

1. **中药调理** 根据患者放疗后的症状进行辨证论治。

2. **药膳养生**

（1）放疗减毒药膳（广东省中医院刘伟胜提供）

原料：绿豆、臭草、粳米、鲜鱼腥草各50g。

制法：上药加水1 000ml，用小火熬煮半小时后，加入调料（食用盐）。午餐及晚餐时服用。放疗前开始服用，放疗过程中每天1剂，分2次服用。

功效：益气养阴，清热解毒。

适应证：主要用于肺癌放疗期间出现口渴、咽干等阴虚毒热征象者。

（2）杏仁雪梨山药粥

原料：北杏仁10g，雪梨1个，怀山药粉、白糖适量。

制法：北杏仁用开水浸透后去皮洗净，雪梨去皮切成小块。把北杏仁、雪梨搅成泥状，然后用适量清水将杏梨泥、怀山药粉、白糖调成糊倒入沸水中，不断搅拌，煮熟即可。

功效：养阴止咳，健脾和胃。

适应证：主要用于肺癌放疗后咳嗽、口干等。

（3）甘草雪梨煲猪肺

原料：甘草10g，雪梨2个，猪肺约250g。

制法：将雪梨削皮切成块，猪肺洗净切成片、挤去泡沫，与甘草同放砂锅内，加冰糖少许、清水适量，用小火熬煮 3 小时后服用。每日 1 次。

功效：养阴益肺。

适应证：主要用于肺癌放疗后干咳、口干者。

（4）沙参麦冬汤

原料：沙参 30g，麦冬 30g。

制法：上药加清水适量（约 500ml），用文火炖沸后，再用小火煮 10 分钟。每天饮用 2～3 次。

功效：益胃养阴。

适应证：肺癌放疗后口干者。

3. 中医运动养生　患者放疗后易出现口干、疲倦、乏力等症状，可通过各种养生运动来提高机体免疫功能，通过练习津常咽来改善口干症状。津常咽的动作要领：舌尖微顶上腭，待感有津液涌出（唾液）充满口腔后，用舌搅拌数次，缓缓咽下。

4. 穴位按摩　患者放疗后可能出现口干症状，可按摩金津、玉液（因其在口腔内，可用棉签代替示指和中指按摩），也可选用承浆。

5. 艾灸　患者放疗后 3 个月内不建议进行艾灸，而 3 个月后可根据患者体质情况（阳虚为主）选足三里、三阴交进行艾灸。

6. 耳穴压豆　放疗期间穴位选择：渴点、内分泌及丘脑等耳穴。

7. 刮痧　选穴：三阴交、足三里。

8. 饮食养生　患者放疗后常出现口干等症状，应吃清淡、易消化、能量高的食物，多吃新鲜蔬菜、水果及高蛋白食物，忌辛辣刺激类食物。放疗所用放射线为热毒之邪，因此放疗期间宜多吃滋润清淡、甘寒生津的食物，如藕汁、梨汁、绿豆、西瓜、荸荠（马蹄）等。

9. **起居娱乐及精神养生**　患者放疗后除了出现口干等症状，也会出现白细胞计数降低等造血系统疾病表现，在起居方面应规律作息，保证休息时间充足，避免去人多的公共场所。患者应保持平和、乐观心态。

九　肺癌靶向治疗中医康养

合并基因突变的肺癌患者一般需要靶向治疗。中医理论认为，靶向药物 [如酪氨酸激酶抑制剂（TKI）] 可能具有"温热"特性，如患者服用后会出现皮疹、痤疮、舌红、尿黄、口干、口苦等症状，同时具有"寒凉"特性，如患者服用后出现腹泻等症状。中医康养应以健脾养阴为主。

1. **中药调理**　根据患者服用靶向药物后的症状进行辨证论治。

2. **药膳养生**

（1）口腔黏膜炎药膳（广东省中医院吴万垠提供）

原料：白茅根 100g，马蹄 10 个，甘蔗 3 节（剖开），胡萝卜 3 个（切片）。

制法：上药加水约 1 000ml，煮沸后用小火再煮 30～45 分钟，冷却后作为凉茶每日多次饮用。

功效：清热养阴，生津愈疡。

适应证：肿瘤放化疗或应用酪氨酸激酶抑制剂（如吉非替尼、厄洛替尼或埃克替尼等）或肿瘤患者免疫功能低下引起的口腔溃疡、口腔疼痛等症状。

（2）金银花饮

原料：鲜金银花 30g（或干药材 15g），冰糖少许（糖尿病患者可不加）。

制法：金银花加水煮 1 小时，加入冰糖少许。

功效：清热解毒。

适应证：肺癌靶向治疗期间见口腔溃疡或皮疹明显者（腹泻患者不建议食用）。

（3）山药粥

原料：大米 100g，山药 100g。

制法：将大米洗干净后，与山药一起放入盛水（约 1 000ml）的锅里，用大火煮沸，再用小火熬煮半小时，加入调料，早晚服用。

功效：健脾止泻。

适应证：主要用于肺癌靶向治疗时大便次数多或稀烂者。

（4）苡仁扁豆莲子粥

原料：薏苡仁、白扁豆、莲子各 25g，粳米 100g。

制法：薏苡仁、白扁豆及莲子洗净，粳米淘洗干净。将锅置旺火上，加适量水煮沸，下薏苡仁、白扁豆及莲子煮熟软，再加入粳米煮稠，加入调料和匀即可服用。

功效：健脾利湿。

适应证：主要用于肺癌靶向治疗时腹泻、大便次数多或稀烂者。

3. **中医运动养生**　患者进行靶向治疗可出现皮疹、腹泻等症状，可通过各种养生运动来提高机体免疫功能，如可居家练习八段锦等，以提高免疫力。

4. **穴位按摩**　患者靶向治疗期间可能出现皮疹、腹泻。腹泻选穴：天枢、下痢、足三里。皮疹选穴：曲池、血海。

5. **艾灸**　腹泻可选神阙、足三里、三阴交等穴位。

6. **耳穴压豆**　腹泻选穴：大肠、小肠及脾等耳穴。

7. **刮痧**　腹泻选穴：三阴交、足三里等。

8. **饮食养生**　患者服用靶向药物后常出现皮疹、腹泻等症状，应吃清淡、易消化的食物，忌寒凉及辛辣刺激类食物。山药等具有健脾作用的食物可常服用。

9. **起居娱乐及精神养生**　患者口服靶向药物后最常见的不良反应是腹泻、皮疹等，在起居方面应保证充足的休息时间，保持乐观心态。聆听古典音乐或轻音乐有助于陶养身心。

➕ 肺癌免疫治疗中医康养

对于驱动基因突变阴性的晚期非小细胞肺癌或小细胞肺癌，化疗联合免疫治疗为首选。患者进行免疫治疗常出现疲倦、乏力等不适，部分患者甚至出现皮疹、发热等。对于疲倦、乏力者，中医康养应以益气扶正为主；对于出现皮疹、发热者，中医康养应以凉血消疹、清热养阴为主。

1. **中药调理**　根据患者使用免疫药物后出现的症状进行辨证论治。

2. **药膳养生**

（1）参芪茶

原料：人参 10g，黄芪 20g。

制法：上药加水（500～1 000ml），用武火煮沸后，再用文火煮20 分钟，盛放在保温杯，当茶饮用。

功效：健脾益气。

适应证：肺癌免疫治疗期间见纳差、疲倦、乏力者（部分西医学者认为，免疫治疗期间不能服用人参或黄芪水；中医认为，患者病情符合气虚者便可服用）。

（2）人参黄精炖鸡汤

原料：人参10g，黄精20g，乌骨鸡1只（约500g），生姜、葱、盐、调料适量。

制法：将人参、黄精洗净，乌骨鸡去内脏及头颈，与除调料外的其他原料一起放入锅内，加适量水，用大火烧开，然后改用小火炖至汤浓收汁，之后再加入调料调味即可。

功效：健脾益气补肾。

适应证：肺癌免疫治疗期间合并贫血，出现乏力、疲倦等症状者。

（3）五指毛桃炖鸡汤

原料：五指毛桃50g，乌骨鸡1只（约500g），生姜、葱、盐、调料适量。

制法：将五指毛桃洗净后放水里泡15分钟，乌骨鸡去内脏及头颈，与除调料外的其他原料一起放入锅内，加适量水，用大火烧开，然后改用小火炖30分钟，之后再加入调料调味即可。

功效：健脾益气。

适应证：肺癌免疫治疗期间出现乏力、疲倦等症状者。

（4）金银花绿豆粥

原料：鲜金银花50g（或干药材30g），绿豆100g，甘草20g，粳米100g。

制法：金银花、甘草加水煮1小时，过滤取汁，再加绿豆、粳米煮成粥食用。

功效：清热解毒。

适应证：肺癌免疫治疗期间出现皮疹且疹色红者（腹泻患者不建议食用）。

（5）知母菊花绿豆饮

原料：知母 30g，绿豆 100g，菊花 20g。

制法：知母、菊花、绿豆加水用武火煮沸后，再用文火煮 30 分钟，当茶饮用。

功效：清热解毒。

适应证：肺癌免疫治疗期间发热者（腹泻患者不建议食用）。

腹泻食疗参考"肺癌靶向治疗中医康养"中的山药粥、苡仁扁豆莲子粥。

3. **中医运动养生**　患者进行免疫治疗可出现疲倦、乏力、皮疹、腹泻等症状，可通过各种养生运动来提高机体免疫功能，如可居家练习八段锦、五禽戏等，以提高免疫力。

4. **穴位按摩**　腹泻选穴：足三里、下痢。

疲劳选穴：百会。

皮疹选穴：曲池、血海。

5. **艾灸**　疲劳选穴：百会、气海、关元等。

腹泻选穴：神阙、足三里、三阴交。

6. **耳穴压豆**　腹泻选穴：大肠、小肠及脾等耳穴。

7. **刮痧**　提高免疫力选穴：命门、足三里。

腹泻选穴：足三里、三阴交。

8. **饮食养生**　患者进行免疫治疗期间常出现疲倦、乏力、皮疹、腹泻等症状，应吃清淡、高蛋白、高能量及易消化的食物，忌寒凉类食物。

9. **起居娱乐及精神养生** 患者进行免疫治疗期间最常见的不良反应是乏力、疲倦、皮疹等，在起居方面应规律作息，保证充足的休息时间。聆听音乐、外出旅游等文娱活动有助于保持心情愉悦。

十一 常见并发症中医康养

对于严重的恶性胸腔积液、咯血等并发症，建议至医院就诊。对于症状轻的并发症，可选择中医康养。

（一）恶性胸腔积液

1. **中药调理** 根据患者症状进行辨证论治。

2. **药膳养生**

（1）葶苈大枣鲫鱼汤

原料：鲫鱼 500g，甜葶苈 30～60g，大枣 10 枚。

制法：鲫鱼活杀，去鳞及内脏后洗净。葶苈子用布包，煎煮后取汁。将鲫鱼入葶苈汁内煮熟，加酒少量，姜 2 片，葱花及盐（少量）等调料。每日分 2 次食用。

功效：降气平喘，利水抗癌。

适应证：肺癌合并胸腔积液者。

（2）赤小豆怀山粥

原料：赤小豆 30g，怀山药 100g，粳米 100g。

制法：赤小豆加水煮 1 小时，过滤取汁后，再加怀山药、粳米煮成粥食用。

功效：健脾利水。

适应证：肺癌合并胸水及白蛋白含量低者。

3. **中医运动养生** 患者出现胸水后常伴有气促，可居家练习简易的八段锦等，以提高免疫力。

4. 穴位按摩　气促选穴：云门、期门、章门、京门等。

5. 艾灸　缓解胸水选穴：云门、关元、水道、中极。

6. 耳穴压豆　胸水选穴：肾、脾等耳穴。

7. 刮痧　胸水选穴：水道、中极。

8. 饮食养生　患者出现胸水后应吃高蛋白食物，可常食用赤小豆、冬瓜等（有一定的利水作用），忌寒凉类食物。

9. 起居娱乐及精神养生　患者出现胸水后最常见的不良反应是气促、咳喘等，在起居方面应保证充足的休息时间。居家聆听音乐有助于保持良好心态。

（二）咯血

1. 中药调理　根据患者咯血等症状进行辨证论治。

2. 药膳养生

（1）三七白及仙鹤草汤

原料：三七 10g，白及 20g，仙鹤草 30g，鸡肉 250g，生晒参 5g。

制法：三七、仙鹤草、白及捣碎，鸡肉、吉林参洗净。将全部材料放入锅中，加清水适量，用小火煮 1 小时后，加盐调味，吃肉饮汤。

功效：扶正补虚，祛瘀止血。

适应证：肺癌见咳嗽、咯血、胸痛者。

（2）百合三七鸡汤

原料：百合 30g，三七 15g，乌骨鸡 1 只（约 500g），生姜、葱、盐适量。

制法：将百合、三七洗净后放水里泡 15 分钟，乌骨鸡去内脏及头颈，与除盐外的所有配料一起放入锅内，加适量水，用大火烧开，然后改用小火炖 30 分钟，之后再加入少量盐调味即可。

功效：养阴止血。

适应证：肺癌出现咯血等症状者。

3. **中医运动养生** 肺癌合并咯血者，可居家进行简单的运动以增强体质，不建议剧烈运动。

4. **穴位按摩** 选穴：孔最、鱼际、隐白、神门。

5. **艾灸** 选穴：隐白、孔最。

6. **耳穴压豆** 选穴：肾上腺、脾等耳穴。

7. **刮痧** 选穴：阴郄、孔最。

腹泻选穴：足三里、三阴交。

8. **饮食养生** 患者出现咯血后应吃清淡、高能量、高蛋白食物，忌辛辣刺激食物。

9. **起居娱乐及精神养生** 患者出现咯血症状，在起居方面应静卧，保证充足的休息时间。居家聆听古典音乐有助于放松心态。

十二 患者随访

（一）非小细胞肺癌

1. **Ⅰ 期、Ⅱ 期和可手术的 Ⅲ A 期非小细胞肺癌术后或立体定向体部放射治疗（SBRT）后** 无临床症状或症状稳定的患者，头 2 年每 3～6 个月随访 1 次，随访内容包括体格检查、胸部 CT、腹部 CT 或 B 超、肿瘤标志物（CEA、CA19-9 及肺相关抗原 3 项或 4 项）；3～5 年每 6～12 个月随访 1 次，随访内容同上；5 年后每年随访 1 次，随访内容同上。症状恶化或有新发症状者，即时随访。

2. **ⅢB 期以上非小细胞肺癌** 无临床症状或症状稳定的患者，每 6～8 周随访 1 次，随访内容包括体格检查、胸腹部 CT（合并脑、骨转移者定期复查脑 MRI 或骨扫描）、肿瘤标志物（CEA、CA19-9 及肺相关抗原 3 项或 4 项）。症状恶化或有新发症状者，即时随访。

（二）小细胞肺癌

1. **局限期术后或同步放化疗后** 头 2 年每 3 个月随访 1 次，随访内容包括体格检查、胸腹部 CT、颅脑 MRI（第 1 年每 3～4 个月复查 1 次，第 2 年每 6 个月复查 1 次）、全身骨显像（每 6～12 个月复查 1 次）、肿瘤标志物（肺相关抗原 3 项或 4 项）；3 年后每 6～12 个月随访 1 次，随访内容同上。

2. **广泛期综合治疗后** 第 1 年每 2 个月随访 1 次，随访内容包括体格检查、胸腹部 CT、颅脑 MRI（第 1 年每 3～4 个月复查 1 次，第 2 年每 6 个月复查 1 次）、全身骨显像（每 6～12 个月复查 1 次）、肿瘤标志物（肺相关抗原 3 项或 4 项）；第 2～3 年每 3～4 个月随访 1 次，随访内容同上；第 4～5 年每 6 个月随访 1 次，随访内容同上。

（杨小兵　庄媛媛　龙顺钦　蔡姣芝　吴万垠）

第五章

原发性肝癌

　　原发性肝癌是我国发病率居第四位、死亡率居第二位的恶性肿瘤，依据病理类型，可分为肝细胞癌、肝内胆管细胞癌和混合型肝癌3种，其中肝细胞癌最常见，约占75%～85%。3种病理类型的原发性肝癌在发病机制、治疗和预后等方面均存在差异。

一　原发性肝癌的病因

　　1. **感染性因素**　包括病毒、细菌、寄生虫等。我国的原发性肝癌患者中，约八成有乙肝及肝硬化背景。

　　2. **化学性因素**　包括黄曲霉毒素 B_1、蓝藻毒素、药物及有机化合物等。黄曲霉毒素 B_1 是已知的最强致肝癌毒物之一。

　　3. **个体行为因素**　包括饮酒、吸烟、饮食，以及相关疾病状态如糖尿病等。

　　4. **家族遗传因素**　原发性肝癌存在家族聚集性。

　　5. **其他因素**　心理状态异常、口服避孕药等可能与原发性肝癌有关，但具体机制尚需进一步研究。

二 原发性肝癌的症状

早期原发性肝癌可无症状、体征，一旦出现典型的临床表现时，多数已属于中晚期。原发性肝癌的常见症状有肝区疼痛、纳差、消瘦、乏力，以及不明原因的发热、腹胀、腹泻、黄疸等。

1. **肝区疼痛** 右上腹疼痛最常见。

2. **消化道症状** 食欲减退、饭后上腹饱胀、消化不良、恶心、呕吐和腹泻等。

3. **消瘦、乏力** 少数晚期患者可呈现恶病质状况。

4. **发热** 多为持续性低热，体温在 37.5～38℃ 左右。也可呈不规则热、间歇热、稽留热或者弛张热。

5. **肝外转移灶症状** 如出现肺部转移可以引起咳嗽、咯血；胸膜转移可以引起胸痛和血性胸腔积液；骨转移可以引起骨痛或病理性骨折等。

6. **并发症状** 晚期患者常出现黄疸、出血倾向（如牙龈出血、鼻出血及皮下瘀斑等）、上消化道出血、腹水、肢体水肿、肝性脑病及肝肾衰竭等。

7. **伴癌综合征** 即肝癌组织本身代谢异常或癌组织对机体产生的多种影响而引起的内分泌或代谢紊乱。临床表现多样且缺乏特异性，常见的有自发性低血糖和红细胞增多症；其他较为少见的包括高脂血症、高钙血症、性早熟、皮肤卟啉病、异常纤维蛋白原血症和类癌综合征等。

三 原发性肝癌的辅助检查

1. **生化检查** 可了解患者肝功能情况。

2. **肿瘤标志物** 血清甲胎蛋白（AFP）及其异质体是诊断肝癌的重要指标和特异性最强的肿瘤标志物。CA19-9 及异常凝血酶原也是常用的肿瘤标志物。

3. **腹部超声** 该方法可以确定肝内有无占位性病变，提示其性质。

4. **CT 和 MRI** 动态增强 CT、多参数 MRI 扫描是肝脏超声和 / 或血清 AFP 筛查异常者明确诊断的首选影像学检查方法。

5. **选择性肝动脉造影** 目前多采用数字减影血管造影（DSA），可以明确显示肝脏小病灶及其血供情况。

6. **PET-CT** 全身 PET-CT 可以了解整体状况和评估转移情况。

四 原发性肝癌的临床及病理诊断

1. **临床诊断** HBV 或 HCV 感染，或有任何原因引起肝硬化者。对于肝内直径 ≤ 2cm 的结节，有 2 项影像学检查显示动脉期病灶明显强化、门脉期和 / 或延迟期肝内病灶强化低于肝实质（即"快进快出"）的原发性肝癌典型特征，则可以作出原发性肝癌的临床诊断；对于肝内直径 > 2cm 的结节，则上述 4 项影像学检查中只要有 1 项典型的原发性肝癌特征，即可以临床诊断为原发性肝癌。

2. **病理诊断** 对于缺乏典型原发性肝癌影像学特征的肝占位性病变，肝病灶穿刺活检可获得明确的病理诊断。

五　原发性肝癌的西医治疗

1. **手术治疗**　肝储备功能良好的早期原发性肝癌的首选治疗方式是手术切除。肝移植也是原发性肝癌根治性治疗手段之一，尤其适用于肝功能失代偿、不适合手术切除及消融治疗的小肝癌患者。

2. **局部治疗**　消融治疗适用于单个肿瘤、直径 ≤ 5cm，或 2 ~ 3 个肿瘤、最大直径 ≤ 3cm，无血管、胆管和邻近器官侵犯以及远处转移者。消融包括射频消融、微波消融、无水乙醇消融、冷冻消融、高强度超声聚焦消融、激光消融等。

3. **介入治疗**　经导管动脉栓塞化疗是治疗原发性肝癌常用的非手术方法，主要适用于中晚期原发性肝癌患者。

4. **放射治疗**　无手术切除或消融治疗适应证或不愿接受有创治疗者，可以酌情考虑立体定向体部放射治疗（SBRT）。

5. **系统治疗**　包括靶向治疗、免疫治疗及化疗等。

六　原发性肝癌术后中医康养

手术治疗易损伤气血。术后前 3 个月，考虑手术损伤人体正气，治疗当以扶正为主，在辨证论治的基础上加大益气健脾中药用量，以促进术后恢复、增强体质；术后 3 个月后，可酌情加大抗癌药比重，以防原发性肝癌复发。

1. **中药调理**　根据患者术后症状进行辨证论治。

2. **药膳养生**

（1）怀山黄芪猪肝粥

原料：怀山药 30g，黄芪 30g，猪肝 100g，大米 100g。

制法：将猪肝冲洗 10 分钟，泡 30 分钟，沥干水分，切片备用。将怀山药、黄芪、大米洗净煮粥，待粥煮开后加入猪肝，进一步煮熟后加入葱花、食盐调味温服。

功效：健脾补气养血。

适应证：原发性肝癌切除术后体虚，倦怠乏力者。

（2）黄芪枸杞粥

原料：黄芪 50g，枸杞 20g，大米 150g。

制法：黄芪、枸杞煮汤，去渣留汤备用。以此汤加大米煮粥。

功效：滋补肝肾，益气养血。

适应证：原发性肝癌术后气血虚弱者，见眠差、心悸、多汗等症状。

（3）山药龙眼猪骨炖甲鱼

原料：山药 40g，龙眼肉 20g，猪脊骨（连肉带髓）500g，甲鱼 500g，盐、冷水适量。

制法：猪脊骨剁碎，甲鱼去内脏切块，连同山药、龙眼肉放入锅中，加水适量，清炖至肉烂，放盐调味，即可食用。

功效：健脾生血，滋肾养阴。

适应证：原发性肝癌术后气阴两虚者。

（4）黑木耳炒猪肝

原料：黑木耳 25g，猪肝 250g。

制法：黑木耳泡发撕烂，猪肝洗净切片、焯水后控干水分，加适宜调料，炒熟。

功效：促进创伤愈合，恢复胃肠功能，补充营养。

适应证：原发性肝癌术后术口愈合欠佳、营养欠佳者。

3. 中医运动养生　术后当天不宜进行剧烈活动，可适当活动四肢关节，如抬臂、旋肩、肘关节屈伸、膝关节屈伸、翻身等。术后易出现腹胀、腹痛和肠麻痹等，可尝试床边坐起、站立、行走或在病区走廊行走，同时根据自身情况练习简单的经络操或对经络进行拍打、按摩。

术后短期内根据自身情况和耐受程度，可简单地进行呼吸肌功能锻炼，如参照六字诀进行呼吸吐纳气功训练。"嘘、呵、呼、呬、吹、嘻"六字，分别与肝、心、脾、肺、肾、三焦等脏腑经络相应，某经有病，即用相应之字调之，体位随意，卧、立、坐均可练习。

在原发性肝癌术后稳定期，仍需注意"瘥后防复"，可通过配合自然、细长、慢均的呼吸节律，练习太极拳、气功、八段锦、五禽戏等来提高体能，促进机体康复，调整脏腑功能。

4. **穴位按摩**　选穴：足三里、太冲、天枢。

5. **艾灸**　选穴：足三里、内关。

6. **耳穴压豆**　选穴：肝、神门等耳穴。

7. **刮痧**　选穴：肝俞、胆俞。

8. **饮食养生**　患者术后体质偏虚，在营养方面应注意饮食均衡，选择低热量、低脂肪、高蛋白、高维生素饮食，饮食质地由流质过渡到半流质、软食，最后恢复普食，循序渐进。烹饪方式当以清淡易消化为主，多吃新鲜蔬菜、水果及高蛋白食物。蔬菜、水果富含维生素C，有助于伤口愈合；高蛋白食物如牛奶、鸡蛋、鸡肉、排骨及鱼等，有助于机体康复。术后禁酒，忌辛辣、生冷、油腻之品，以免增加肝脏负担。

9. **起居娱乐及精神养生**　患者术后体虚，在起居方面应注意劳逸结合，规律作息，保证足够的休息时间，避免去人多的地方。各种娱乐活动，如琴棋书画、花木鸟鱼、旅游观光、艺术欣赏等，可怡神养性，防病健身。

七 原发性肝癌化疗中医康养

化疗常见副反应为消化道反应、骨髓抑制等。食疗以扶正为主。

1. **中药调理** 根据患者化疗后症状进行辨证论治。

2. **药膳养生**

（1）山药扁豆粥

原料：山药 30g，白扁豆 10g，粳米 100g。

制法：将山药洗净，去皮切片。白扁豆煮半熟后，加粳米、山药，煮成粥。

功效：健脾化湿。

适应证：晚期原发性肝癌化疗后脾虚、腹泻等。

（2）生姜橘皮苡仁饮

原料：生姜 3 片，橘皮 30g，薏苡仁 50g。

制法：将薏苡仁洗净浸泡，再放入洗净的生姜和橘皮煮 15 分钟。滤渣，代茶饮。

功效：理气和胃，化湿止呕

适应证：晚期原发性肝癌化疗后出现恶心、呕吐等消化道反应。

（3）龙眼大枣炖甲鱼

原料：甲鱼 1 只（约 250g），龙眼肉 20g，大枣 20g，盐、姜适量。

制法：将甲鱼宰杀、去肠脏、洗净，与龙眼肉、大枣一起放入 1 000ml 水中，炖 1 小时，用盐、姜调味。

功效：健脾补中，添精生血。

适应证：原发性肝癌化疗后气血两虚，白细胞减少、贫血者。

（4）五红汤

原料：花生衣10g，红枣10g，枸杞10g，红豆10g，红糖少许（糖尿病患者不加）。

制法：将上述食材（红糖除外）用冷水浸泡半小时后，入砂锅煮沸，再改小火煎煮，加入红糖少许，稍煮片刻即可食用。

功效：健脾补肾，生血养血。

适应证：原发性肝癌化疗后白细胞计数、血红蛋白水平或血小板计数降低者。（来源：广东省中医院肿瘤科）

3. 中医运动养生　患者化疗后易出现疲倦、乏力等症状，可通过八段锦、太极拳等养生运动来提高机体功能，或者通过慢跑改善体能。

经络是运行气血、联系脏腑和体表及全身各部的通道，是人体功能的调控系统，而穴位是人体脏腑经络气血输注于体表的部位。经络拍打操通过拍打刺激人体的经络、穴位，起到疏通气血、强身壮骨、提高机体免疫力的作用。经络拍打操配合中医五行音乐中的角乐，也能起到一定作用。

4. 穴位按摩　选穴：内关、承满、中脘。

5. 艾灸　选穴：足三里、中脘、承满、关元。

6. 耳穴压豆　选穴：贲门、交感及神门等耳穴。

7. 刮痧　选穴：内关、足三里。

8. 饮食养生　原发性肝癌患者化疗期间，应选择高热量、高蛋白、高维生素、清淡易消化的食物，多吃新鲜蔬菜、水果，以及高蛋白食物如鸡蛋、鸡肉、排骨、鱼等。

化疗可引起恶心、呕吐、腹泻等消化道症状，饮食宜以流质、半流质易消化食物为主，如小米粥、南瓜粥、燕麦粥等，适当加入营养补充剂。食物以温为宜，避免摄入冷食、辛辣油腻食物，以防刺激胃肠道而加重症状。呕吐严重时不宜大量进食，需注意补充水分电解质，同时限制食用富含 5- 羟色胺的水果及蔬菜，如香蕉、茄子等，以免刺激呕吐中枢而加重症状。

9. **起居娱乐及精神养生**　患者化疗后应保持规律作息，保证充足的休息时间，而适当参加娱乐活动可颐养身心。

原发性肝癌患者化疗后可能出现骨髓抑制、口腔炎、肢体麻木等。需注意保暖、戴好手套，避免触摸冰凉寒冷的物体，避免进冷食或冷饮。注意口腔护理，可适当使用漱口水，保持口腔卫生，从而减轻炎症反应。骨髓抑制者应及时前往医院进行诊治，做好居住环境的清洁消毒，尽量避免去人多的公共场所，外出需做好防护，以免感染。

八　原发性肝癌放疗中医康养

中医认为，放疗所用放射线为热毒之邪，易耗气伤阴，同时损伤脾肾，导致恶心、纳差等消化道反应，而放疗后也会出现白细胞计数降低、贫血等血液系统疾病表现。中医康养应以益气养阴、补肾生髓为主。

1. **中药调理**　根据患者放疗期间的症状进行辨证论治。

2. **药膳养生**

（1）石斛佛手瘦肉汤

原料：瘦肉 200g，佛手 10g，石斛 15g，生姜 3 片，食盐适量。

制法：先将瘦肉洗净、切小块、焯水，再与佛手、石斛、生姜一起放入炖盅炖 1 小时左右，调味即可。

功效：疏肝解郁，滋阴健脾。

适应证：原发性肝癌放疗后口燥咽干、腹胀腹痛、心烦失眠、情志不畅者。

（2）黄精玉竹西洋参饮

原料：黄精 50g，玉竹 50g，西洋参 15g，白糖适量。

制法：将黄精、玉竹、西洋参共煎汤，待凉后备用。加入白糖混匀后，即可饮用。

功效：益气养阴。

适应证：原发性肝癌放疗后气阴两虚者，见神疲乏力、口燥咽干、皮肤干燥、白细胞减少等。

（3）黄芪杞子煲甲鱼

原料：黄芪 30g，枸杞子 20g，甲鱼 1 条，食盐等调味品适量。

制法：将甲鱼处理干净、切成小块后，与黄芪、枸杞子一同炖煮至甲鱼烂熟，加入食盐调味后食用。

功效：滋补肝肾，益气养阴。

适应证：原发性肝癌放疗后出现神疲乏力、骨髓抑制者。

（4）生地西洋参红枣银耳粥

原料：生地黄 15g，西洋参 5g，银耳 25g，大枣 20g，粳米 100g。

制法：生地黄、西洋参研末备用。银耳、大枣洗净，与淘净的粳米同入锅煮成稠粥，粥将成时兑入生地黄、西洋参末，搅拌均匀。

功效：滋阴清热，益气养血。

适应证：原发性肝癌放疗后神疲乏力、贫血头晕、低热盗汗、大便秘结者。

3. 中医运动养生　患者放疗后易出现口干、疲倦、乏力等症状，可通过各种养生运动来提高机体免疫功能，通过练习津常咽来改善口干症状。津常咽的动作要领：舌尖微顶上腭，待感有津液涌出（唾液）充满口腔后，用舌搅拌数次，缓缓咽下。

站桩训练是一种静力性功法，要求练习者含胸拔背，屈膝下蹲保持。练习站桩可以提高身体的稳定性和协调性，改善机体免疫力，有助于放疗后恢复。

4. **穴位按摩**　选穴：液门、三阴交、照海。

5. **艾灸**　选穴：足三里、三阴交。

6. **耳穴压豆**　选穴：舌、内分泌及神门等耳穴。

7. **刮痧**　选穴：三阴交、足三里。

8. **饮食养生**　患者放疗后常出现口干等症状，应吃清淡、易消化、能量高的食物，多吃新鲜蔬菜、水果及高蛋白食物，忌辛辣刺激类食物。放疗所用放射线为热毒之邪，因此放疗期间宜多吃滋润清淡、甘寒生津的食物，如藕汁、梨汁、绿豆、荸荠（马蹄）等。

9. **起居娱乐及精神养生**　患者放疗后可能出现白细胞计数降低等造血系统疾病表现，在起居方面应规律作息，保证休息时间充足，避免去人多的公共场所。患者应保持平和、乐观心态，避免过度紧张，同时保证充足的睡眠，适当运动。

原发性肝癌患者放疗后可能会出现皮肤干燥，且皮肤较为脆弱，因此应注意选择宽松透气、质地柔软的衣物，以防静电和摩擦造成皮肤损伤，同时尽量减少暴露在阳光、紫外线环境下。洗浴时水温不宜过冷或过烫，避免使用刺激性较强的清洁用品，适当使用温和的润肤保湿产品，同时增加室内空气湿度。

九 原发性肝癌靶向治疗中医康养

长期靶向治疗的患者，多合并手足综合征，出现手足皮肤干裂、脱屑、渗液，甚至局部合并感染，最终因患者难以耐受副反应而停药，甚者生活质量下降，而配合中医治疗可以减轻毒副反应。

1. **中药调理** 根据患者靶向治疗期间出现的症状进行辨证论治。

2. **药膳养生**

（1）红萝卜茅根竹蔗马蹄水

原料：红萝卜1个，鲜茅根100g，竹蔗250g，马蹄250g，盐或蜜枣（依个人口味）适量。

制法：红萝卜洗净、切块，鲜茅根洗净、折成小段，竹蔗洗净、切成小块，马蹄洗净、削皮、切成两半。所有原料加水800ml，用大火煮开后，转小火煲50分钟。

功效：清热凉血，健脾和胃。

适应证：原发性肝癌靶向治疗相关口腔溃疡或手足综合征。

（2）绿豆苡仁粥

原料：绿豆50g，薏苡仁30g，粳米100g。

制法：将绿豆、薏苡仁浸泡后，与粳米同煮成粥，调味食用。

功效：清热祛湿解毒。

适应证：原发性肝癌靶向治疗期间出现口腔溃疡及皮疹，且皮疹色红者（腹泻者不建议食用）。

（3）天麻鱼头汤

原料：天麻20g，鱼头1个，生姜3片。

制法：先将鱼头洗净去鳃，再放入生姜，把鱼头煎至两面微黄，然后将天麻和鱼头放入1 500ml清水中，用大火煮开后，改小火继续煲 30 分钟，调味后服用。

功效：平抑肝阳，祛风通络。

适应证：原发性肝癌靶向治疗后出现高血压，证属肝阳上亢者。

3. **中医运动养生** 患者靶向治疗后易出现手足综合征，应降低运动强度，避免久站久行，以防加重症状。血压升高者，运动的主要目的是提高心肺功能，当以中低强度的有氧运动为主，辅以力量和柔韧性训练。可居家练习八段锦等，以提高免疫力。

4. **穴位按摩** 选穴：天枢、足三里、太白、太冲、血海。

5. **艾灸** 选穴：足三里、三阴交。

6. **耳穴压豆** 选穴：大肠、小肠及高血压点等耳穴。

7. **刮痧** 选穴：三阴交、足三里、太冲。

8. **饮食养生** 患者应用靶向药物后常出现皮疹、腹泻、高血压等，应吃清淡、易消化的食物，忌寒凉及辛辣刺激类食物。饮食上需营养均衡，合理膳食。适当进食富含 B 族维生素、维生素 C、维生素 E 的食物，如粗粮谷物、动物肝脏、奶类、蛋类、新鲜蔬菜水果、坚果等，以有效保护神经系统、抗炎、抗氧化，有助于手足综合征的康复。鲜芹汁具有降血压的作用，可适量服用。

9. **起居娱乐及精神养生** 患者口服靶向药物后最常见的不良反应是手足综合征，可出现手足皮肤干裂、脱屑、渗液，甚至局部合并破溃感染、脱甲、出血、重度疼痛，伴有行走和抓物困难。在起居方面应保证充足的休息时间，保持乐观心态。聆听古典音乐或轻音乐有助于陶养身心。

可以遵医嘱用中药沐足，有助于舒筋活络、改善血液循环。温度不宜过高，将患肢部位浸泡于药液中，每次浸泡时间不宜过长。浸泡完毕，及时用柔软毛巾轻轻抹干，避免受凉。保持手足皮肤清洁湿润，涂上保湿剂，如凡士林软膏、尿素软膏等。日常注意穿宽松舒适的鞋袜，减少手掌和足底的摩擦受压，尽量减少站立或步行时长。

十 原发性肝癌免疫治疗中医康养

以程序性死亡受体 1（PD-1）/程序性死亡受体配体 1（PD-L1）及细胞毒性 T 淋巴细胞相关抗原 4（CTLA-4）为靶点的免疫疗法，在肝细胞癌（HCC）的治疗上表现出良好的疗效和应用前景，其不良反应主要有皮炎、肺炎、肝炎、疲乏、食欲减退等。中医食疗药膳以预防副反应为主。

1. **中药调理**　根据患者症状进行辨证论治。

2. **药膳养生**

（1）党参怀山薏仁扁豆砂仁粥

原料：白扁豆 15g，党参 30g，怀山药 30g，薏苡仁 30g，砂仁 10g，粳米 100g。

制法：将白扁豆、党参、怀山药、薏苡仁洗净并放入温水中浸泡 30 分钟后，与粳米同放入砂锅，加清水适量，用大火煮沸后改用小火煨煮 1 小时，后 15 分钟放入砂仁（先洗净）。

功效：健脾化湿。

适应证：免疫治疗期间出现乏力、食欲减退、腹泻者，可协同提高免疫力。

（2）枸杞党参炖鸡汤

原料：枸杞、党参、大枣各 30g，乌骨鸡 1 只（约 500g），生姜、盐适量。

制法：将枸杞、党参、大枣洗净，乌骨鸡去内脏及头颈，与生姜、盐一起放入盅内，加适量水炖 2 小时左右，调味即可。

功效：益气生血，滋补肝肾。

适应证：免疫治疗期间出现气虚、血虚者，同时可以护肝、提高免疫力。

（3）枸杞菊花茶

原料：枸杞 15g，菊花适量。

制法：将药材洗净，用热水冲泡，待温度适宜时饮用。

功效：滋肾清肝，疏风散热。

适应证：免疫治疗期间出现疲乏、肝炎、皮疹者。

（4）茵陈土茯苓猪骨汤

原料：绵茵陈 15g，土茯苓 20g，猪骨适量。

制法：将原料洗净下锅，加适量水，用大火烧开后转小火煲 1 小时，食盐调味即可。

功效：清热祛湿。

适应证：免疫治疗期间出现皮疹瘙痒、肝炎黄疸者。

3. **中医运动养生**　患者免疫治疗后可出现皮疹、腹泻等症状，可通过各种养生运动来提高机体免疫功能，如可居家练习八段锦、太极拳等，以提高免疫力。八段锦简单易学，养生保健功效显著。八段锦将形体运动与呼吸运动相结合，以脏腑为纲，具有调整脏腑功能的功效，使全身各部位都得到很好的锻炼，可达到全面调养的功效。太极拳动作伸展柔和、连贯圆活，可使形气和随，故养生效果尤佳。太极拳通过"形 - 气 - 神"三位一体的动态调节，培养机体正气，从而达到养生健身的目的。

4. **穴位按摩**　选穴：中脘、下痢、隐白、曲池。

5. **艾灸**　选穴：神阙、足三里、三阴交。

6. **耳穴压豆** 选穴：大肠、小肠及脾等耳穴。

7. **刮痧** 选穴：脾俞、胃俞。

8. **饮食养生** 患者服用免疫治疗药物后常出现皮疹、腹泻等症状，应吃清淡、易消化的食物，忌寒凉及辛辣刺激类食物。山药、枸杞等具有健脾护肝作用的食物可常服用。

9. **起居娱乐及精神养生** 患者口服免疫治疗药物后最常见的不良反应是腹泻、皮疹等，在起居方面应保证充足的休息时间，保持乐观心态。聆听古典音乐或轻音乐有助于陶养身心。

十一 常见并发症中医康养

对于严重的肝性脑病、肝肾综合征等并发症，建议至医院就诊。对于症状轻的并发症，可选择中医康养。

（一）腹水、水肿

1. **中药调理** 根据患者症状进行辨证论治。

2. **药膳养生**

（1）赤小豆鲤鱼汤

原料：赤小豆 100g，鲤鱼 1 条，姜片 3 片。

制法：将鲤鱼去鳞及内脏，洗净，再去除头、尾、骨，只留鱼肉备用。将赤小豆洗净浸泡，放入锅内，加入适量清水，武火煮开后放入鱼肉，改用文火继续煮至鱼肉熟烂，调味即可。

功效：健脾益肾，利尿消肿。

适应证：原发性肝癌合并腹腔积液者。

（2）黄芪茯苓粥

原料：黄芪 20g，茯苓 20g，粳米 100g。

制法：加适量水共煮粥，待粥熟时加入少许白糖或红糖调匀即可。

功效：补脾健胃，利水消肿。

适应证：原发性肝癌伴神疲乏力、腹胀腹水、肢体水肿者。

（3）冬虫夏草炖瘦肉

原料：冬虫夏草5g，枸杞15g，瘦肉200g。

制法：将瘦肉洗净切片，与冬虫夏草、枸杞一起放入清水中炖2小时，加入适量食盐调味即可。

功效：滋补肝肾。

适应证：原发性肝癌合并肝炎、肝硬化、腹水、低蛋白血症者。

3. **中医运动养生**　原发性肝癌合并腹水、腹胀纳差、肢体水肿者，可居家练习简易的八段锦等，以提高免疫力、促进水液代谢。

4. **穴位按摩**　选穴：水分、期门、气海、阴陵泉等。

5. **艾灸**　选穴：水分、关元、水道、中极等。

6. **耳穴压豆**　选穴：腹水点（利水点）、脾等耳穴。

7. **刮痧**　选穴：水道、中极。

8. **饮食养生**　患者出现腹水后应吃高蛋白食物。赤小豆、冬瓜等食物有一定的利水作用，可常食用。忌寒凉类食物。

9. **起居娱乐及精神养生**　患者出现腹水后最常见的不良反应是腹胀、纳差等，在起居方面应保证充足的休息时间。居家聆听音乐有助于保持良好心态。

（二）黄疸

1. **中药调理**　根据患者症状进行辨证论治。

2. **药膳养生**

（1）泥鳅豆腐汤

原料：泥鳅500g，豆腐250g，生姜2片。

制法：将泥鳅处理干净，豆腐切块，加入清水适量、生姜，用武火煮沸后，改用文火煮 1 小时，食盐调味即可。

功效：清利湿热，利水消肿。

适应证：原发性肝癌见黄疸、腹水者。

（2）猪苓鲫鱼汤

原料：鲫鱼 500g，猪苓 30g，冬瓜皮 30g，生姜 3 片。

制法：将鲫鱼处理干净，猪苓、冬瓜皮、生姜洗净，一同放入锅内，加清水适量，用武火煮沸后，改用文火煮 1 小时，食盐调味即可。

功效：健脾渗湿，利水消肿。

适应证：原发性肝癌见黄疸、腹水者。

3. **中医运动养生**　原发性肝癌合并黄疸者，可居家进行简单的运动以增强体质，不建议剧烈运动。

4. **穴位按摩**　患者出现黄疸症状，可按摩脾俞、肝俞、胆俞、章门等穴位。

5. **艾灸**　选穴：脾俞、胆俞。

6. **耳穴压豆**　选穴：肝、脾、胆及三焦等耳穴。

7. **刮痧**　选穴：阳陵泉、太冲。

8. **饮食养生**　患者出现黄疸后应吃清淡的食物，补充多种维生素，适量饮水，忌高糖、高脂肪食物。

9. **起居娱乐及精神养生**　患者出现黄疸症状，在起居方面应静卧，保证充足的休息时间。居家聆听古典音乐有助于放松心态。

十二 患者随访

1. 对于根治性手术或消融术后的原发性肝癌患者，如术后恢复良好则建议术后 2 年内每 2~3 个月复查 1 次，术后 3~5 年每 4~5 个月复查 1 次，术后 5 年后每 6 个月复查 1 次。

2. 对于行姑息性治疗的中晚期原发性肝癌患者，由于病情的个体差异较大，医师应结合具体治疗情况妥善安排患者的复查和随访。

（钟越彤　赵玉军　杨小兵　龙顺钦　吴万垠）

第 六 章

鼻咽癌

鼻咽癌是指发生于鼻咽部的恶性肿瘤，是我国常见的恶性肿瘤之一。我国鼻咽癌的发病率和死亡率均高于世界平均水平。

一 鼻咽癌的病因

1. EB 病毒（EBV）感染

2. **环境与饮食**　镍能促进亚硝胺诱发鼻咽癌；接触甲醛的人群也容易患鼻咽癌；食用咸鱼、腌制食物是我国南方鼻咽癌的高危因素。

3. **遗传因素**　鼻咽癌患者有种族和家族聚集现象。

二 鼻咽癌的症状

1. 回吸性涕血

2. 耳鸣、听力减退、耳内闭塞感

3. 头痛

4. 鼻塞

5. 脑神经症状

6. 颈部淋巴结转移症状

7. 远处转移相关症状

三　鼻咽癌的辅助检查

1. **血液学检测**　肿瘤标志物：常规用于鼻咽癌筛查的指标有 EB 病毒衣壳抗原 IgA 抗体（VCA-IgA）、EB 病毒早期抗原 IgA 抗体（EA-IgA）、EB 病毒脱氧核糖核酸酶（EBV-DNase）。

2. **影像学检查**

（1）MRI：对软组织的分辨率比 CT 高，可以更清晰地确定肿瘤的部位、范围及对邻近结构的侵犯情况。

（2）CT 或 X 线检查：对于不能做 MRI 的患者可进行鼻咽颈部的 CT 或 X 线检查，以了解鼻咽癌的病灶范围及对周围结构（尤其是咽旁、颅底以及颅内）的侵犯情况。

（3）B 超：腹部 B 超可以协助判断有无腹部转移，颈部 B 超有助于判断有无淋巴结转移。

（4）全身核素骨显像：常用于判断有无骨转移。

（5）PET-CT：可综合评估全身各部位的肿瘤情况，具有较高的灵敏性、特异性及准确性，有助于明确鼻咽原发病灶及区域转移性淋巴结的范围、远处转移灶的位置和范围。

四　鼻咽癌的病理诊断

1. **组织学诊断**　鼻咽癌患者可通过手术、鼻咽镜活检、颈部淋巴结穿刺活检等取得肿瘤组织，以明确诊断。

2. **免疫组化检测**　行 EBER 原位杂交检测以明确是否与 EBV 感

染相关。

五 鼻咽癌的西医治疗

病理及分期不同则治疗方式不同。总体而言，放疗是早中期鼻咽癌的首选治疗方法，化疗是辅助性或姑息性治疗方法，手术非主要治疗方法，免疫治疗及靶向治疗也有不错的效果。

六 鼻咽癌术后中医康养

手术易损伤气血，导致气血亏虚，尤其鼻咽癌手术多为治疗后复发的挽救性手术，机体本历经放化疗等打击，气血已虚，故此时更应益气扶正，补益气血。

1. **中药调理** 根据患者术后症状进行辨证论治。

2. **药膳养生**

（1）归芪参枣炖鸡汤

原料：当归 10g，黄芪 60g，党参 30g，白条鸡 1 只（约 500g），大枣 10 枚，盐适量。

制法：将当归、黄芪、党参、大枣洗净，白条鸡去头颈，一起放入盅内，加适量水炖 2 小时左右，入盐调味即可。

功效：益气生血。

适应证：鼻咽癌术后气血亏虚，神疲乏力者。

（2）龙眼膏

原料：龙眼肉 120g，党参 250g，沙参 150g，蜂蜜适量。

制法：将龙眼肉、党参、沙参放入锅中，加清水适量浸泡后，煎煮 20 分钟取药汁 1 次，加清水再煮，如此共取药汁 3 次。将 3 次所得药汁合并，用小火煎熬浓缩至黏稠如膏时，加入蜂蜜，煮沸即关火，冷却，装瓶。

用法：用沸水冲化服。每日 3 次，每次 50g，连食 7～10 天。

功效：健脾生血。

适应证：鼻咽癌术后身体虚弱，白细胞计数降低者。

（3）贞芪虫草香菇鸭

原料：女贞子 30g，生黄芪 50g，冬虫夏草 5g，香菇 30g，肥鸭 1 只，调味品适量。

制法：将女贞子、生黄芪、冬虫夏草洗净后，与香菇（水发洗净）、肥鸭（宰杀去毛除内脏洗净）一起入砂锅，加葱、姜、料酒、盐和水，用文火炖至鸭肉脱骨，去药，食鸭肉及香菇，饮汤。作菜肴分次服用。

功效：滋阴益气。

适应证：鼻咽癌术后乏力气短、头晕者。

（4）白凤膏

原料：白鸭 1 只，大枣肉 60g，人参 5～10g（或党参 15g），茯苓 10g，白术 10g。

制法：先取鸭血冲服，再在鸭肚（去肠杂）中加大枣肉、人参、茯苓、白术，用文火煨熟，吃鸭及枣。

功效：补气滋阴，养血生血。

适应证：鼻咽癌术后气血亏虚，见面色㿠白、口唇无华、头晕目眩、乏力气短者。

（5）苍耳煮鸡蛋

原料：苍耳子 10g，鸡蛋 2 个，白糖 30g。

制法：将苍耳子洗净、拍破，放入炖锅内，加水适量。将炖锅置武火上烧沸，打入鸡蛋，用文火煮 25 分钟，加入白糖即成。

功效：祛风湿，通鼻窍，抗癌肿。

适应证：鼻咽癌术后鼻窍不通、头痛者。

3. 中医运动养生 鼻咽癌术后患者可能出现张口困难、吞咽困难、颈部活动受限、舌肌萎缩、构音不清等多种症状，如出现上述症状，建议至专科康复医院就诊，寻求专业帮助，以促进术后功能康复。患者在家中也可进行相关的功能锻炼，详述如下：

（1）发音训练：如出现构音不清，可选择该训练方法。流程如下：①张大嘴巴发"啊"音，持续 10 秒后闭合嘴巴；②再发"衣"音，持续 10 秒。每次 10 个，每组 3 次。

（2）舌运动训练：如出现伸舌运动受限，可选择该训练方法。流程如下：①舌尽量伸出口外，维持 5 秒，然后缩回，放松，重复 5～10 次；②舌舔左侧嘴角、舔右侧嘴角、舔上唇、舔下唇，每个方向各维持 5 秒，放松，重复 5～10 次；③舌在口腔内抵住左右颊部，同时用力在颊部给舌以阻力，力量随舌肌；④舌旋转运动，即舌在唇和牙齿之间顺时针旋转 5 次，再逆时针旋转 5 次，10 次为 1 组，每次 2～3 组。

（3）颈部牵伸训练：颈部活动受限者可选择该训练方法。流程如下：①最大限度仰头，保持 10 秒，回到中立位；②低头，保持 10 秒，回到中立位；③右侧屈，保持 10 秒，回到中立位；④左侧屈，保持 10 秒，回到中立位；⑤左右转头，每天 3 次，每次 10～20 组。

（4）平时也可进行适当的运动，运动强度需注意循序渐进，运动方式可选择快走、八段锦、太极、气功等。

4. 穴位按摩 选穴：上关、下关、颊车、地仓等。

5. **耳穴压豆**　选穴：神门、皮质下等耳穴。

6. **饮食养生**　患者术后体质偏虚，且可能存在吞咽不畅等，在营养方面应注意饮食均衡，吃清淡、易消化、能量高的食物，必要时需半流质饮食。多吃新鲜蔬菜、水果及高蛋白食物。蔬菜、水果富含维生素 C，有助于伤口愈合；高蛋白食物如牛奶、鸡蛋、鸡肉、排骨及鱼等，有助于机体康复。需要注意的是，应避免服用具有寒热偏颇性质的水果，如苹果、香蕉、山竹。

7. **起居娱乐及精神养生**　患者术后可能出现体力状态下降、术区遗留活动受限等问题，此时应以保持规律的饮食作息为基本原则，给机体足够的恢复时间和条件；在机体耐受的基础上逐渐开展康复锻炼活动，并依据兴趣选择相对应的娱乐活动，以放松身心，缓解焦虑。

七　鼻咽癌化疗中医康养

化疗为鼻咽癌的辅助性或姑息性治疗方法。化疗最易损伤脾胃，使脾失健运，胃气不和，气机上逆，导致恶心、呕吐等消化道症状；化疗也常损害肾精，致无以化生骨髓，则见白细胞计数降低、贫血等血液系统疾病表现。因此，中医应以健脾和胃、补肾生髓为主。

1. **中药调理**　根据患者化疗后症状进行辨证论治。

2. **药膳养生**

（1）龙眼膏

原料、制法、用法、功效见"鼻咽癌术后中医康养"。

适应证：鼻咽癌化疗后骨髓抑制、头晕乏力者。

（2）党参怀山粥

原料：党参 30g，怀山药 30g，粳米 100g。

制法：将党参、怀山药洗净，放入温水中浸泡 30 分钟后，与粳米同放入砂锅，加清水适量，用大火煮沸后，改用小火煨煮 1 小时。

功效：益气健脾。

适应证：鼻咽癌化疗后纳差者。

（3）五红汤

原料、制法、功效参见"肺癌化疗中医康养"。

适应证：鼻咽癌化疗后白细胞计数、血红蛋白水平或血小板计数降低者。

（4）生姜茶

原料：鲜生姜 500g，茶叶 5g。

制法：将鲜生姜在冷开水中浸泡 30 分钟，取出后切片或切碎，取汁，用纱布过滤，装瓶贮存于冰箱备用；将茶叶放入杯中，用沸水冲泡，加盖，闷 15 分钟即可饮用。本品可当茶饮，一般可冲泡 3～5 次，每次可加 3 滴生姜汁，滴加后搅匀即可。

功效：降逆止呕。

适应证：鼻咽癌化疗后胃脘不适、恶心欲呕者。

3. **中医运动养生** 患者化疗后易出现疲倦乏力等不适，此时可通过适当的运动提高免疫功能，促进身体功能恢复。可选择晚饭后快走、太极拳、八段锦等运动方式。

4. **穴位按摩** 恶心呕吐选穴：内关、足三里、天枢。

疲倦乏力选穴：气海、血海、三阴交。

5. **艾灸** 选穴：足三里、气海、三阴交、关元、上巨虚等。

6. **耳穴压豆** 选穴：神门、胃、贲门等耳穴。

7. **饮食养生** 化疗易造成食欲减退、食量减少、恶心呕吐，此时保证身体的营养非常重要，应进食高热量、高蛋白、清淡的食物，注意食物色香味的调配以激发患者的食欲，可选择的食物有脱脂牛奶，以及水煮或烘焙的肉类、鱼类、禽类等等。如恶心呕吐反应特别严重者，必要时可暂时选择肠内营养剂以保证营养，但仅能作为替代方案，不能长期服用。

8. 起居娱乐及精神养生　患者化疗后可能出现白细胞计数降低等造血系统疾病表现。一方面，需要保持规律的饮食作息，给机体足够的恢复时间和条件；另一方面，白细胞计数降低则免疫功能下降，应该避免去人多的公共场所以避免感染。可以依据兴趣选择相对应的娱乐活动，以放松身心，缓解焦虑。

八　鼻咽癌放疗中医康养

放疗是鼻咽癌的主要治疗手段。中医认为，放疗所用放射线为热毒之邪，尤易耗伤气阴，导致口干舌燥、咽痛声嘶、气短乏力等症状。中医康养应以益气养阴为主，补脾益肾为辅。

1. 中药调理　依据不同的症状进行辨证论治。

2. 药膳养生

（1）沙参白果玉竹猪肉汤

原料：瘦猪肉 60g，白果 5 个，沙参 15g，玉竹 15g，盐适量。

制法：瘦猪肉切片，白果去壳和心。将瘦猪肉、白果、沙参、玉竹一起放入盅内炖 1.5 小时左右，入盐调味即可。

功效：养阴清肺。

适应证：鼻咽癌放疗后肺阴虚者，见口渴、干咳、咽痛等。

（2）川贝百合绿豆水

原料：川贝母 6g，百合 50g，绿豆 100g，冰糖适量制法：将川贝母打细，与百合、绿豆一起放入锅内，加水适量，煮至绿豆软烂，再放入冰糖，饮汤服食。

功效：清咽润喉，解毒除痰。

适应证：鼻咽癌放疗后阴虚肺热者，见口干口苦、干咳无痰或痰少带血、五心烦热、尿黄便结、舌红少津等。（食谱由国医大师周岱翰提供）

（3）黄精玉竹饮

原料：黄精、玉竹各100g，白糖适量。

制法：将黄精、玉竹共煎汤，待凉后加入白糖混匀，即可饮用。

功效：益气养阴。

适应证：鼻咽癌放疗后气阴两虚者，见口干、神疲乏力等。

（4）党参麦冬瘦肉汤

原料：猪瘦肉100g，党参30g，生地黄15g，麦冬15g，红枣3个。

制法：将党参、生地黄、麦冬、红枣（去核）洗净，猪瘦肉洗净切块，一起放入煲内，加清水适量，用猛火煮沸后，改用文火煮1小时，调味即可。

功效：养阴增液，益胃生津。

适应证：鼻咽癌放疗期间及治疗后阴液不足者，见口渴烦热等。

（5）猪肉蜜膏

原料：半肥半瘦猪肉1 000g，蜂蜜500g。

制法：将猪肉洗净切成小块，加水适量，煮至猪肉熟烂，去渣后加入蜂蜜，炼成蜜膏即可。

功效：滋阴生津，利咽润燥。

适应证：鼻咽癌放疗后出现口腔黏膜溃疡、咽干舌燥、声音嘶哑者。

（6）玄参麦冬山豆根茶

组成：玄参 15g，麦冬 10g，山豆根 10g，金银花 15g，生甘草 3g。

制法：将以上 5 味洗净，入锅，加水适量，煎煮 2 次，每次半小时，去渣取汁即成。

功效：养阴润燥，利咽止渴。

适应证：鼻咽癌放疗后出现口干舌燥、咽喉肿痛、大便干结、小便短少、舌红少津等热盛津伤证候者。

3. **中医运动养生**　患者放疗后易出现口干、疲倦、乏力等症状，可通过各种养生运动来提高机体免疫功能。

（1）针对口干的症状，可通过练习"津常咽"来改善口干症状。津常咽的动作要领：舌尖微顶上腭，待感有津液涌出（唾液）充满口腔后，用舌搅拌数次，缓缓咽下。放疗过程中及结束后应加强鼻咽冲洗，以避免局部组织感染坏死。

（2）可进行适度运动，以增强体质，提高机体免疫力。需要注意的是，放疗后的局部皮肤应避免暴晒、冻伤。

4. **穴位按摩**　患者可能出现口干症状，可按摩以下穴位：金津、玉液、承浆等。

5. **耳穴压豆**　放疗后口干主要由阴津亏虚、虚火上炎导致，因此治疗应以养阴生津、清火除烦为主要原则，可选用耳穴中的内分泌、皮质下、肝、肾、肺等进行贴敷按压。

6. **饮食养生**　放疗期间以清淡饮食为主，注意补充高蛋白、高能量以及高纤维素食物。放疗中后期易引起咽喉疼痛、吞咽困难等症状，可以选择质软、细碎且营养丰富的食物，如水蒸蛋、肉糜等；少食多餐；确保进食水分多、易于生津的食物，如藕汁、梨汁、罗汉果、橄榄等。中医认为，放射线属于火毒之邪，故应避免进食温热性水果，如榴梿、荔枝、橘子等。

九 鼻咽癌靶向治疗中医康养

晚期鼻咽癌患者需要全身治疗时可选择化疗联合表皮生长因子受体（EGFR）抑制剂。中医认为，靶向药物可能具有"温热"特性，可导致痤疮样皮疹、发热、便秘、口干口苦、口腔溃疡等症状，但在某些情况下也具有"寒凉"特性，可导致腹泻等不适。因此，需依据不同症状采取不同的中医康养方法。

1. **中药调理** 根据患者靶向治疗期间的症状进行辨证论治。

2. **药膳养生** 靶向治疗的常见不良反应是皮疹、腹泻及口腔溃疡等。

（1）蒲公英白茅根芦根汤

原料：蒲公英 30g，白茅根 50g，芦根 50g。

制法：将蒲公英、白茅根、芦根洗净，放入砂锅，加水适量，煎煮 30 分钟，去渣滤汁，频频饮服，当日吃完。

功效：清热凉血。

适应证：鼻咽癌靶向治疗后见皮疹、口腔溃疡者（寒性腹泻者不建议食用）。

（2）金银花连翘粥

原料：鲜金银花 50g（或干药材 30g），连翘 20g，甘草 20g，粳米 100g。

制法：金银花、连翘及甘草加水煮 1 小时，过滤取汁，再加粳米煮成粥食用。

功效：清热解毒。

适应证：鼻咽癌靶向治疗后见口腔溃疡及皮疹明显者（腹泻者不建议食用）。

（3）党参薏仁怀山粥

原料：党参、薏苡仁、怀山药各 30g，粳米 100g。

制法：将党参、薏苡仁、怀山药洗净，放入温水中浸泡 30 分钟后，与粳米同放入砂锅，加清水适量，用大火煮沸后改用小火煨煮 1 小时。

功效：健脾止泻。

适应证：鼻咽癌靶向治疗后脾虚腹泻者。

（4）红萝卜茅根竹蔗马蹄水

原料：红萝卜 1 个，鲜茅根 100g，竹蔗 250g，马蹄 250g，盐或蜜枣（依个人口味）适量。

制法：红萝卜洗净、切块，鲜茅根洗净、折成小段，竹蔗洗净、切成小块，马蹄洗净、削皮、切成两半。所有原料加水 800ml，用大火煮开后，转小火煲 50 分钟。

功效：清热凉血，健脾和胃。

适应证：鼻咽癌靶向治疗相关口腔溃疡。

（5）菊花莲子粥

原料：野菊花、莲子各 50g，粳米 100g，白糖 30g。

制法：将野菊花洗净，莲子去心，同放锅内，加水适量，煮 30 分钟，过滤留汁液。除去野菊花药渣，只留莲子，把莲子再放入药液内，加入粳米，再加适量水，置武火上烧沸，再用文火煮 35 分钟，加入白糖即成。

功效：祛风热，抗癌肿。

适应证：鼻咽癌靶向治疗中出现口干口苦、心烦者。

3. 中医运动养生 患者在靶向治疗期间可通过适当运动增强体

质，提高免疫力。具体运动方式详见"鼻咽癌化疗中医康养"。

4. **穴位按摩**　痤疮样皮疹选穴：四白、颧髎、大椎、曲池、肺俞。腹泻选穴：大肠俞、天枢、上巨虚。

5. **艾灸**　腹泻选穴：神阙、天枢、足三里。

6. **耳穴压豆**　选穴：肺、大肠、脾等耳穴。

7. **刮痧**　部位：肺俞、中脘至天枢。

8. **饮食养生**　患者服用靶向药物后常出现皮疹、腹泻等症状，此时应吃清淡、易消化的食物，忌寒凉、辛辣刺激、肥甘厚腻类食物。可常服用具有健脾功效的食物，如山药、芡实等。

9. **起居娱乐及精神养生**　患者服用靶向药物期间应保持规律的生活作息，并依据兴趣选择相对应的娱乐活动，以放松身心，缓解焦虑。

✚ 鼻咽癌免疫治疗中医康养

对于治疗后复发或远处转移的晚期鼻咽癌患者，化疗联合免疫治疗为其主要治疗手段。此时常出现疲倦乏力、皮疹、腹泻等不适，而不同的症状应选择不同的中医康养方法，如疲倦乏力应以益气扶正为主，皮疹应以滋阴凉血为主，腹泻应健脾止泻。

1. **中药调理**　根据患者免疫治疗期间的症状进行辨证论治。

2. **药膳养生**

（1）芪参炖鸡汤

原料：黄芪、党参各30g，乌骨鸡1只（约500g），生姜、葱、盐适量。

制法：将黄芪、党参洗净，乌骨鸡去内脏及头颈，与生姜、葱一起放入锅内，加适量水，用大火烧开，再用小火熬煮半小时，加入调料即可。

功效：健脾益气。

适应证：鼻咽癌免疫治疗期间出现少气乏力等气虚之象者，可协同提高免疫力。

（2）参麦冬牛蒡茶

原料：玄参15g，麦冬10g，牛蒡子10g，金银花15g，生甘草3g。

作法：将以上5味洗净，入锅，加水适量，煎煮2次，每次半小时，去渣取汁即成。代茶频频饮用，每日1剂。

功效：凉血滋阴，解毒利咽。

适应证：鼻咽癌免疫治疗期间出现皮疹、舌红少津等热盛津伤之象者。

（3）蒲公英白茅根芦根汤：详见"鼻咽癌靶向治疗中医康养"，适用于免疫治疗期间出现皮疹者。

（4）复方黄芪粥

原料：生黄芪30g，生薏苡仁30g，赤小豆15g，鸡内金9g，金橘饼2个，糯米30g。

制法：生黄芪、生薏苡仁、赤小豆、糯米洗净，鸡内金洗净、晾干、研细末。把生黄芪放入锅内，加清水1 000ml，用文火煮20分钟后去黄芪，再放入薏苡仁、赤小豆煮30分钟，然后放入糯米、鸡内金末，煮成粥。分早晚2次服用，食粥后嚼金橘饼1个。

功效：健脾理气，升阳止泻。

适应证：鼻咽癌免疫治疗期间出现气虚乏力、脾虚泄泻者。

3. 中医运动养生　患者在免疫治疗期间可通过适当运动增强体质，提高免疫力。具体运动方式详见"鼻咽癌化疗中医康养"。

4. 穴位按摩　腹泻选穴：足三里、百会。

皮疹选穴：四白、颧髎、大椎、曲池、肺俞等。

5. **艾灸**　选穴：神阙、关元、气海。

6. **耳穴压豆**　选穴：肺、大肠、脾等耳穴。

7. **刮痧**　部位：中脘至天枢，背部双侧膀胱经，肝俞刮至大肠俞，血海。

8. **饮食养生**　患者在免疫治疗期间常出现疲倦、乏力、皮疹、腹泻等症状，应吃清淡、高蛋白、高能量及易消化的食物，忌寒凉类食物。

9. **起居娱乐及精神养生**　患者在免疫治疗期间最常见的不良反应是乏力、疲倦、皮疹等，在起居方面应规律作息，保证充足的休息时间，并依据兴趣选择相对应的娱乐活动以放松身心。

十一　常见并发症中医康养

涕血（鼻衄）

1. **中药调理**　根据患者症状进行辨证论治。

2. **药膳养生**

（1）三七藕蛋羹

原料：三七末 5g，藕汁 1 小杯，鸡蛋 1 个，食盐、素油各适量。

制法：将鸡蛋打入小碗中，加清水、三七末、藕汁、食盐、素油，调匀，蒸作蛋羹食。

功效：止血理气。

适应证：鼻咽癌症见涕血者。

（2）大小蓟饮

原料：干大蓟 10g，干小蓟 10g。

制法：将大蓟、小蓟共置杯中，以沸水冲泡，温浸片刻。代茶频饮，每日 3 次。

功效：凉血止血。

适应证：鼻咽癌血热出血者，见涕血、咯血伴心烦气躁，舌红苔黄，脉数等。

（3）茅根仙鹤草蛇莓猪肺汤

原料：白茅根 40g，仙鹤草 40g，蛇莓 40g，猪肺 1 个，生姜 1 片，蜜枣 2 个，食盐适量。

制法：将猪肺清洗干净至白色；将白茅根、仙鹤草、蛇莓置于清水中，浸泡片刻，洗净；将生姜、蜜枣洗净。向砂锅内加适量清水，用大火烧开后，把上述备好的原料逐一放入砂锅，先取大火烧至滚沸，再取中火继续煮 1.5 小时左右，加入适量食盐调味，出锅。

功效：凉血止血，清热滋阴。

适应证：鼻咽癌血热出血者，见涕血、咯血伴心烦气躁，舌红苔黄，脉数等。

（4）三七参芪乳鸽汤

原料：党参 60g，黄芪 30g，三七 10g，乳鸽 2 只，生姜、葱、盐适量。

制法：乳鸽剖净，去内脏，抹干水分，切块。党参、黄芪、三七洗净后，与乳鸽一起放入锅中，加清水适量，用武火煮沸后，改用文火煲 2 小时，然后入生姜、葱、盐调味，饮汤吃肉。

功效：补虚扶正，养血止血。

适应证：曾有鼻咽癌出血病史，经正规止血治疗后血虚体弱者。正处于出血期者不适宜服用。

3. 中医运动养生 鼻咽癌合并涕血者，建议居家以静养为主，辅以轻松的活动，不宜进行剧烈运动；当出血已止，处于恢复期时，可进行适当的运动，强度应循序渐进，有助于气血生发，促进机体康复。

4. **穴位按摩**　鼻衄选穴：迎香、孔最、天府。

5. **艾灸**　鼻衄选穴：隐白、孔最、膈俞。

6. **耳穴压豆**　选穴：内鼻、脾、肾上腺。

7. **饮食养生**　患者出现涕血时应服用高热量、高蛋白、清淡的食物，忌辛辣刺激之品。在机体的恢复期，可适当服用具有补血功效的食物，如红枣、阿胶、猪肝等。

8. **起居娱乐及精神养生**　患者出现涕血症状，在起居方面应静卧，避免剧烈活动；坚持健康规律的生活作息，保证充足的休息时间。居家进行与个人兴趣相关的娱乐活动，如书法、下棋等，以放松心态。

十二　患者随访

鼻咽癌治疗结束后头2年每2~4个月复查1次；治疗结束后3~5年至少每半年（6个月）复查1次；5年后至少每年复查1次。复查内容如下：

1. **体格检查**　由专科医师操作。

2. **血液学检查**　血清 EBV-DNA、甲状腺功能（特别针对颈部放疗、免疫治疗者）、垂体激素水平。

3. **影像学检查**　电子鼻咽镜，鼻咽颈部 MRI 平扫＋增强，胸部 X 线 /CT 平扫，全身骨显像（针对怀疑 / 确诊骨转移者），腹部 B 超，PET-CT（针对临床怀疑肿瘤复发者）。

4. **口腔科检查（针对口腔放疗的患者）**　由专科医师对患者的疼痛、语言、听力、吞咽、营养及功能康复情况进行综合评估。

（杨恬恬　杨小兵　龙顺钦　吴万垠）

第七章

食管癌

我国是食管癌发病率和死亡率较高的国家。国家癌症中心监测数据显示，2022 年我国食管癌新发 22.40 万例，死亡 18.75 万例，分别占全部恶性肿瘤的 4.64% 和 7.28%。食管癌发病率和死亡率分别为 15.87/10 万和 13.28/10 万，总体呈下降趋势。由此可见，食管癌严重威胁我国居民生命健康。

一 食管癌的病因

1. 亚硝胺类物质
2. 真菌毒素
3. 食管慢性刺激和饮食刺激
4. 慢性食管疾病
5. 营养缺乏如维生素 A、维生素 B_2 和维生素 C 等缺乏
6. 遗传因素

二 食管癌的症状

1. 吞咽困难

2. 吞咽梗阻

3. 胸骨后疼痛

4. 声音嘶哑

5. 进行性消瘦

三 食管癌的辅助检查

1. **肿瘤标志物**　鳞癌相关抗原、癌胚抗原等。

2. **影像学及内镜检查**

（1）X 线钡餐：观察食管病灶的部位、长度、梗阻程度等。

（2）CT：明确食管壁的厚度，判断食管癌的浸润深度，以及观察肿瘤与邻近器官的关系，是否有淋巴结转移等。

（3）MRI：可以显示食管癌的侵犯范围，以及是否出现了转移。

（4）PET：多项研究表明，PET 在评价食管癌原发病灶方面，准确率高于 CT。

（5）食管镜：可在病变部位进行活检或刷片检查，以获取病理学诊断依据。

（6）胃镜：与食管镜检查类似。

（7）食管腔内超声：显示食管壁的层次结构和邻近器官的受累情况，有助于判断食管癌的浸润深度和范围。

四 食管癌的病理诊断

食管癌主要源自上皮组织，其中最常见的病理类型为鳞癌和腺癌。在我国，鳞癌在食管癌中的占比高达 90% ~ 95%，而腺癌则约占

7%。其他病理类型则相对罕见。

五 食管癌的西医治疗

目前，手术和放疗仍是治疗早中期食管癌的主要手段。中晚期患者主要采用化疗联合靶向治疗或免疫治疗。

六 食管癌术后中医康养

食管癌手术损伤人体气血，导致气血亏虚或血瘀。中医康养应以补益气血、化瘀消肿为主。

1. **中药调理** 根据患者术前、术后症状进行辨证论治。

2. **药膳养生**

（1）沙参玉竹猪肉汤

原料：玉竹、沙参各 15g，麦门冬 10g，猪瘦肉 100g，调料适量。

制法：将玉竹、麦门冬、沙参共入锅中，加适量水煎取汁。把猪瘦肉洗净，切成块，与煎好的药汁共入锅中，煲至肉熟烂，加入调料调味即可。

功效：益气养阴。

适应证：食管癌术前或术后气阴两虚，见乏力、纳差、口渴、口干、饥不欲食者。

（2）归芪参枣粥

原料：当归 10g，黄芪 60g，党参 30g，粳米 100g，大枣 10 枚。

制法：首先煎煮当归、黄芪、党参，取药汁。将粳米洗干净后，与大枣一起放于碗内，并将碗放入盛水（约 1 000ml）的锅里，用大火煮沸后，加入药汁，再用小火熬煮半小时，加入调料（食用盐或白砂糖，糖尿病者去大枣）即成，早晚服用。

功效：健脾益气，补血生血。

适应证：主要用于手术前后气虚，胃纳欠佳、乏力者。

当归补血生血，黄芪、党参健脾益气，大枣和胃养血。偏阴虚者，改党参为太子参。服用后出现口干等燥热表现时，当归、黄芪减量。

（3）黄芪虫草炖老鸭

原料：黄芪 30g，冬虫夏草 15g，老鸭 1 只。

制法：黄芪切片洗净后用纱布包，冬虫夏草洗净，老鸭宰杀后去肠脏及膏油。纳黄芪、冬虫夏草于鸭腹内，用竹签缝合，加水适量，炖至鸭肉熟烂，和盐调味，去竹签及黄芪，饮汤或佐膳。

功效：补益气血，健脾益胃。

适应证：食管癌术后气血虚弱或术后创口难以愈合者，有气短乏力、少气懒言、不欲饮食等症状。

（4）赤小豆红花汤

原料：赤小豆 60g，红花 10g。

制法：先将赤小豆加水煮熟，再加红花煎水取汁，最后加红糖调味。分 2 次饮用。

功效：活血消肿。

适应证：食管癌术后术区肿胀疼痛者。有出血者禁用。

3. **中医运动养生** 食管癌患者术后可通过练习八段锦等来提高体能。患者可根据自己的实际情况选择相应的运动方式。

4. **穴位按摩** 选穴：天突、膻中、天枢。

5. **艾灸** 选穴：中脘、天枢、气海、公孙。

6. **耳穴压豆** 选穴：食管、神门等耳穴。

7. **刮痧**　选穴：公孙、天突。

8. **饮食养生**　患者术后体质偏虚，在营养方面应注意饮食均衡，吃清淡、易消化、能量高的食物，多吃新鲜蔬菜、水果（如菠菜、胡萝卜、香蕉等）及高蛋白食物，可以将蔬菜、水果榨汁。蔬菜、水果富含维生素C，有助于伤口愈合；高蛋白食物（如鸡蛋、鸡肉及鱼等）宜绞成泥食用，有助于机体康复。

9. **起居娱乐及精神养生**　患者术后体虚，在起居方面应注意劳逸结合，规律作息，保证足够的休息时间，避免去人多的地方以防术后感染。各种娱乐活动，如琴棋书画、花木鸟鱼、艺术欣赏等，可怡神养性，防病健身。

七　食管癌化疗中医康养

中医认为，化学药物损害人体的气血和脾肾，导致胃气不和、骨不生髓，从而出现恶心、呕吐或腹泻等消化道反应，以及白细胞计数降低、贫血、发热、肝肾功能受损等。中医康养应以健脾和胃、补肾生髓、养血生血为主。

1. **中药调理**　根据患者使用化学药物后出现的症状进行辨证论治。

2. **药膳养生**

（1）五红汤

原料：花生衣10g，红枣10g，枸杞10g，红豆10g，红糖少许（糖尿病患者不加）。

制法：将花生衣、红枣、枸杞、红豆用冷水浸泡半小时后，入砂锅煮沸，再改小火煎煮，加入红糖少许，稍煮片刻即可食用。

功效：健脾补肾，生血养血。

适应证：食管癌化疗后白细胞计数、血红蛋白水平或血小板计数降低者。（来源：广东省中医院肿瘤科）

（2）参薏粥

原料：北沙参 9g，莱菔子 6g，旋覆花 6g，生薏苡仁 20g。

制法：先煎北沙参、莱菔子、旋覆花，去渣取汁，再将生薏苡仁放入药汁中煮烂并打成匀浆，然后煮沸。每天 1 剂，早晚分服。

功效：化痰开郁，降逆止呕。

适应证：食管癌化疗后恶心呕吐者。

（3）五汁饮

原料：藕汁、甘蔗汁、梨汁、荸荠汁等量，麦冬 20g。

制法：取藕汁、甘蔗汁、梨汁、荸荠汁，加清水适量煮沸，后用小火煮 30 分钟取汁，再加入麦冬煎汁并调匀，分多次服。

功效：生津止渴，清热解毒。

适应证：食管癌化疗后口干口苦者。脾胃虚寒者勿服。

（4）黄芪枸杞炖瘦肉

原料：黄芪 30g，枸杞 10g，猪瘦肉 50g。

制法：将黄芪、枸杞、猪瘦肉、调料一起放进盅里，用小火煮 1 小时即成。每日 1 次。

功效：补中益气，滋阴生血。

适应证：眩晕、贫血或白细胞计数降低、疲乏无力者。

3. 中医运动养生 患者化疗后可出现乏力、恶心、呕吐、食欲减退、脱发等症状，可通过各种养生运动来缓解。患者可居家练习五禽戏等，以提高免疫力。

4. 穴位按摩 选穴：内关、足三里、鸠尾。

5. 艾灸 选穴：足三里、鸠尾、大椎、关元、三阴交。

6. **耳穴压豆**　选穴：脾、胃、神门等耳穴。

7. **刮痧**　选穴：内关、足三里。

8. **饮食养生**　患者化疗后可能出现恶心、呕吐等消化道症状，应吃清淡、易消化、能量高的食物，荤素搭配，少量多餐，多食新鲜蔬菜以补充维生素 A 及维生素 C，并应补充锌、钼、铜、锰等微量元素。吞咽困难者可将食物绞成泥或汁服用。

9. **起居娱乐及精神养生**　患者化疗后可能出现白细胞计数降低等造血系统疾病表现，在起居方面应规律作息，保证足够的休息时间，避免去人多的公共场所。琴棋书画、艺术欣赏等娱乐活动可颐养身心。

八　食管癌放疗中医康养

通过应用中医药来减少放化疗毒副作用、增强疗效是治疗食管癌的重要方法。在放疗期间配合使用中医药有客观的放射增敏作用，同时不增加患者急性放射反应，耐受良好，并能减轻放疗的副作用。养阴清热类中药可有效防治放射性食管炎。补肾填精类中药对骨髓造血功能有良好的保护作用，可有效防治放疗引起的外周血象降低。

1. **中药调理**　根据患者放疗后的症状进行辨证论治。

2. **药膳养生**

（1）放疗减毒药膳（广东省中医院刘伟胜提供）

原料：绿豆、臭草、粳米、鲜鱼腥草各 50g。

制法：以上原料加水 1 000ml，用小火熬煮半小时后，加入调料（食用盐）。午餐及晚餐时服用。放疗前开始服用，放疗过程中每天 1剂，分 2 次服用。

功效：益气养阴，清热解毒。

适应证：主要用于食管癌放疗期间出现口渴、咽干等阴虚毒热征象者。

（2）甘蔗芦根汁

原料：甘蔗 250g，芦根 30g。

制法：先将甘蔗榨汁，取汁加入芦根，再加水 1 000ml 同煎，分次服用。

功效：清热生津。

适应证：放疗期间出现口干舌燥及呕吐等。

（3）麦芽山楂饮

原料：麦芽 30g，山楂 10g。

制法：将麦芽和山楂放入锅中，加冰糖少许、清水适量，用小火熬煮半小时后，分次服用。

功效：健脾开胃。

适应证：主要用于食管癌放疗后纳差、脾胃虚弱、腹胀嗳气者。

（4）参枣汤

原料：党参 30g，大枣 3 枚。

制法：上药加清水适量（约 500ml），用文火炖沸后，再用小火煮 10 分钟。每天饮用 2 ~ 3 次。

功效：健脾生血。

适应证：食管癌放疗后白细胞减少。

3. **中医运动养生** 患者放疗后易出现口干、疲倦、乏力等症状，可通过各种养生运动来提高机体免疫功能，如通过练习津常咽来改善口干症状。津常咽的动作要领：舌尖微顶上腭，待感有津液涌出（唾液）充满口腔后，用舌搅拌数次，缓缓咽下。

4. **穴位按摩** 选穴：金津、玉液、足三里。

5. **艾灸** 选穴：复溜、三阴交。

6. **耳穴压豆** 选穴：渴点、内分泌、神门等耳穴。

7. **刮痧** 选穴：三阴交、复溜。

8. **饮食养生** 患者放疗后常出现口干等症状，应吃清淡、易消化、能量高的食物，多吃新鲜蔬菜、水果及高蛋白食物，忌辛辣刺激类食物。放疗所用放射线为热毒之邪，因此放疗期间宜多吃滋润清淡、甘寒生津的食物。

9. **起居娱乐及精神养生** 患者放疗后除了出现口干等症状，也会出现白细胞计数降低等造血系统疾病表现，在起居方面应规律作息，保证休息时间充足，避免去人多的公共场所。患者应保持平和、乐观心态。

九 食管癌靶向治疗中医康养

人表皮生长因子受体 -2（HER-2）过表达或一线治疗控制不佳的食管癌患者可行靶向治疗（曲妥珠单抗、安罗替尼、阿帕替尼等），而治疗后可能出现皮疹、痤疮、舌红、口干、口苦、腹泻等症状，故中医康养应以滋阴清热、健脾止泻等为主。

1. **中药调理** 根据患者服用靶向药物期间的症状进行辨证论治。

2. **药膳养生**

（1）银翘饮

原料：鲜金银花 30g（或干药材 15g），鲜连翘 30g（或干药材 15g），冰糖少许（糖尿病患者可不加）。

制法：金银花、连翘加水煮 1 小时，再加入冰糖少许。

功效：清热解毒。

适应证：食管癌靶向治疗期间见口腔溃疡或皮疹明显者（腹泻者不建议食用）。

（2）山药粥

原料：大米100g，山药100g。

制法：将大米洗干净后，与山药一起放入盛水（约1 000ml）的锅里，用大火煮沸，再用小火熬煮半小时，加入调料。早晚服用。

功效：健脾止泻。

适应证：主要用于食管癌靶向治疗时大便次数多或稀烂者。

（3）黄芪党参猪心粥

原料：党参、黄芪各25g，猪心1个，粳米100g。

制法：猪心需剖开洗净焯水。将所有原料放入锅内，加入适量温水，用大火煮沸，再用小火熬煮半小时，加入调料。早晚服用。（猪心切片后，原味或蘸酱食用）

功效：益气安神。

适应证：主要用于食管癌靶向治疗时心悸、乏力者。

（4）夏枯草煲猪瘦肉

原料：夏枯草、桑椹、牡蛎各20g，猪瘦肉250g，酱油、白糖、盐各适量。

制法：将夏枯草、牡蛎洗干净，煎取汁液。将猪瘦肉洗干净，切块。将上述汁液与猪瘦肉同时入锅，用小火煲汤，至七成熟时，加入桑椹、酱油、盐、白糖调味，继续煮至肉烂熟，汁液收浓即可。吃肉及桑椹，喝汤，每日1剂。

功效：清热散结，益阴潜阳。

适用证：主要用于食管癌靶向治疗时因血压升高致肝肾虚损、眩晕耳鸣者。

3. **中医运动养生** 患者靶向治疗后可出现头晕、头痛、心慌、胸闷、皮疹、腹泻等症状，可居家练习太极拳等，以提高免疫力。

4. **穴位按摩** 选穴：内关、郄门、足三里、曲池、血海。

5. **艾灸** 选穴：神阙、足三里、内关。

6. **耳穴压豆** 选穴：大肠、小肠、心、神门等耳穴。

7. **刮痧** 选穴：郄门、足三里、曲池。

8. **饮食养生** 患者使用靶向药物后常出现皮疹、腹泻、胸闷等症状，应吃清淡、易消化的食物，忌寒凉及辛辣刺激类食物。若出现呕血、便血等症状时应禁食，并及时至急诊就医。

9. **起居娱乐及精神养生** 患者使用靶向药物后最常见的不良反应是腹泻、皮疹等，在起居方面应保证充足的休息时间，保持乐观心态。平时可外出散步或者旅游，以调理身心。

✚ 食管癌免疫治疗中医康养

对于远处转移性食管癌或食管胃结合部癌，在化疗和靶向治疗的基础上可联合免疫治疗。患者常出现疲倦、乏力、肌肉酸痛等不适，部分患者甚至出现咳嗽、腹痛、恶心呕吐、皮疹、发热等。对于不同症状的患者，中医康养有不同的策略。

1. **中药调理** 根据患者使用免疫药物后出现的症状进行辨证论治。

2. **药膳养生**

（1）党参红枣鸡汤

原料：党参 10g，红枣 10g，鸡 1 只。

制法：把鸡收拾干净后，用开水把外表面、鸡肚内面稍微烫 1 遍。将红枣、党参用水冲洗 1 遍，然后塞入鸡肚内，一起放入砂锅，再加水没过鸡。把砂锅直接放进大蒸锅，以凉水上锅，水开 10 分钟后改中小火，蒸 1.5 小时即可。

功效：健脾益气。

适应证：食管癌免疫治疗期间出现纳差、疲倦、乏力者（中医认为符合气虚者可服用）。

（2）当归黄精饮

原料：当归 10g，黄精 10g。

制法：取当归及黄精，加水 500 ~ 1 000ml，用武火煮沸后，改用文火煮 20 分钟，然后盛放在保温杯，当茶饮用。

功效：健脾益气补肾。

适应证：食管癌免疫治疗期间出现贫血、乏力、疲倦等症状者。出血患者不宜服用。

（3）杏仁粥

原料：杏仁（去皮尖）15g，粳米 50g。

制法：取杏仁、粳米，加水 2 碗，煮至粥熟，趁热分服，令微汗出。

功效：散寒止咳，化痰下气。

适应证：食管癌免疫治疗期间出现咳嗽者。

（4）金银花绿豆粥

原料：鲜金银花 50g（或干药材 30g），绿豆 100g，甘草 20g，粳米 100g。

制法：金银花、甘草加水煮 1 小时后，过滤取汁，再入绿豆、粳米煮成粥食用。

功效：清热解毒。

适应证：食管癌免疫治疗期间出现皮疹，且皮疹色红者（腹泻患者不建议食用）。

（5）知母菊花绿豆饮

原料：知母 30g，绿豆 100g，菊花 20g。

制法：知母、菊花、绿豆加水用武火煮沸后，改用文火煮 30 分钟，当茶饮用。

功效：清热解毒。

适应证：食管癌免疫治疗期间出现发热者（腹泻患者不建议食用）。

腹泻食疗参考"食管癌靶向治疗中医康养"中的山药粥。

3. **中医运动养生**　患者免疫治疗后可出现疲倦、乏力、皮疹、腹泻等症状，可通过各种养生运动来提高机体免疫功能。腹泻时，可以逆时针按摩腹部。患者可居家练习易筋经等，以提高免疫力。

4. **穴位按摩**　补虚选穴：足三里、列缺、百会。

皮疹选穴：曲池、血海。

5. **艾灸**　选穴：百会、列缺、关元。

腹泻选穴：神阙、足三里等。

6. **耳穴压豆**　选穴：大肠、胃、脾、食管等耳穴。

7. **刮痧**　选穴：命门、足三里、内关。

8. **饮食养生**　患者免疫治疗期间常出现疲倦、乏力、皮疹、腹泻、咳嗽等症状，应吃清淡、富含优质蛋白、高能量及易消化的食物，忌海鲜（海参除外）、油腻和辛辣食物。

9. **起居娱乐及精神养生**　患者免疫治疗期间，在起居方面应规律作息，保证充足的休息时间。瑜伽、绘画、外出旅游等文娱活动有助于保持心情愉悦。

十一　常见并发症中医康养

食管癌术后或放化疗后易出现的并发症包括食管反流、呕血、食管瘘、食管穿孔、放射性食管炎、吸入性肺炎等。对于严重的并发症，建议先至医院进行诊疗。对于症状轻的并发症，可选择中医康养。

反流性食管炎

1. **中药调理**　根据患者症状进行辨证论治。

2. **药膳养生**

（1）藿香苏梗粥

原料：藿香、苏梗各 15g，粳米 100g。

制法：将藿香、苏梗用水煎，取清汁。另以粳米煮粥，粥成时加入前述药汁，调匀再煮数沸，食粥。每日 1 剂。

功效：温胃止呕，开胃进食。

适应证：食管癌合并呕吐纳差者。

（2）芦根竹茹饮

原料：鲜芦根 100g，竹茹 15g，蜂蜜适量。

制法：取鲜芦根、竹茹，加水同煮约 20 分钟后，再加蜂蜜即成，温服。

功效：和胃止呕。

适应证：食管癌合并胃热、呕吐呃逆者。

3. **中医运动养生**　反流性食管炎常伴反酸嗳气，故患者可多散步、跳广场舞和练太极拳，不适合做剧烈运动。

4. **穴位按摩**　选穴：膻中、内关、中脘。

5. **艾灸**　选穴：膻中、内关、中脘。

6. **耳穴压豆**　选穴：胃、食管、贲门等耳穴。

7. **刮痧**　选穴：膈俞、内关。

8. **饮食养生**　避免暴饮暴食，宜七八分饱；减少脂肪摄入（以免刺激胆汁过多分泌），尽量少吃辛辣刺激、煎炸、熏烤类食品，不喝浓茶、咖啡；避免服用对肠胃有刺激性的药物，如阿司匹林、吲哚美辛、保泰松、红霉素等；在餐后 3 小时内避免卧床等。

9. **起居娱乐及精神养生**　反流性食管炎最常见的不良反应是反酸、嗳气、烧心等，在起居方面应保证充足的休息时间。居家聆听音乐有助于保持良好心态。

十二　患者随访

Ⅰ期食管癌内镜切除术后随访时间：内镜切除术后第 1～2 年，每 3～6 个月复查 1 次；内镜切除术后 3～5 年，每 6～12 个月复查 1 次，若无残留复发，第 5 年后每年复查 1 次。随访内容：①病史及体格检查；②（颈）胸、腹部增强 CT 扫描；③颈部超声；④内镜检查、碘染色及活检。若经济条件允许，可复查超声内镜、PET-CT、HER-2 检测。

食管癌 R0 切除术后 / 食管癌放化疗后随访频率：术后 / 放化疗后第 1～2 年，每 3～6 个月复查 1 次；第 3～5 年，每 6～12 个月复查 1 次；第 5 年后每年复查 1 次。随访内容：①病史及体格检查；②上消化道造影；③（颈）胸、腹部增强 CT 扫描；④颈部超声；⑤内镜检查。部分不能行 CT 增强检查者，可行（颈）胸腹部 CT 平扫、颈部超声、腹部超声。若经济条件允许，可复查 PET-CT。

（伍彩贤　杨小兵　龙顺钦　吴万垠）

第八章

胃癌

胃癌是世界范围内常见的恶性肿瘤之一。国际癌症研究机构统计数据显示，2022 年全球恶性肿瘤新发病例数约 1 996.48 万、死亡病例数约 973.68 万，其中胃癌新发病例数约 96.84 万、死亡病例数约 65.99 万，占全部恶性肿瘤新发病例的 4.9%、死亡病例的 6.8%，且在全部恶性肿瘤中发病居第 5 位、死亡居第 5 位。国家癌症中心监测数据显示，2022 年我国恶性肿瘤新发病例数为 482.47 万、死亡病例数为 257.42 万，其中胃癌新发病例数为 35.87 万、死亡病例数为 26.04 万，占全部恶性肿瘤新发病例的 7.43%、死亡病例的 10.12%，且在全部恶性肿瘤中发病居第 5 位、死亡居第 3 位。

一　胃癌的病因

1. **幽门螺杆菌（Hp）感染**
2. **饮食因素**　过多摄入烟熏食物、煎炸食物、发霉食物、盐渍食物、含亚硝酸盐的食物，以及高盐饮食。
3. **吸烟**
4. **胃的癌前疾病和癌前病变**　慢性萎缩性胃炎伴重度不典型增生。
5. **遗传因素**

二 胃癌的症状

1. **早期胃癌** 患者常无特异症状，随着病情的进展可出现类似胃炎、溃疡的症状。主要有以下表现：

（1）上腹饱胀不适或隐痛，以饭后为重。

（2）食欲减退、嗳气、反酸、恶心、呕吐、黑便等。

2. **进展期胃癌** 除上述症状外，还常出现下述症状：

（1）体重减轻、贫血、乏力。

（2）胃部疼痛。

（3）恶心、呕吐。

（4）出血和黑便。

（5）其他症状，如腹泻、转移灶的症状等。

三 胃癌的辅助检查

1. **免疫学与血清学检查**

（1）常规检查：血常规、肝功能、血液生化、凝血四项为入院基本检查，可了解机体一般情况。

（2）肿瘤标志物：CEA、CA72-4、CA19-9、糖类抗原50（CA50）、糖类抗原242（CA242）等。

2. **影像学检查**

（1）胃镜＋病理活检：可对胃癌进行定性、定位诊断。

（2）CT：可帮助对胃癌进行定位、分期诊断及疗效评估。

（3）MRI：可帮助对胃癌进行定位、分期诊断及疗效评估。

（4）PET-CT：对肿瘤的分期诊断及疗效评估有重要价值。

（5）超声内镜检查术（EUS）：有助于对胃癌进行定位、分期诊断及疗效评估。

四 胃癌病理诊断

1. **细胞学诊断**　主要对腹水或腹腔灌洗液进行细胞学检查，是目前诊断腹腔内游离癌细胞的"金标准"。

2. **组织学诊断**　主要通过内镜下活检、手术切除等方式取得肿瘤组织进行检查以明确诊断。上消化道内镜检查是最常见的获得病变组织的方法。

3. **基因检测及 PD-L1 检测**　建议行 HER-2、微卫星不稳定性 / 错配修复（MSI/MMR）及 PD-L1 检测。

五 胃癌的西医治疗

早中期胃癌以手术治疗为主。晚期胃癌以化疗、免疫治疗及靶向治疗为主。

六 胃癌术后中医康养

胃癌手术容易损伤人体气血，导致气血亏虚，因此中医康养应以扶正补虚为主。

1. **中药调理**　根据患者术前、术后症状进行辨证论治。

2. **药膳养生**

（1）花椒炖猪肉

原料：猪瘦肉 40g，橘皮 10g，生姜 6g，鲜花椒 30g。

制法：猪瘦肉切小块，生姜切片，与橘皮、鲜花椒一起放入锅内，加适量水，先用大火烧开，煮熟后加入调料调味即可。

功效：温中散寒，祛湿止痛。

适应证：术前或术后脾胃虚寒，脘腹冷痛，呕恶不欲食者。

（2）半枝莲蛇舌草蜜饮

原料：白花蛇舌草 60g，半枝莲 30g，蜂蜜 20g。

制法：将白花蛇舌草和半枝莲混合，加水 15 碗，煎煮 1 小时后取汁，转温后加入蜂蜜即可。

功效：清热解毒，活血抗癌。

适应证：术前尚体健，邪热癌毒壅盛者，或术后恢复可，癌毒尚未全清者。

（3）芪药鸡金粥

原料：黄芪 20g，怀山药 20g，莱菔子 10g，鸡内金 10g，粳米 50g。

制法：将黄芪、怀山药、莱菔子、鸡内金用纱布包裹，加水 600ml，浸泡 30 分钟后，用武火煎煮 20 分钟，取汁，后入粳米，改用文火熬至汤汁稠浓即可。

功效：健脾开胃，行气止呕。

适应证：胃癌术后胃气虚弱，不欲饮食、恶心欲吐者。

（4）薏苡仁扁豆炖乌龟

原料：龙眼肉 30g，薏苡仁 150g，白扁豆 100g，乌龟 1 只（约 250g）。

制法：将乌龟宰杀后去内脏，入锅，加水约 500ml，再入龙眼肉、薏苡仁、白扁豆，用文火炖煮约 2 小时，加盐调味即可。

功效：健脾生血，养阴滋肾。

适应证：术后身体虚衰，精血亏耗者。

3. **中医运动养生**　胃癌术后患者可习练太极拳、气功、八段锦等。

4. **穴位按摩**　选穴：足三里、神阙、梁门。

5. **艾灸**　选穴：中脘、关元、三阴交。

6. **耳穴压豆**　选穴：脾、神门等耳穴。

7. **敷脐**　"脐通百脉"，为神阙所居。脐部皮肤组织较薄，局部用药易于吸收。可将吴茱萸装入纱布中，放入微波炉中加热，以外壳稍裂开、可闻到芳香药气为度，待温度降至 60 ~ 65℃ 左右，将药包放置于脐部，以温胃行气。

8. **饮食养生**　胃切除术后，胃酸缺乏，影响铁的吸收，容易导致缺铁性贫血。可坚持将铁锅作为炊具，并适量食用动物肝脏、豆类、菠菜、红枣等含铁较多的食物。部分胃癌术后患者会出现倾倒综合征，表现为进餐时或餐后即刻或 1 小时内出现虚弱无力、眩晕、冷汗、心慌等不适，同时伴有上腹胀满，中腹有翻动感，甚至出现腹泻。可采取以下措施进行预防：少量多餐，并避免过甜、过浓的食物；细嚼慢咽，缓慢就餐；餐后可平卧 20 ~ 30 分钟。症状严重、难以缓解者，请及时就医。

9. **起居娱乐及精神养生**　乐观愉悦的心境有助于调动机体的潜能，从而使身心更好地恢复。患者可从事各种有益身心的娱乐活动，如琴棋书画、花木鸟鱼、旅游观光、艺术欣赏等。同时，进行一些体育锻炼或户外活动，可促进胃肠蠕动，在预防反流性胃炎及食管炎方面具有一定作用。

七 胃癌化疗中医康养

化疗是治疗胃癌的方法之一，但在治疗过程中会出现各种毒副反应，如食欲减退、恶心呕吐、腹泻、手足麻木、骨髓抑制等。中医康养应以健脾和胃、益精活血为主。

1. **中药调理** 根据患者化疗后的症状进行辨证论治。

2. **药膳养生**

（1）柴胡薏苡仁粥

原料：柴胡 9g，白芍 9g，木瓜 12g，白术 18g，薏苡仁 30g。

制法：将柴胡、白芍、木瓜、白术煎汤，去渣后加薏苡仁煮粥食。

功效：疏肝理气，和胃抗癌。

适应证：胃癌化疗后恶心欲呕、脘腹胁肋不适者。

（2）猕猴桃蜂蜜饮

原料：猕猴桃 500g，蜂蜜 250g。

制法：将猕猴桃洗净削皮后，在沸水中烫漂 5~10 分钟，至果肉转黄、软化时，取出沥干水分，然后与蜂蜜一起装于经彻底消毒的玻璃罐中，放置 2~4 周。食用时取 1 勺，加入适量热水，即可饮用。

功效：养阴益胃。

适应证：化疗中或化疗后胃热阴伤，呕吐酸水、胃脘嘈杂者。（糖尿病患者忌服）

（3）莲肉膏

原料：莲肉 110g，粳米 110g，茯苓 50g。

制法：先将莲肉、粳米炒熟，再与茯苓共同研磨成粉末，可根据个人口味加入适量砂糖调匀备用。服用时，每次取 5～6 匙（20g），白滚汤下。

功效：健脾化湿止泻。

适应证：化疗中或化疗后胃虚夹湿，不欲饮食、肢倦体重、大便溏泻者。

（4）枸杞鲫鱼汤

原料：鲫鱼 1 条（约 250g），枸杞 10g，大枣 5 枚。

制法：取鲫鱼，去鳞、内脏，在鱼身两侧切数刀后下油略炸。将枸杞、大枣洗净后切碎，与鲫鱼一同放入锅中，加入适量的水及调味品后，用大火煮 30 分钟，待鱼汤呈乳白色时即成。

功效：补肾益精，养血益胃。

适应证：胃癌化疗期间或化疗后骨髓抑制、贫血、体质虚弱者。

（5）当归鸡丝粥

原料：乌鸡肉 100g，当归 30g，粳米 200g。

制法：将当归清洗干净并用纱布包好后，与乌鸡肉一起冷水下锅，用旺火煮沸后改用小火煨煮至汤浓时，捞出乌鸡肉、当归，再加入粳米熬煮成粥，然后把乌鸡肉撕碎放入粥内，按喜好调味即可。

功效：温胃养血活血。

适应证：胃癌化疗期间或化疗后贫血体虚、四肢麻痹者。

3. 中医运动养生　患者化疗后易出现疲倦乏力、纳差恶心等不适，可通过八段锦、气功等各种养生运动提高机体功能。其中，气功功法六字诀以嘘、呵、呼、呬、吹、嘻 6 个字的不同发音调节身体内的气息。

4. 穴位按摩　选穴：三阴交、足三里、上脘。

5. **艾灸**　选穴：足三里、中脘。

6. **耳穴压豆**　选穴：交感、胃、皮质下等耳穴。

7. **中药熏洗**　对于化疗过程中或化疗后出现四肢肢端麻木、疼痛不适的患者，可将双乌散（具体药物：草乌10g，川乌10g，桂枝30g，透骨草30g，艾叶30g，红花30g，生黄芪40g，老鹳草40g，川牛膝40g，怀牛膝40g。上药研磨成末）加入热水中浸泡手足。双乌散具有通络散寒之效，可缓解化疗所致四肢麻木、感觉异常、肢端疼痛等不适。

8. **饮食养生**　患者化疗后可能出现恶心、呕吐等消化道症状，饮食应清淡、温热、易消化，少食多餐。忌食煎炒燥热、肥甘厚味、寒湿生冷及辛辣刺激之品。

9. **起居娱乐及精神养生**　在起居方面应规律作息，避免去人多的公共场所，化疗后手足麻木的患者可选择平底鞋，穿着舒适合身的衣裤，应注意防跌倒、防磕碰、防烫伤、防冻伤、防锐器伤。另外，琴棋书画、旅游观光、艺术欣赏等娱乐活动可颐养身心。

八　胃癌放疗中医康养

中医认为，放疗所用放射线为热毒之邪，易耗气伤阴，因此患者在放疗期间可能出现咽干喉痛、口渴欲饮、心烦便结、恶心纳差、腹泻后重等症状。中医康养应以益气养阴、养胃清热生津为主。

1. **中药调理**　根据患者放疗后的症状进行辨证论治。

2. **药膳养生**

（1）瓜蒌根粥

原料：瓜蒌根20g，粳米80g。

制法：将瓜蒌根煎汁去渣，同粳米煮成粥；或以粳米加水煮粥，将熟时加入瓜蒌根粉，再煮至粥熟。

功效：益胃生津，清热养阴。

适应证：主要用于放疗期间出现口渴、咽干等胃阴不足之象者。

（2）山药粥

原料：鲜山药 100g，糯米 100g，白糖 80g。

制法：鲜山药洗净、刮去外皮，切成小块；糯米淘洗干净。在锅内注入清水，放入糯米、山药，烧开后改小火慢煮至汤稠，最后入白糖调味即成。

功效：健脾益胃，益气养阴。

适应证：主要用于放疗期间出现纳差消瘦、乏力便溏等气阴两亏、湿浊留滞之象者。

（3）陈皮瘦肉粥

原料：广陈皮 10g，乌贼骨 15g，猪瘦肉 50g，粳米 150g。

制法：取广陈皮、乌贼骨，加适量水煎煮，煮沸约 20 分钟后，过滤去渣，取汁备用；猪瘦肉洗净切碎。粳米洗净后，放入锅中，加适量水与猪瘦肉一并煮粥，用慢火煮至粥熟后，倒入药汁混匀，再稍煮即成。

功效：健脾和胃，化湿止呕。

适应证：主要用于放疗期间出现胃脘嘈杂、脘腹胀痛、呕吐酸腐者。

（4）清炖甲鱼

原料：甲鱼 1 只（约 750g），葱、姜少许。

制法：取甲鱼，清洗干净，除去内脏，用热水焯水后再次用清水反复冲洗干净，然后冷水下锅，放入几片姜片与适量葱段，用大火煮开后再用文火煨半小时左右，加适量的盐、鸡精即可食用。

功效：滋阴降火，补益精血。

适应证：主要用于放疗期间或化疗后精血亏虚、阴虚内热者。

3. **中医运动养生**　患者放疗后易出现口干、疲倦、乏力等症状，可通过练习津常咽来改善口干症状。另外，还可以适当练习八段锦、简化太极拳等有氧运动，帮助患者提高疼痛阈值，但应注意运动强度不宜过大。

4. **穴位按摩**　选穴：金津、玉液、关元。

5. **艾灸**　选穴：足三里、三阴交、内关。

6. **耳穴压豆**　选穴：渴点、脑点、肾等耳穴。

7. **中医情志护理**　患者可通过静坐、静卧、静立并配合深呼吸法（吸气时紧握双拳，呼气时缓慢松开双拳）达到静志安神的目的，每次训练的时间为 20～30 分钟，每天训练 3 次。并可配合中医五行音乐法帮助患者舒缓情志，选择《江河水》《琵琶曲》《高山流水》等乐曲，将音乐的声音控制在 50～60dB。能够帮助患者放松身心，改善情绪。

8. **饮食养生**　放疗反应严重、胃口欠佳者，可服用半流质饮食或质软的营养丰富的饮食，饭菜不宜过热，避免进食狗肉、鹿肉、花椒、八角茴香、荔枝、龙眼肉等温热性食品，忌食辛辣刺激之品。放疗期间热象明显者可服用梨、甘蔗、西瓜、马蹄、藕汁等，以养阴清热。

9. **起居娱乐及精神养生**　在起居方面应规律作息，保证休息时间充足，避免去人多的公共场所。患者应保持平和、乐观心态。

九 胃癌靶向治疗中医康养

　　胃癌靶向治疗策略主要包括表皮生长因子受体靶向治疗、血管生成抑制剂靶向治疗、多靶点抑制剂靶向治疗等，常用药物包括曲妥珠单抗、雷莫芦单抗、阿帕替尼等，主要不良反应包括腹泻厌食、发热寒战、皮疹瘙痒、手足综合征（手足脱屑、起疱、溃烂、疼痛）、出血、中性粒细胞减少等。中医可根据辨证予以和胃止泻、清热止痒、固摄止血、补益精血等治疗。

　　1. **中药调理**　根据患者服用靶向药物后的症状进行辨证论治。

　　2. **药膳养生**

　　（1）乌梅粥

　　原料：乌梅 20g，粳米 100g，冰糖适量。

　　制法：先将乌梅煎取浓汁去渣，再入粳米煮成粥，待粥熟后加少许冰糖，稍煮即可。

　　功效：收涩止血。

　　适应证：胃癌靶向治疗期间出现腹泻、少量便血者。

　　（2）山药薏苡仁粥

　　原料：山药 200g，薏苡仁 50g，粳米 50g，大枣 20g。

　　制法：山药去皮、洗净、切块。将粳米洗净放入锅中，加适量的水，然后加入切好的山药、薏苡仁、大枣，用大火煮熟后，改用小火慢熬至黏稠即可。

　　功效：健脾祛湿止泻。

　　适应证：胃癌靶向治疗期间出现乏力纳差、腹泻者。

　　（3）黄芪桂枝粥

　　原料：黄芪 15g，白芍 10g，桂枝 10g，生姜 3 片，大枣 5 枚，大米 100g。

制法：黄芪、白芍、桂枝、生姜水煎取汁，去渣后，与大米、大枣用大火同煮，煮熟后改用小火慢熬至黏稠即可。

功效：健脾益气，温通经络。

适应证：胃癌靶向治疗期间出现疲倦乏力、手足麻木疼痛者。

（4）当归羊肉粥

原料：当归 15g，羊肉 100g，粳米 100g。

制法：羊肉焯水洗净，加清水煮熟后捞出切小块。将羊肉、当归、粳米一起放入砂锅中，加入清水，开大火煮沸后转小火煲 2～3 小时，加适量食盐调味即可。

功效：温阳补血。

适应证：胃癌靶向治疗期间出现倦怠乏力、畏寒肢冷者。

（5）荷叶藕节饮

原料：鲜荷叶 100g，鲜藕节 200g，蜂蜜 50g。

制法：鲜荷叶剪去边缘、叶蒂，与鲜藕节一同切碎，加蜂蜜后一同放入锅中，加水煎煮 1 小时左右。

功效：凉血止血。

适应证：胃癌靶向治疗期间出现热象、出血者。

3. **中医运动养生**　患者靶向治疗后可出现皮疹、腹泻等症状，可通过八段锦、气功、简化太极拳等养生运动来提高机体免疫功能，缓解药物副作用。

4. **穴位按摩**　选穴：风市、曲池、丰隆、血海。

5. **推拿**　患者靶向治疗期间可能出现腹泻、腹胀等不适，可参照以下方法进行推拿治疗：手掌摊开，用拇指指腹推腹，由剑突推至下腹部，连续 100 次；拇指分开，其余四指并拢，从脊柱两侧由上至下进行推背，推至皮肤发热；双手拇指轻揉足三里（定位：位于小腿外侧，犊鼻下3寸，距胫骨前嵴外一横指处，犊鼻与解溪连线上），连续100次。治疗频次为每日1次。

6. **艾灸**　选穴：神阙、足三里、天枢、关元。

7. **耳穴压豆**　选穴：皮质下、小肠、脾。

8. **敷脐**　对于靶向治疗过程中出现腹泻的患者，可采用敷脐疗法，以温阳止泻。具体操作：将吴茱萸装入纱布中，放入微波炉中加热，以外壳稍裂开、可闻到芳香药气为度，待温度降至60~65℃左右，将药包放置于脐部。上法可行气温胃，有助于缓解腹泻、腹胀。

9. **熏洗**　对于靶向治疗过程中出现手足麻木疼痛的患者，可采用中药熏洗疗法缓解症状。方法：采用芪藤通络汤（组成：黄芪15g，桂枝6g，白芍10g，鸡血藤20g，川乌6g，蒲公英10g，川芎6g，当归6g，赤芍10g，桃仁6g，红花6g），每剂水煎2遍取汁400ml，临用时加100℃开水1 000ml，先用蒸汽熏蒸患部，当温度降至45~50℃时再进行淋洗或泡洗。每日1次，每次30分钟。

10. **饮食养生**　患者服用靶向药物后常出现皮疹、腹泻等症状，饮食应注意营养均衡、合理膳食，尽量避免生冷、辛辣、油腻等食物。对于出现手足综合征的患者，可适当进食富含B族维生素、维生素C、维生素E的食物，如粗粮谷物、动物肝脏、奶类、蛋类、新鲜蔬菜水果、坚果等，以有效保护神经系统。

11. **起居娱乐及精神养生**　患者口服靶向药物后最常见的不良反应是腹泻、皮疹等，在起居方面应保证充足的休息时间，保持乐观心态。聆听古典音乐或轻音乐有助于陶养身心。

✚ 胃癌免疫治疗中医康养

以应用免疫检查点抑制剂为代表的免疫治疗正在快速发展，是治疗晚期胃癌患者的重要方法。患者免疫治疗后可能出现疲倦乏力、皮疹瘙痒等不良反应。中医康养以益气扶正、清热凉血消疹为主。

1. **中药调理** 根据患者使用免疫药物后出现的症状进行辨证论治。

2. **药膳养生**

（1）十全大补汤

原料：党参、炙黄芪、熟地黄各 12g，茯苓、全当归各 15g，白芍、焦白术各 10g，肉桂 3g，川芎 4.5g，炙甘草 6g，墨鱼、猪肚各 50g，猪肉 500g，生姜 30g，猪杂骨、料酒、花椒、食盐、葱适量。

制法：将上述中药装入纱布袋内，扎口备用。将猪杂骨捶破，生姜切片，与药袋、墨鱼、猪肚、猪肉、料酒、花椒、葱等一并放入砂锅内，加清水适量和食盐少许，先用武火烧沸后，再用文火煨炖，待猪肉、猪肚熟烂时，捞起切成片，再放入汤中，并取出药袋。服用时，将汤肉装入碗内，加入少许调味品即成。

功效：气血双补，益虚健体。

适应证：胃癌免疫治疗期间气血两亏，见面色无华、神疲乏力、食欲不振者。

（2）黄芪当归蒸鸡

原料：黄芪 50g，当归 10g，母鸡 1 只（约 750g），姜、葱、米酒、盐、胡椒粉适量。

制法：母鸡用开水烫，去污血，捞出并在凉水内洗净，沥净水。当归、黄芪洗净，切片；姜、葱洗净，姜切片，葱切长段。将当归、黄芪装入鸡腹内，然后放锅内，加入葱、姜、水、盐、米酒、胡椒粉，加盖盖好，用湿棉纸将锅口封严，上蒸笼蒸 2 小时，揭去棉纸，拣出姜、葱，调味即可。

功效：补气，养血，益精。

适应证：胃癌免疫治疗期间气血亏虚，见精神倦怠、形体消瘦者。

（3）三豆饮

原料：黄豆 30g，黑豆 30g，绿豆 30g，乌梅 30g，冰糖 30g。

制法：将黄豆、黑豆、绿豆淘洗干净后，加水浸泡 1 小时，然后放入水中用大火煮开，继而用小火慢煮，待煮熟后加入乌梅同煮，最后加入适量冰糖调味即可。

功效：清热解毒。

适应证：胃癌免疫治疗期间出现皮疹瘙痒、疹色偏红者。

（4）和中化湿汤

原料：木棉花（干品）30g，鸡蛋花 30g，槐花 30g，薏苡仁 30g，瘦肉 100g，炒扁豆 30g，陈皮 12g。

制法：将木棉花、鸡蛋花、槐花、薏苡仁、炒扁豆、陈皮洗净后一同放入砂煲中，加清水适量，煮开后取汤汁。将切好的瘦肉放入汤汁中，用大火煲开，转小火煲 1 小时即可。

功效：健脾除湿。

适应证：胃癌免疫治疗期间出现纳差便溏、皮疹瘙痒者。

3. 中医运动养生　患者免疫治疗后可出现疲倦乏力、皮疹瘙痒等症状，可通过练习八段锦、五禽戏、气功等提高免疫力。

4. 穴位按摩　选穴：足三里、曲池、血海。

5. 艾灸　选穴：气海、关元、足三里。

6. **耳穴保健操** 耳穴保健操通过按摩刺激耳部穴位，促进气血运行，调动正气，增强免疫力，从而消除疲劳、振奋精神。具体操作如下：

提拉耳尖；耳轮按摩提拉；下拉耳垂；按压耳屏；揉耳；耳周穴位按压。

7. **熏洗** 对于免疫治疗期间出现皮疹瘙痒的患者，可进行中药熏洗。如选用苦柏止痒汤（组成：苦参、黄柏、白鲜皮各30g，蝉蜕、苍术各10g，明矾20g），用3 000ml水煮沸后煎20分钟，取药汁，先熏蒸患处，待水温降至40℃左右，再淋洗患处，可清热解毒，祛风止痒。

8. **饮食养生** 患者免疫治疗期间常出现疲倦、乏力、皮疹、腹泻等症状，应吃清淡、高蛋白、高能量及易消化的食物，忌寒凉类食物。

9. **起居娱乐及精神养生** 患者免疫治疗期间最常见的不良反应是乏力、疲倦、皮疹等，在起居方面应规律作息，保证充足的休息时间。另外，聆听音乐、外出旅游等文娱活动有助于保持心情愉悦。

十一 常见并发症中医康养

对于肠梗阻、大出血等并发症，建议及时至医院就诊，进行规范治疗。对于症状较轻、不威胁生命的并发症，可选择中医康养。

（一）不完全性肠梗阻

1. **中药调理** 根据患者症状进行辨证论治。

2. **药膳养生**

（1）芪椹润肠药膳粥

原料：黄芪15g，桑椹30g，核桃仁8g，黑芝麻15g，绿豆20g，粳米 100g。

制法：核桃仁、绿豆、黑芝麻洗净，打末备用。黄芪、桑椹洗净，放入 500ml 清水中煎煮，煮熟后取药汁。将粳米、绿豆末、核桃仁末放入药汁同煮，待煮至汁稠，再加入黑芝麻末即成。

功效：益气健脾，滋阴通便。

适应证：不完全性肠梗阻伴倦怠乏力、大便干结者。

（2）生军茶

原料：生大黄 4g，白糖适量。

制法：将生大黄用沸水冲泡 5 分钟，加白糖适量调味，代茶频饮。

功效：泄热通腑。

适应证：不完全性肠梗阻，体质尚健，伴面红心烦、大便秘结者。

（3）薤白粥

原料：薤白 15g，粳米 100g。

制法：取薤白、粳米，加水同煮，至米熟即可。

功效：行气通腑。

适应证：不完全性肠梗阻，体质尚健，伴大便秘结、腹部冷痛、恶心呕吐者。

3. 中医运动养生　患者可居家练习太极拳、八段锦，或慢跑、散步等，以促进肠道蠕动，缓解排便困难。

4. 穴位按摩　选穴：足三里、上巨虚、下巨虚。

5. 艾灸　选穴：神阙、关元。

6. 耳穴压豆　选穴：大肠、脾等耳穴。

7. 脐部按摩　可增强胃肠动力，改善便秘。操作方法如下：

平卧床上，双手掌相叠，掌心向下，放置于下腹部，绕脐周顺时针按摩，力度以自己能承受为准。可于每日早晨起床前和夜晚临睡前各自行按摩脐周 100 次。

8. **热熨** 可温阳运脾，行气健胃，有助于改善便秘。具体操作如下：

取小茴香、丁香、艾叶、苍术、肉豆蔻、乌药、香附和砂仁各 6g，放入布袋，用微波炉加热，取出后，待温度适宜后放置在腹部。

9. **饮食养生** 患者以清淡、细软易消化饮食为主，多食用新鲜的蔬菜、水果，严禁食用辛辣刺激性食物，多饮水。可适量食用香蕉、海藻类、金丝小枣、蜂蜜、萝卜等能加快肠蠕动、促进排便的食物。

10. **起居娱乐及精神养生** 应保证充足的休息时间，并适当从事一些和缓的运动以促进胃肠动力；可从事有益的兴趣爱好，以保持良好心态。

（二）呕血

若出现呕血，应及时到医院就诊。警惕失血过多而威胁生命。以下中医康养方法仅作为辅助治疗方法。

1. **中药调理** 应根据患者症状进行辨证论治。

2. **药膳养生**

（1）荷叶藕节饮

原料：鲜荷叶 100g，鲜藕节 200g，蜂蜜 50g。

制法：鲜荷叶剪去边缘、叶蒂，与鲜藕节一同切碎，加蜂蜜后一同放入锅中，加水煎煮 1 小时左右。

功效：凉血止血。

适应证：呕血属热者，可见血色鲜红、面红口干等。

（2）猪骨莲藕汤

原料：猪腔骨 500g，鲜藕 200g，花生米 50g。

制法：将猪腔骨放入砂锅，加适量水，用慢火煲约 1 小时。花生米先泡半日，鲜藕去皮切块，一起加入锅内与猪腔骨同炖约半小时，酌加调料即可食用。

功效：生血止血。

适应证：呕血，血色淡红、面色少华者。

（3）三七蒸蛋

原料：鸡蛋 1 枚，三七粉 3g，藕汁 50ml，陈酒 20ml。

制法：取鸡蛋 1 枚，去壳打散，加入三七粉、藕汁、陈酒，搅拌均匀后入屉蒸 10 分钟即可食用。

功效：化瘀止血。

适应证：呕血，血中夹血块、舌质瘀紫者。

3. **中医运动养生**　呕血患者不建议剧烈运动，可居家进行简单的运动以增强体质。

4. **穴位按摩**　选穴：郄门、曲泽、鱼际。

5. **艾灸**　选穴：隐白、大敦。

6. **耳穴压豆**　选穴：肾上腺、脾等耳穴。

7. **饮食养生**　患者应遵照少食多餐原则进食，避免食用刺激性、辛辣、生冷食物，可增加高蛋白、低脂肪、易消化食物的摄入量。

8. **起居娱乐及精神养生**　在起居方面应以静养为主，避免进行剧烈运动，保证充足的休息时间；适当进行有益的娱乐活动，如练习书法绘画、听音乐等，以保持心情和缓。

十二　患者随访

1. **早期胃癌的随访**　无临床症状或症状稳定者，头 2 年每 3 ～ 6

个月随访 1 次，随访内容包括临床病史，体格检查，胸腹部、盆腔增强 CT（头 2 年每 6～12 个月 1 次，然后每年 1 次），胃镜检查；3～5 年每 6～12 个月随访 1 次，随访内容同上；5 年后每年随访 1 次，随访内容同上。症状恶化或有新发症状者，即时随访。

2. **晚期胃癌的随访** 无临床症状或症状稳定者，头 2 年每 3～6 个月随访 1 次，随访内容包括临床病史，体格检查，胸腹部、盆腔增强 CT（头 2 年每 6～12 个月 1 次，然后每年 1 次），胃镜检查；3～5 年每 6～12 个月随访 1 次，随访内容同上；5 年后每年随访 1 次，随访内容同上。症状恶化或有新发症状者，即时随访。

（李佩聪　杨小兵　龙顺钦　蔡姣芝　吴万垠）

第九章

大肠癌

大肠癌是常见恶性肿瘤，发病率和死亡率均呈上升趋势。国家癌症中心监测数据显示，2022 年我国大肠癌新发病例数为 51.71 万，居全部恶性肿瘤第 2 位，占所有新发恶性肿瘤的 10.72%。

一 大肠癌的病因

1. **遗传因素**
2. **饮食因素**　高动物蛋白、高脂肪和低纤维饮食是大肠癌的高发因素。
3. **大肠非癌性疾患**　如慢性溃疡性结肠炎、息肉、腺瘤等。
4. **环境因素**　缺钼地区大肠癌多发，石棉工人患大肠癌者亦多。

二 大肠癌的症状

1. **便血**
2. **黏液便和脓血便**
3. **肠刺激症状和排便习惯改变**
4. **腹痛和腹胀**

5. 腹部包块

6. 贫血、消瘦、发热、无力等全身中毒症状

7. **肠梗阻** 肠梗阻是大肠癌晚期的表现。

三 **大肠癌的辅助检查**

1. **大便潜血试验** 无特异性，但方法简单易行，适用于大规模的人群普查及对有肠道症状的患者进行筛检。

2. **免疫学与血清学检查**

（1）常规检查：血常规、肝功能、血液生化、凝血四项为入院基本检查，可了解机体一般情况。

（2）肿瘤标志物：CEA、CA19-9、CA72-4、CA242、CA125检测对大肠癌的诊断不具有特异性，在大肠癌的预后监测方面有较大意义。

3. **细胞学检查** 大肠癌脱落细胞学检查多采用肠镜直视下刷取及直肠肛门处肿瘤指检涂片法做直接涂片。

4. **内镜检查** 进行电子纤维结肠镜或乙状结肠镜检查，必要时钳取病灶组织进行活检，以明确诊断。

5. **影像学检查**

（1）X线钡灌肠或气钡双重对比造影

（2）CT或MRI

（3）超声内镜

（4）PET-CT

四 大肠癌的病理诊断

1. **活检** 主要是内镜活检和肿物穿刺活检，以明确病变性质和类型。

2. **腺瘤局部切除标本** 主要通过套圈切除、内镜下黏膜切除术、内镜下黏膜剥离术等获取标本，来明确肿瘤的瘤变级别和分级。

3. **根治术标本** 用于免疫组化标志物检测、RAS 基因和 BRAF 基因突变检测，以进行鉴别诊断。

4. **转移性大肠癌手术、活检标本** 可用于人表皮生长因子受体 -2（HER-2）状态和 NTRK 基因融合检测。

五 大肠癌的西医治疗

早中期以手术治疗为主，晚期以化疗联合靶向治疗为主，微卫星高度不稳定性（MSI-H）或错配修复缺陷（dMMR）或后线治疗可联合免疫治疗。中晚期直肠癌患者可联合放疗。

六 大肠癌术后中医康养

手术治疗易损伤气血，导致气血亏虚。手术前后宜以益气扶正、调理气血为主。

1. **中药调理** 根据患者术前、术后症状进行辨证论治。

2. **药膳养生**

（1）黄芪参枣粥

原料：生黄芪300g，党参30g，甘草15g，粳米100g，大枣10个。

制法：将生黄芪、党参、甘草切片，装入纱布袋内，扎紧袋口，放入锅内，加清水适量，煎成药汁，拣去药袋，留药汁备用。药汁加粳米、大枣，加适量清水，先用大火烧开，转用慢火熬煮成粥，即可食用。早晚服用，连服 10～15 天。

功效：补中益气，健脾养血。

适应证：大肠癌手术前后正气不足，疲倦乏力、食欲不振者。

（2）十全大补汤

原料：党参、炙黄芪、白术、白芍、茯苓、炙甘草、熟地黄各30g，肉桂、川芎、当归各10g，猪肉、猪肚各1000g，墨鱼150g，生姜100g，猪骨、猪皮适量，葱、米酒、花椒、盐各适量。

制法：将所有中药装入纱布袋内，扎紧袋口。葱、生姜洗净，葱切段，生姜切片。将猪肉、猪肚洗净，猪骨剁碎。将猪肉、墨鱼、猪肚、猪骨和药袋一起放入锅内，加水适量，放入葱、生姜、花椒、米酒、盐，用大火烧开后转用文火炖煮，待猪肉、猪肚熟烂时，捞起切条，再放入汤中。捞出药袋。服用时将汤和肉装入碗内，调味即可。每天2次，早晚各吃1碗。全部服完后，隔5天再服。

功效：补气养血。

适应证：大肠癌术后气血俱虚，面色萎黄、精神倦怠、腰膝乏力等。

（3）西洋参无花果炖兔肉

原料：兔肉100g，西洋参10g，无花果30g。

制法：兔肉洗净，斩块；西洋参洗净，切薄片；无花果洗净。把全部用料一起放入炖盅内，加开水适量，炖盅加盖，用文火隔开水炖2小时，调味即可。随意饮汤食肉。

功效：益气养阴，清肠解毒。

适应证：大肠癌术后脾阴不足、热毒蕴结者，症见形体消瘦、神疲体倦、乏力、纳差、下腹隐痛、便下黏液、口苦咽干。

（4）黄芪鲈鱼汤

原料：鲈鱼1条（约500g），黄芪30g，怀山药30g，陈皮6g，生姜4片。

制法：鲈鱼去鳞，去肠杂、鱼鳃，洗净，切块；黄芪、怀山药、陈皮洗净。把全部用料一起放入锅内，加清水适量，用武火煮沸后，再用文火煲1小时，调味即可。饮汤食肉。

功效：健脾益气，开胃和中。

适应证：大肠癌术后脾胃虚弱者。

（5）参芪猪骨汤

原料：党参30g，黄芪30g，干地黄30g，大枣5枚，猪脊骨250g。

制法：猪脊骨洗净，斩块；党参、黄芪、干地黄、大枣洗净。把全部用料一起放入锅内，加清水适量，用文火煲2小时，调味即可。随意饮用。

功效：健脾益气，养阴补血。

适应证：大肠癌术后气血亏虚者。

3. 中医运动养生　中医养生功法包括太极拳、气功、八段锦、五禽戏等。

4. 穴位按摩　选穴：天枢、关元、大肠俞。

5. 艾灸　选穴：中脘、关元、气海、大肠俞。

6. 耳穴压豆　选穴：大肠、神门。

7. 刮痧　选穴：大肠俞、天枢。

8. 饮食养生　患者术后体质偏虚，在营养方面应注意饮食均衡，吃清淡、易消化、能量高的食物，多吃新鲜蔬菜、水果及高蛋白食物。新鲜蔬菜、水果富含维生素 C，有助于伤口愈合；高蛋白食物如牛奶、鸡蛋、鸡肉、排骨及鱼等，有助于机体康复。

9. **起居娱乐及精神养生**　患者术后体虚，在起居方面应注意劳逸结合，规律作息，保证足够的休息时间，避免去人多的地方。各种娱乐活动，如琴棋书画、花木鸟鱼、旅游观光、艺术欣赏等，可怡神养性，防病健身。

七　大肠癌化疗中医康养

中医认为，化学药物损伤脾肾，导致胃气不和、骨不生髓，从而出现恶心、呕吐或腹泻等消化道反应，而且化疗后容易出现白细胞计数降低、贫血等血液系统疾病表现。中医康养应以健脾和胃、补肾生髓为主。在化疗过程中行药膳补充治疗，可减轻恶心、呕吐、纳差等副反应。

1. **中药调理**　根据患者化疗后的症状进行辨证论治。

2. **药膳养生**

（1）赤小豆鲫鱼汤

原料：赤小豆 60g，薏苡仁 60g，鲫鱼 1 条（约 300g），生姜 15g。

制法：薏苡仁洗净，用温水先浸 1 小时；赤小豆洗净。鲫鱼去鳞、腮及肠脏，洗净。把全部用料放入锅内，加清水适量，用武火煮沸后，再用文火煮 2 小时，调味即可。随意饮汤食鱼。

功效：健脾祛湿，排脓消痈。

适应证：主要用于大肠癌化疗时出现腹胀腹痛、口干口苦等症状。

（2）人参猪肚汤

原料：人参5g，黄连5g，炙甘草6g，大枣5枚，干姜15g，黄芩9g，半夏9g，猪肚1只，料酒10g，生姜10g，葱10g，盐6g。

制法：7种中药洗净，装入纱布袋内；生姜切片，葱切段；猪肚洗净。将纱布袋装入猪肚内，用绳扎紧口，放入炖锅内，加入清水，放入生姜、葱、料酒，置武火上烧沸，再用文火炖煮50分钟，加入盐搅匀。将猪肚捞起，除去药包，切成4cm长、2cm宽的长条，再放入锅内烧沸即成。

功效：补脾胃，益气血，消癌肿。

适应证：化疗后纳差、乏力等。

3. **中医运动养生**　患者化疗后易出现疲倦、乏力等症状，可通过各种养生运动（八段锦等）来提高机体功能，或者通过慢跑改善体能。

4. **穴位按摩**　选穴：内关、足三里、上脘。

5. **艾灸**　选穴：足三里、上脘、气海、关元、三阴交。

6. **耳穴压豆**　选穴：脾、胃、神门等耳穴。

7. **刮痧**　选穴：内关、足三里。

8. **饮食养生**　患者化疗后可能出现恶心、呕吐等消化道症状，应吃清淡、易消化、能量高的食物，多吃新鲜蔬菜、水果，以及高蛋白食物如牛奶、鸡蛋、鸡肉、排骨及鱼等。

9. **起居娱乐及精神养生**　患者化疗后可能出现白细胞计数降低等造血系统疾病表现，在起居方面应规律作息，保证足够的休息时间，避免去人多的公共场所。琴棋书画、旅游观光、艺术欣赏等娱乐活动可颐养身心。

八 大肠癌放疗中医康养

中医认为，放疗所用放射线为热毒之邪，易耗气伤阴，同时损伤脾肾，导致恶心、纳差等消化道反应，而且放疗后也会出现白细胞计数降低、贫血等血液系统疾病表现。中医康养应以益气养阴、补肾生髓为主，可减轻放疗引起的气阴两虚症状。食疗以益气养阴为主。

1. **中药调理** 根据患者放疗后的症状进行辨证论治。

2. **药膳养生**

桑椹白蜜膏

原料：鲜桑椹1 000g（或干货500g），女贞子100g，墨旱莲100g，白蜜适量。

制法：女贞子、墨旱莲洗净煎汤，去渣取汁备用。鲜桑椹洗净，去杂物，加水煎汤，过30分钟滤取煎液1次，加水再煎取液；取煎液2次后，合并备用。将女贞子、墨旱莲药汁和桑椹药汁用小火煮至黏稠时，加蜂蜜300g，煮沸停火，待冷却后，装瓶备用。服用时，每次1汤匙，以沸水冲化饮用，每天2次。

功效：滋补肝肾，益气生津，利水消肿，凉血止血。

适应证：放疗后肝肾阴虚、内热出血、肠燥、大便干结等。

3. **中医运动养生** 患者放疗后易出现口干、疲倦、乏力等症状，可通过各种养生运动来提高机体免疫功能，如练习津常咽来改善口干症状。津常咽的动作要领：舌尖微顶上腭，待感有津液涌出（唾液）充满口腔后，用舌搅拌数次，缓缓咽下。

4. **穴位按摩** 选穴：金津、玉液、承浆。

5. **艾灸** 选穴：足三里、三阴交。

6. **耳穴压豆** 选穴：渴点、内分泌、丘脑等耳穴。

7. **刮痧** 选穴：三阴交、足三里。

8. **饮食养生** 患者放疗后常出现口干等症状，应吃清淡、易消化、能量高的食物，多吃新鲜蔬菜、水果及高蛋白食物，忌辛辣刺激类食物。放疗所用放射线为热毒之邪，因此放疗期间宜多吃滋润清淡、甘寒生津的食物，如藕汁、梨汁、绿豆、西瓜、荸荠（马蹄）等。

9. **起居娱乐及精神养生** 患者放疗后除了出现口干等症状，也会出现白细胞计数降低等造血系统疾病表现，在起居方面应规律作息，保证休息时间充足，避免去人多的公共场所。患者应保持平和、乐观心态。

九 大肠癌靶向治疗中医康养

合并基因突变的大肠癌患者一般应接受靶向治疗。中医认为，靶向药物（如 TKI）可能具有"温热"特性，如患者服用后会出现皮疹、痤疮、舌红、尿黄、口干、口苦等症状，同时具有"寒凉"特性，如患者服用后出现腹泻等症状。中医康养应以健脾养阴为主。靶向药物（西妥昔单抗注射液、贝伐珠单抗注射液）治疗期间，药膳的主要作用是增敏解毒。

1. **中药调理** 根据患者服用靶向药物后的症状进行辨证论治。

2. **药膳养生**

（1）生地香蕉汤

原料：香蕉 2 根，鲜生地黄 50g。

制法：先将生地黄切片煮沸 10 分钟，弃药渣。香蕉去皮，冰糖适量，与生地黄水一起再煮，服水吃香蕉，每日 1 次。

功效：清热养阴通便。

适应证：大肠癌靶向治疗期间出现便血、大便秘结者。

（2）马齿苋蒲公英猪瘦肉粥

原料：猪瘦肉 60g，马齿苋 30g，蒲公英 15g，粳米 60g。

制法：马齿苋、蒲公英洗净；粳米洗净；猪瘦肉洗净，切丝。把全部用料一起放入锅内，加清水适量，用武火煮沸，再用文火煮成稀粥，调味即可。随意食用。

功效：清热解毒。

适应证：大肠癌靶向治疗期间出现口腔溃疡、皮疹者。

3. **中医运动养生** 患者靶向治疗后可出现皮疹、腹泻等症状，可通过各种养生运动来提高机体免疫功能，如居家练习八段锦等，以提高免疫力。

4. **穴位按摩** 选穴：天枢、下痢、足三里、曲池、血海。

5. **艾灸** 选穴：神阙、足三里、三阴交。

6. **耳穴压豆** 选穴：大肠、小肠、脾等耳穴。

7. **刮痧** 选穴：三阴交、足三里。

8. **饮食养生** 患者服用靶向药物后常出现皮疹、腹泻等症状，应吃清淡、易消化的食物，忌寒凉及辛辣刺激类食物。山药等具有健脾作用的食物可常服用。

9. **起居娱乐及精神养生** 患者口服靶向药物后最常见的不良反应是腹泻、皮疹等，在起居方面应保证充足的休息时间，保持乐观心态。聆听古典音乐或轻音乐有助于陶养身心。

十 大肠癌免疫治疗中医康养

晚期大肠癌后线治疗会采用靶向治疗联合免疫治疗；MSI-H 或 dMMR 者，一线治疗可采用免疫治疗。患者免疫治疗后常出现疲倦、乏力等不适，部分患者甚至出现皮疹、发热等。对于疲倦、乏力者，中医康养应以益气扶正为主；对于出现皮疹、发热者，中医康养应以凉血消疹、清热养阴为主。生物治疗（如 CTLA-4、PD-1/PD-L1 抑制剂等）期间的食疗原则以扶正和提高免疫力为主。

1. **中药调理** 根据患者使用免疫药物后出现的症状进行辨证论治。

2. **药膳养生**

（1）芡实六珍糕

原料：芡实、山药、茯苓、莲肉、薏苡仁、白扁豆各 30g，米粉 500g。

制法：将芡实、山药、茯苓、莲肉、薏苡仁、白扁豆加工成粉末，与米粉和匀即成。每日 2 次或 3 次，每次 6g，加糖调味，开水冲服。也可做成糕点食用。

功效：健脾止泻。

适应证：大肠癌，腹泻、纳差者，可协同提高免疫力。

（2）核桃莲肉糕

原料：核桃仁 100g，莲肉（去心）300g，芡实粉 60g，糯米 500g。

制法：核桃仁、莲肉加水煮烂，捣碎成泥。糯米浸水 2 小时后，与桃莲泥、芡实粉置盆内隔水蒸熟，稍凉切块，撒白糖 1 层。

功效：温肾健脾，厚肠止泻。

适应证：大肠癌脾肾虚弱者，可协同提高免疫力。

（3）黄芪参枣粥

原料：生黄芪300g，党参30g，甘草15g，粳米100g，大枣10枚。

制法：将生黄芪、党参、甘草浓煎取汁。粳米、大枣同煮，待粥成后兑入药汁调匀。

功效：补气养血。

适应证：大肠癌气血两虚者，可协同提高免疫力。

3. **中医运动养生** 患者免疫治疗后可出现疲倦、乏力、皮疹、腹泻等症状，可通过各种养生运动来提高机体免疫功能，如居家练习八段锦、五禽戏等，以提高免疫力。

4. **穴位按摩** 乏力选穴：足三里、下痢、百会。

皮疹选穴：曲池、血海。

5. **艾灸** 乏力选穴：百会、气海、关元。

腹泻：神阙、足三里、三阴交。

6. **耳穴压豆** 乏力选穴：大肠、小肠、脾。

7. **刮痧** 选穴：命门、足三里、三阴交。

8. **饮食养生** 患者免疫治疗期间常出现疲倦、乏力、皮疹、腹泻等症状，应吃清淡、高蛋白、高能量及易消化的食物，忌寒凉类食物。

9. **起居娱乐及精神养生** 患者免疫治疗期间最常见的不良反应是乏力、疲倦、皮疹等，在起居方面应规律作息，保证充足的休息时间。聆听音乐、外出旅游等文娱活动有助于保持心情愉悦。

十一 常见并发症中医康养

对于严重的腹水、便血等并发症，建议至医院就诊。对于症状轻的并发症，可选择中医康养。

（一）腹水

1. **中药调理** 应根据患者症状进行辨证论治。

2. **药膳养生**

（1）葶苈大枣鲫鱼汤

原料：鲫鱼 500g，葶苈子 30～60g，大枣 10 枚。

制法：鲫鱼活杀，去鳞及内脏后洗净；葶苈子用布包，煎煮后取汁。将鲫鱼、大枣一起入葶苈汁内煮熟，加酒少量、姜 2 片、葱花及盐（少量）等调料。每日分 2 次食用。

功效：降气平喘，利水抗癌。

适应证：大肠癌合并腹水者。

（2）赤小豆怀山粥

原料：赤小豆 30g，怀山药 100g，粳米 100g。

制法：赤小豆加水煮 1 小时，过滤取汁，再加怀山药、粳米煮成粥食用。

功效：健脾利水。

适应证：大肠癌合并腹水、白蛋白水平低者。

3. **中医运动养生** 患者合并腹水时常伴有气促，可居家练习简易的八段锦等，以提高免疫力。

4. **穴位按摩** 选穴：阳陵泉、足三里、三阴交、京门。

5. **艾灸** 选穴：三阴交、关元、水道、中极。

6. **耳穴压豆** 选穴：肾、脾等耳穴。

7. **刮痧** 选穴：水道、中极。

8. **饮食养生** 患者出现腹水后应吃高蛋白食物。赤小豆、冬瓜等食物有一定的利水作用，可常食用。忌寒凉类食物。

9. **起居娱乐及精神养生** 患者出现腹水后最常见的不良反应是腹胀、腹痛等，在起居方面应保证充足的休息时间。居家聆听音乐有助于保持良好心态。

（二）便血

1. **中药调理** 根据患者便血等症状进行辨证论治。应至医院咨询中医或中西医结合医师，由医师辨证论治。

2. **药膳养生**

（1）三七地榆仙鹤草汤

原料：三七 10g，地榆 20g，仙鹤草 30g，鸡肉 250g，生晒参 5g。

制法：将三七、仙鹤草、地榆捣碎，鸡肉、生晒参洗净。将全部原料放入锅中，加清水适量，用小火煮 1 小时，加盐调味，吃肉饮汤。

功效：扶正补虚，祛瘀止血。

适应证：大肠癌，症见便血、腹痛者。

（2）槐花三七鸡汤

原料：槐花 30g，三七 15g，乌骨鸡 1 只（约 500g），生姜、葱、盐适量。

制法：将槐花、三七洗净后放水中泡 15 分钟，乌骨鸡去内脏及头颈，与生姜、葱一起放入锅内，加适量水，用大火烧开，然后改用小火炖 30 分钟，之后再加入少量盐调味即可。

功效：养阴止血。

适应证：大肠癌出现便血等症状者。

3. 中医运动养生　患者合并便血，可居家进行简单的运动以增强体质，不建议剧烈运动。

4. 穴位按摩　选穴：孔最、鱼际、隐白、神门。

5. 艾灸　选穴：隐白、孔最。

6. 耳穴压豆　选穴：肾上腺、脾等耳穴。

7. 刮痧　选穴：阴郄、孔最。

8. 饮食养生　患者出现便血后应吃清淡、高能量、高蛋白食物，忌辛辣刺激食物。

9. 起居娱乐及精神养生　患者出现便血症状，在起居方面应静卧，保证充足的休息时间。居家聆听古典音乐有助于放松心态。

十二　患者随访

（一）结肠癌

1. Ⅰ～Ⅲ期结肠癌的术后随访　Ⅰ期：每6个月随访1次，共5年；Ⅱ期、Ⅲ期：每3个月随访1次，共3年；然后每6个月随访1次，至术后5年；5年后，每年随访1次。随访内容包括体格检查、癌胚抗原（CEA）、肝脏超声检查（Ⅰ期、Ⅱ期）、每年1次胸腹盆部CT（Ⅲ期或CEA、超声异常时）、结肠镜检查。症状恶化或有新发症状者，即时随访。

2. Ⅳ期转移瘤R0切除/毁损后　无临床症状或症状稳定者，头3年每3个月随访1次，然后每6个月随访1次至术后5年，5年后每年随访1次。随访内容包括体格检查、CEA、每6～12个月1次胸腹盆部增强CT。症状恶化或有新发症状者，即时随访。

（二）直肠癌

1. **Ⅰ～Ⅲ期直肠癌的术后随访** Ⅰ期：每 6 个月随访 1 次，共 5 年；Ⅱ期、Ⅲ期：每 3 个月随访 1 次，共 3 年；然后每 6 个月随访 1 次，至术后 5 年；5 年后每年随访 1 次。随访内容包括体格检查、CEA、肝脏超声检查（Ⅰ期、Ⅱ期）、每年 1 次盆腔增强 MRI、每年 1 次胸腹部增强 CT（Ⅲ期或 CEA、超声异常时）、结肠镜检查。症状恶化或有新发症状者，即时随访。

2. **Ⅳ期转移瘤 R0 切除 / 毁损后** 无临床症状或症状稳定者，头 3 年每 3 个月随访 1 次，然后每 6 个月随访 1 次至术后 5 年，5 年后每年随访 1 次。随访内容包括体格检查、CEA、每 6～12 个月 1 次胸腹部增强 CT、盆腔增强 MRI。症状恶化或有新发症状者，即时随访。

（杨慧玲　杨小兵　邓育　龙顺钦　吴万垠）

第十章

胰腺癌

胰腺癌属于消化系统肿瘤，是一种恶性程度极高的肿瘤，死亡率及预后极差，有着"癌中之王"的称号。2024 年国家癌症中心发布的癌症监测数据显示，2022 年我国胰腺癌新发病例数为 11.87 万，占到了新发癌症的 2.46%，在所有癌症的发病率中排第十。

一 胰腺癌的病因

1. **个体因素**　年龄、遗传因素、家族史。

2. **生活方式**　抽烟、饮酒、高脂肪和高动物蛋白饮食等生活方式可能促进胰腺癌发生。

3. **感染因素**　肝炎病毒感染、消化道链球菌数量减少和牙龈卟啉单胞菌数量增多会增加胰腺癌发病风险。

4. **慢性疾病**　糖尿病、胰腺炎、胆石症等多种因素都可能与胰腺癌的发病有关。

5. **癌前病变**　胰腺导管上皮不典型增生是胰腺癌的癌前病变。

二 胰腺癌的症状

1. **腹部不适或腹痛**

2. **黄疸**

3. **糖尿病相关症状**

4. **消瘦和乏力**

5. **消化道症状** 纳差、消化不良等。

三 胰腺癌的辅助检查

1. **实验室检查**

（1）生化检查：血胆红素水平升高，伴酶学的改变，胰管压迫或梗阻时可能有血淀粉酶水平一过性升高。

（2）血清肿瘤标志物检查：CA19-9、CEA、CA125、CA242 等。其中，CA19-9 最为常用，诊断价值最高。

2. **影像学检查**

（1）B 超：①常规 B 超；②超声内镜检查术（EUS）。

（2）增强 CT：能清晰显示肿瘤外观、大小、位置，胰管、胆管及肿瘤周围血管、邻近器官。

（3）增强 MRI：胰腺癌鉴别诊断困难时，可作为增强 CT 的重要补充。

（4）磁共振胰胆管成像（MRCP）：可清晰显示胰胆管全貌。

（5）PET-CT/PET-MRI：在评估全身肿瘤负荷、疗效评估、复发监测等方面有一定优势。

四 胰腺癌的病理诊断

1. **胰腺癌的病理学分型**　根据 WHO 分类，胰腺恶性肿瘤按组织起源分为上皮来源和非上皮来源，前者主要包括来自胰腺导管上皮、腺泡细胞和神经内分泌细胞的胰腺导管腺癌、腺泡细胞癌、神经内分泌瘤及各种混合性肿瘤等。

2. **细针吸取细胞学检查**　胰腺的细针吸取（FNA）具有简单、可靠、安全等优点，对胰腺癌的定性具有重要的意义。胰腺的 FNA 方式主要包括经十二指肠镜从胰管、十二指肠壁直接穿刺胰腺；在 B 超、CT 引导下经皮细针穿刺胰腺组织；术中或腹腔镜直视下穿刺。

五 胰腺癌的西医治疗

手术切除是胰腺癌获得治愈机会和长期生存的唯一有效方法；中晚期胰腺癌以化疗为主。放疗及靶向治疗也有一定效果。MSI-H 及 dMMR 型胰腺癌能从免疫治疗中获益。

六 胰腺癌术后中医康养

胰腺癌手术损害患者气血，导致气血亏虚或气虚血瘀。中医康养应以扶正补虚为主，同时兼顾祛邪。

1. **中药调理**　根据患者术前、术后症状进行辨证论治。

2. **药膳养生**

（1）参归乌鸡汤

原料：当归、枸杞各 30g，人参 10g，乌鸡 1 只（约 500 ~ 700g），

橘皮 10g，葱、姜、盐、米酒各适量。

制法：乌鸡去皮、内脏、脚皮，洗净。当归、人参、枸杞、橘皮、葱、姜洗净切碎，加入米酒，和盐一起放入鸡腹内。将乌鸡放入砂锅内，加清水适量，烧开后，转用慢火煨炖至熟透，即可食用。

功效：益气养血，补虚退热，大补元气。

适应证：胰腺癌术后气血虚亏、食欲不振等。

（2）香菇蒸鲤鱼

原料：鲤鱼1条，水发香菇50g，生姜100g，冬笋100g，冬瓜皮50g，火腿肉50g，料酒、盐少许。

制法：鲤鱼洗净，冬笋、火腿肉切薄片，香菇切丁，生姜、冬瓜皮切丝。将香菇、生姜、冬笋、冬瓜皮、火腿肉一起放入鱼腹中，并加入调料，随后将鲤鱼放入盘中，剩余的火腿肉、冬笋、香菇可以围在鲤鱼的四周，加调料，上锅蒸熟即可。

功效：消肿利水，健脾益气。

适应证：胰腺癌术后脾虚湿蕴者。

（3）龙眼猪骨炖乌鱼

原料：龙眼肉50g，猪脊骨（连肉带髓）500g，乌鱼500g，盐、冷水适量。

制法：龙眼肉洗净，猪脊骨剁碎，乌鱼杀后去肠杂并切块，然后一起入锅，加水适量，用文火煎熬至肉烂，放盐调味，即可食用。

功效：健脾生血，滋肾养阴。

适应证：胰腺癌术后气阴两虚者。

（4）当归鳝鱼汤

原料：当归15g，党参15g，鳝鱼丝500g，黄酒、酱油、白糖各30g，葱花、姜末、水淀粉等适量。

制法：把当归、党参一起放在碗里，加 100g 水，隔水蒸 20 分钟左右。将锅在旺火上烧热后，放少许油、葱花、姜末，煸出香味后，将鳝鱼丝倒入煸炒，接着加黄酒、酱油、白糖炒匀，再倒入蒸过的当归、党参，加 30g 鲜汤，用小火焖煮 5 分钟左右。用水淀粉勾芡，浇点熟油，再淋些麻油即可。

功效：补气生血，通络定痛。

适应证：胰腺癌术后气血亏虚，疲倦乏力者。

（5）太子参鸡汤

原料：太子参 15g，鸡肉适量。

制法：将太子参洗净，与洗净的鸡肉同放入锅内，用小火炖煮至鸡肉熟烂，加入佐料再煮两沸即成。吃鸡饮汤。太子参可同时嚼食。

功效：益气健脾，补精添髓。

适应证：胰腺癌术后身体虚弱，气血不足者。

（6）补虚正气粥

原料：炙黄芪 50g，人参 5g，粳米 150g，白糖少许。

制法：炙黄芪、人参切薄片，用冷水浸泡半小时后，入砂锅煮沸，再改小火煎取浓汁。将粳米和药液加入适量清水中，用文火煮至粥熟。粥成后，入白糖少许，稍煮片刻即可食用。

功效：补气扶虚，健脾益胃。

适应证：胰腺癌术后正气不足，食欲不振者。

3. **中医运动养生** 运用传统的体育运动方式进行锻炼，以活动筋骨，调节气息，静心宁神，从而畅达经络，疏通气血，和调脏腑，达到增强体质、益寿延年的目的，这种养生方法称运动养生，又称传统健身术。中医养生功法包括太极拳、气功、八段锦、五禽戏、易筋经等。

4. **穴位按摩** 选穴：中脘、足三里、内关等。

5. **艾灸** 选穴：足三里、中脘、关元。

6. **耳穴压豆** 选穴：胰、脾等耳穴。

7. **刮痧** 选穴：膀胱经、胃经腧穴。

8. **饮食养生** 患者术后体质偏虚，在营养方面应注意饮食均衡，吃清淡、易消化、能量高的食物，多吃新鲜蔬菜、水果及高蛋白食物。蔬菜、水果富含维生素 C，有助于伤口愈合；高蛋白食物如牛奶、鸡蛋、鸡肉、排骨及鱼等，有助于机体康复。

9. **起居娱乐及精神养生** 患者术后体虚，在起居方面应注意劳逸结合，规律作息，保证足够的休息时间，避免去人多的地方。各种娱乐活动，如琴棋书画、花木鸟鱼、旅游观光、艺术欣赏等，可怡神养性，防病健身。

七 胰腺癌化疗中医康养

胰腺癌化疗常造成消化道反应和骨髓抑制。中医认为，化学药物损伤脾肾，导致脾气不足、肾精亏虚，骨不生髓，从而出现恶心、呕吐或腹泻等消化道反应，并且容易出现白细胞计数降低、贫血等血液系统疾病表现。中医康养应以调理脾胃、减轻副作用为主。

1. **中药调理** 根据患者化疗后的症状进行辨证论治。

2. **药膳养生**

（1）茯苓赤小豆薏仁粥

原料：赤小豆 50g，白茯苓粉 20g，薏苡仁 100g。

制法：赤小豆、薏苡仁洗净，用水浸泡使之变软。赤小豆先下锅内加水煎煮，煮至赤小豆皮裂时，加入薏苡仁继续煮，直至熟烂成粥，再加入白茯苓粉拌匀，略煮片刻即可食用。

功效：健脾胃，利水消肿，抗癥瘕、结聚。

适应证：胰腺癌化疗时出现水肿、乏力、腹部胀满等。

（2）猪胰海带汤

原料：猪胰1条（约100g），海带20g，接骨木15g，姜汁、盐、清鸡汤、米酒、花生油、酱油各适量。

制法：接骨木切段，装入纱布袋内扎口，加水煎煮取药汁。猪胰切开去筋膜，洗净，切成薄片，入滚水内烫一下，除去污血，捞出。海带用温水泡发后洗净，切成细丝。将锅烧热后加入花生油，待油约五成热，加猪胰片快炒，再加姜汁、清鸡汤、药汁、海带、米酒、盐、酱油，烧开撇去浮沫，转用小火，烧至熟透。调味，起锅盛入碗内食用。

功效：补虚益脾，清热解毒，软坚散结。

适应证：胰腺癌化疗后食欲不振、腹痛、发热等。

（3）赤小豆鲤鱼汤

原料：大鲤鱼1尾（约1 000g），赤小豆50g，陈皮6g，玫瑰花15g，姜、盐、鸡汤、绿叶蔬菜各适量。

制法：鲤鱼去磷、鳃和内脏，洗净待用。赤小豆洗净，加水煮开后（赤小豆汤留用），将赤小豆与陈皮放入鱼腹内。将鲤鱼放入盆内，加入姜、盐、赤小豆汤、鸡汤、玫瑰花，上蒸笼蒸约60～90分钟，待鲤鱼熟透后即可取出。将绿叶蔬菜用开水烫熟后，放入鱼汤即可。

功效：活血化瘀，理气散结，利水消肿。

适应证：胰腺癌化疗后气滞血瘀、食欲不振、脾失健运等。

3. 中医运动养生 患者化疗后易出现疲倦、乏力等症状，可通过各种养生运动（八段锦等）来提高机体功能，或者通过慢跑改善体能。

4. **穴位按摩** 选穴：内关、足三里、上脘。

5. **艾灸** 选穴：足三里、中脘、气海、关元、三阴交。

6. **耳穴压豆** 选穴：脾、神门等耳穴。

7. **刮痧** 选穴：膀胱经、胃经腧穴。

8. **饮食养生** 患者化疗后可能出现恶心呕吐、腹泻腹胀等症状，在营养方面应注意饮食均衡，吃清淡、易消化、能量高的食物。高蛋白食物如牛奶、鸡蛋、鸡肉、排骨及鱼等，有助于机体康复。

9. **起居娱乐及精神养生** 患者化疗后可能出现白细胞计数、血小板计数降低，在起居方面应注意劳逸结合，规律作息，保证足够的休息时间，避免去人流量大的地方。琴棋书画、花木鸟鱼、艺术欣赏等轻松的娱乐活动，可怡神养性，防病健身。

八 胰腺癌放疗中医康养

中医认为，放疗所用放射线为热毒之邪，易伤津耗气，同时易损伤脾肾，导致恶心、纳差等消化道反应，而且放疗后也会出现白细胞计数降低、贫血等血液系统疾病表现。中医康养应以益气养阴、补肾生髓为主。

1. **中药调理** 根据患者放疗后的症状进行辨证论治。

2. **药膳养生**

（1）放疗减毒药膳（广东省中医院刘伟胜提供）

原料：绿豆、臭草、粳米、鲜鱼腥草各 50g。

制法：取以上药膳原料，加水 1 000ml，用小火熬煮半小时后，加入调料（食用盐）。午餐及晚餐时服用。放疗前开始服用，放疗过程中每天 1 剂，分 2 次服用。

功效：益气养阴，清热解毒。

适应证：主要用于胰腺癌放疗期间出现口渴、咽干等阴虚毒热征象者。

（2）桃仁生地粥

原料：桃仁21g，生地黄30g，桂心10g，粳米100g，生姜适量。

制法：桃仁去皮，桂心研末。将生地黄、桃仁、生姜加入适量的酒中，浸泡取汁。粳米下锅内，加适量水烧开，再加入前述药酒，转用文火煮成粥，调入桂心粉末。早晚空腹食用。

功效：活血祛瘀，滋阴清热。

适应证：胰腺癌放疗后气滞血瘀阴虚者。

（3）龟甲黑枣丸

原料：龟甲数块，黑枣肉适量。

制法：将龟甲炙黄研成末，黑枣肉捣碎，混合后制成丸即成。每日1次，每次10g，用白开水送下。

功效：滋阴益胃。

适应证：胰腺癌放疗后气阴两虚者。可缓解胰腺癌患者烦热、口干、食欲不振等症。

3. **中医运动养生**　患者放疗后易出现口干、疲倦、乏力、腹胀等症状，可通过各种养生运动来提高机体免疫功能，如通过练习津常咽来改善口干症状。津常咽的动作要领：舌尖微顶上腭，待感有津液涌出（唾液）充满口腔后，用舌搅拌数次，缓缓咽下。也可以用腹常旋缓解。腹常旋的动作要领：双手搓热，然后重叠，用掌心[以脐（神阙）为中心]先顺时针摩腹旋转50次，后逆时针摩腹旋转50次。能顺气、消积。

4. **穴位按摩**　选穴：金津、玉液、承浆、足三里、内关等。

5. **艾灸**　选穴：足三里、三阴交、太溪等。

6. **耳穴压豆**　选穴：渴点、内分泌、丘脑、胰等耳穴。

7. **刮痧**　选穴：三阴交、足三里。

8. **饮食养生**　患者放疗后常出现口干等症状，应吃清淡、易消化、能量高的食物，多吃新鲜蔬菜、水果及高蛋白食物，忌辛辣刺激类食物。放疗所用放射线为热毒之邪，因此放疗期间宜多吃滋润清淡、甘寒生津的食物，如藕汁、梨汁、绿豆、西瓜、荸荠（马蹄）等。

9. **起居娱乐及精神养生**　患者放疗后除了出现口干等症状，也会出现白细胞计数降低等造血系统疾病表现，在起居方面应规律作息，保证休息时间充足，避免去人多的公共场所。患者应保持平和、乐观心态。

九　胰腺癌靶向治疗中医康养

胰腺癌患者合并基因突变时可以考虑靶向治疗，但是中医理论认为，靶向药物（如 TKI）可能具有"温热"特性，如患者服用后会出现皮疹、痤疮、舌红、尿黄、口干、口苦等症状，同时具有"寒凉"特性，如患者服用后出现腹泻等症状。中医康养应以健脾补气、清热养阴为主。

1. **中药调理**　根据患者服用靶向药物后的症状进行辨证论治。

2. **药膳养生**

（1）泥鳅马齿苋豆腐

原料：泥鳅 600g，马齿苋 60g，豆腐 250g，盐、葱、姜、黄酒、麻油各适量。

制法：马齿苋洗净切碎，豆腐用开水烫开一下、切成小块。泥鳅去鳃、内脏，洗净，放入锅内，加盐、葱、姜、黄酒和清水各适量，用大火烧开，再将马齿苋、豆腐一并放入锅内，转用小火炖煮。炖至熟烂，加入麻油调味，装盘食用。

功效：清热解毒，利湿消肿，益气补中。

适应证：胰腺癌靶向治疗中出现发热等阴虚表现。

（2）口腔黏膜炎药膳

原料：白茅根100g，马蹄10个，甘蔗3节（剖开），胡萝卜3个（切片）。

制法：所有原料加水约1 000ml，煮沸后用小火再煮30～45分钟，冷却后作为凉茶每日多次饮用。

功效：清热养阴，生津愈疡。

适应证：肿瘤放化疗或应用酪氨酸激酶抑制剂（厄洛替尼）治疗或肿瘤患者免疫功能低下引起的口腔溃疡、口腔疼痛等症状。

（3）栀子枸杞粥

原料：栀子仁5～10g，鲜藕10g，白茅根30g，枸杞40g，粳米130g。

制法：将栀子仁、白茅根、枸杞装入纱布袋内，加水煮，煎取药汁。将药汁、鲜藕、清水与粳米一起烧开后，转文火煮成稀粥。可加适量蜂蜜调味，早晚服用。鲜藕则可切片食用。

功效：清热利湿，凉血止血，除烦止渴。

适应证：胰腺癌靶向治疗后出现口腔溃疡或皮疹明显者。

（4）百合煮蜂蜜水

原料：百合小半斤，蜂蜜约20g。

制法：将百合与蜂蜜搅拌后，用蒸锅蒸约20分钟，直到慢慢融化成蜂蜜水。

功效：能改善胰腺癌患者靶向治疗导致的阴虚表现，还能缓解肺热烦闷、咽喉干痛等症状。

（5）山药粥

原料：大米 100g，山药 100g。

制法：将大米洗干净后，与山药一起放入盛水（约 1 000ml）的锅里，用大火煮沸，再用小火熬煮半小时，加入调料，早晚服用。

功效：健脾止泻。

适应证：主要用于胰腺癌靶向治疗时大便次数多或稀烂者。

（6）红枣莲子粥

原料：红枣 20 枚，莲子 15g，大米 100g。

制法：将红枣、莲子、大米洗净后加入适量清水，用旺火煮沸，再改用小火熬煮成粥，食用。

功效：益气健脾，补虚健身。

适应证：胰腺癌靶向治疗后出现脾胃虚弱者，症见食欲不振、消化不良、体倦乏力、大便溏泄等。

3. **中医运动养生** 患者靶向治疗后可出现皮疹、腹泻等症状，可通过各种养生运动来提高机体免疫功能，如可居家练习八段锦、太极拳等，以提高免疫力。

4. **穴位按摩** 选穴：风池、下痢、足三里、曲池、血海。

5. **艾灸** 选穴：天枢、神阙、足三里、三阴交。

6. **耳穴压豆** 选穴：大肠、小肠、脾、胰等耳穴。

7. **刮痧** 选穴：膀胱经、胃经腧穴。

8. **饮食养生** 患者服用靶向药物后常出现皮疹、腹泻等症状，应吃清淡、易消化的食物，忌寒凉及辛辣刺激类食物。山药、白术等具有健脾作用的食物可常服用。

9. **起居娱乐及精神养生** 患者口服靶向药物后最常见的不良反应

是腹泻、皮疹等，在起居方面应保证充足的休息时间，保持乐观心态。聆听古典音乐或轻音乐有助于陶养身心。

十 胰腺癌免疫治疗中医康养

具有微卫星高度不稳定性（MSI-H）、错配修复缺陷（dMMR）或高肿瘤突变负荷（TMB）分子特征的局部进展或合并远处转移的胰腺癌可选择 PD-1 单抗免疫治疗。患者免疫治疗后常出现疲倦、乏力等不适，部分患者甚至出现皮疹、发热等。对于疲倦、乏力者，中医康养应以益气扶正为主；对于出现皮疹、发热者，中医康养应以凉血消疹、清热养阴为主。

1. **中药调理**　根据患者使用免疫药物后出现的症状进行辨证论治。

2. **药膳养生**

（1）参芪茶

原料：人参 10g，黄芪 20g。

制法：将人参、黄芪加入适量水（500～1 000ml）中，用武火煮沸后，再用文火煮 20 分钟，然后盛放在保温杯中，当茶饮用。

功效：健脾益气。

适应证：胰腺癌免疫治疗期间出现纳差、疲倦、乏力者（部分西医学者认为，免疫治疗期间不能服用人参或黄芪水。中医认为，患者辨为气虚，便可服用）。

（2）薏苡仁山药粥

原料：薏苡仁 10g，山药 10g（鲜山药 50g），大米 100g，水适量。

制法：将薏苡仁、山药、大米洗净后加入适量清水，用旺火煮沸，再改用小火熬煮成粥，食用。

功效：健脾益气。

适应证：胰腺癌免疫治疗期间合并贫血，出现乏力、疲倦等症状者。

（3）五指毛桃炖鸡汤

原料：五指毛桃 50g，乌骨鸡 1 只（约 500g），生姜、葱、盐、调料适量。

制法：将五指毛桃洗净后放水中泡 15 分钟，乌骨鸡去内脏及头颈，与除调料外的其他原料一起放入锅内，加适量水，用大火烧开，然后改用小火炖 30 分钟，之后再加入调料调味即可。

功效：健脾益气。

适应证：胰腺癌免疫治疗期间出现乏力、疲倦等症状者。

（4）山药栗子粥

原料：山药 300g，熟栗子 100g，大米 50g，糯米 50g，枸杞 10g，红枣 5g。

制法：山药去皮、切块，熟栗子去皮，红枣洗净。将大米、糯米淘洗干净后放入锅中，加山药和红枣，再加水 1 000ml，开火煮到 40 分钟时放入熟栗子和枸杞，再煮 10 多分钟即可。

功效：健脾补肾，益气补肝。

适应证：胰腺癌免疫治疗后出现免疫力低下，症见腹泻、倦怠乏力等。

（5）丝瓜蚝豉蛋花汤

食材：丝瓜 1 根，干蚝豉 30g，瘦肉 100g，鸡蛋 1 个，盐适量。

制法：丝瓜去皮切块，干蚝豉泡开洗净，瘦肉洗净切片。热油起锅，先将肉片、丝瓜稍炒一会，再加蚝豉和适量水煮 20 分钟左右，然后打入蛋花煮沸即关火，调入适量盐即可。

功效：清热利湿，生津止渴。

适应证：胰腺癌免疫治疗期间发热者（腹泻者不建议食用）。

3. **中医运动养生**　患者免疫治疗后可出现疲倦、乏力、皮疹、腹泻等症状，可通过各种养生运动来提高机体免疫功能，如可居家练习八段锦、五禽戏、易筋经等，以提高免疫力。

4. **穴位按摩**　选穴：足三里、下痢、百会、风池、中脘。

5. **艾灸**　选穴：百会、气海、关元、三阴交。

6. **耳穴压豆**　选穴：大肠、小肠、脾、胰。

7. **刮痧**　选穴：太溪、复溜、足三里。

8. **饮食养生**　患者免疫治疗期间常出现疲倦、乏力、皮疹、腹泻等症状，应吃清淡、高蛋白、高能量及易消化的食物，忌寒凉类食物。

9. **起居娱乐及精神养生**　患者免疫治疗期间最常见的不良反应是乏力、疲倦、皮疹等，在起居方面应规律作息，保证充足的休息时间。聆听音乐、外出旅游等文娱活动有助于保持心情愉悦。

十一　常见并发症中医康养

对于严重的恶性腹腔积液、胆道梗阻、难以忍受的疼痛等并发症，建议至医院就诊。对于症状轻的并发症，如恶心、呕吐、腹痛、黄疸和糖尿病等，可选择中医康养。

（一）消化系统症状

1. **中药调理**　根据患者症状进行辨证论治。

2. 药膳养生

（1）赤小豆怀山粥

原料：赤小豆 30g，怀山药 100g，粳米 100g。

制法：赤小豆加水煮 1 小时，过滤取汁，再加怀山药、粳米煮成粥食用。

功效：健脾利水。

适应证：胰腺癌合并腹水及白蛋白水平低者。

（2）山楂甜橙莲子糊

原料：山楂肉 15g，甜橙一大个，石莲子肉 60g，冰糖适量。

制法：甜橙绞橙汁备用，石莲子肉研细粉。先在锅内加水适量，放入山楂肉煮沸半小时后去渣，再加入冰糖适量，然后加入橙汁搅匀，最后放入莲子粉调糊，温服。

功效：行气祛瘀，消食开胃。

适应证：胰腺癌体质虚衰、脘腹胀满不思饮食者。

（3）山药扁豆粥

原料：怀山药 30g，白扁豆 10g，粳米 100g。

制法：山药洗净、去皮、切片。白扁豆煮半熟后，加粳米、怀山药煮成粥。每日 2 次，早、晚食用。

功效：健脾化湿。

适应证：胰腺癌脾虚、泄泻等。

（4）茵陈红糖饮

原料：茵陈 15g，红糖 30g。

制法：将茵陈洗净，入锅加水适量，煎煮 30 分钟去渣取汁，趁热加入红糖，待红糖溶化即成。

功效：清热利湿退黄。

适应证：胰腺癌肝胆湿热内蕴者。

（5）消胀粥

原料：生薏苡仁 100g，茅苍术 20g，炒山楂 30g，谷麦芽（炒焦）各 50g，莱菔子 50g。

制法：上料捣碎后，置锅中，加水，用小火焖煮成粥。每次 1 小碗，作点心，一日 2 ~ 3 次。

功效：健脾祛湿，消食和胃。

适应证：胰腺癌气滞腹胀纳差者。

3. **中医运动养生** 胰腺癌患者常伴有腹痛等症状，可居家练习简易的八段锦等，以提高免疫力。

4. **穴位按摩** 选穴：中脘、合谷、章门、公孙。

5. **艾灸** 选穴：合谷、关元、足三里、中脘。

6. **耳穴压豆** 选穴：肾、脾、胰等耳穴。

7. **刮痧** 选穴：膀胱经、胃经腧穴。

8. **饮食养生** 患者出现腹痛、腹胀、腹水等并发症，应吃高蛋白食物。赤小豆、白术、薏苡仁等有一定的健脾利水作用，可常食用。忌寒凉类食物。

9. **起居娱乐及精神养生** 胰腺癌患者最常见的不良反应是腹痛、腹泻、黄疸等，在起居方面应保证充足的休息时间。居家聆听音乐有助于保持良好心态。

（二）慢性糖尿病

1. **中药调理** 根据患者症状进行辨证论治。

2. **药膳养生**

（1）杞子麦冬蛋丁

原料：枸杞、麦冬各约 10g，猪瘦肉 30g，鸡蛋 5 个。

制法：猪瘦肉剁碎，鸡蛋打碎隔水蒸、切成粒状，麦冬用沸水煮熟后切成碎末。将猪瘦肉、枸杞、麦冬、蛋粒一起炒匀即可。

功效：养阴，补益肝肾。

适应证：胰腺癌伴慢性糖尿病者，症见手足心热、盗汗、头昏目涩、腰膝酸软。

（2）桃仁生地粥

原料：桃仁21g，生地黄30g，桂心10g，粳米100g，生姜适量。

制法：桃仁去皮，桂心研末。将生地黄、桃仁、生姜加入适量的酒中，浸泡取汁。粳米下锅内，加适量水烧开，再加入前述药汁，转用文火煮成粥，调入桂心粉末，早晚空腹食用。

功效：活血祛瘀，滋阴清热。

适应证：胰腺癌出现气滞血瘀阴虚等。

（3）猪胰海带汤

原料：猪胰1条（约100g），淡菜30g，海带20g，肿节风15g，姜汁3g，调料适量。

制法：将肿节风切段后装入纱布袋，加水煎煮取药汁。猪胰洗净，在沸水内汆一下。淡菜去毛，海带温水泡发后洗净。锅热入花生油，将猪胰片煸炒，下入姜汁，加入鸡清汤、药汁、淡菜、海带、料酒、盐、酱油、烧沸，用小火烧熟透，味精调味，即可。

功效：补虚益脾，清热解毒，软坚散结。

适应证：胰腺癌伴慢性糖尿病，症见食欲不振、腹痛、发热、消瘦、腹内肿块者。

（4）丝瓜蚬豉蛋花汤

原料：丝瓜1根，干蚬豉30g，瘦肉100g，鸡蛋1个，盐适量。

制法：丝瓜去皮切块，干蚬豉泡开洗净，瘦肉洗净切片。热油起锅，先将肉片、丝瓜稍炒一会，再加蚝豉和适量水煮 20 分钟左右，然后打入蛋花煮沸即关火，调入适量盐即可。

功效：清热除烦，生津止渴。

适应证：胰腺癌出现阴虚内热型糖尿病症状。

3. **中医运动养生**　胰腺癌合并慢性糖尿病常伴有低热、盗汗等症状，患者可居家练习简易的八段锦等，以提高免疫力。

4. **穴位按摩**　选穴：中脘、三阴交、中渚、公孙、胃脘下俞。

5. **艾灸**　选穴：三阴交、关元、足三里。

6. **耳穴压豆**　选穴：内分泌、脾、胰等耳穴。

7. **刮痧**　选穴：膀胱经、胃经腧穴，三阴交。

8. **饮食养生**　患者出现糖尿病等并发症应吃高蛋白食物。赤小豆、白术、薏苡仁等有一定的健脾利水作用，可常食用。忌高糖高脂类食物。

9. **起居娱乐及精神养生**　胰腺癌患者出现多食易饥、潮热盗汗等症状后，在起居方面应保证充足的休息时间。居家聆听音乐有助于保持心态良好。

十二　患者随访

1. **术后随访**　术后第 1 年，建议每 3 个月随访 1 次；第 2～3 年每 3～6 个月随访 1 次；之后每 6 个月随访 1 次，随访时间至少 5 年。胰腺癌根治切除术后的复发率接近 80%，即使生存时间超过 5 年的患者也会出现复发。

随访项目除病史和体征外，包括血常规、血液生化、血清肿瘤标志物，胸部 CT、全部（包括盆腔）增强 CT 等检查。怀疑肝转移或骨转移者，加行肝脏增强 MRI 和骨扫描，必要时行正电子发射体层摄影（PET）。近年来，液态活检标志物由于在根治性切除术后随访中能更早发现复发转移而开始得到重视。

2. **晚期胰腺癌** 晚期或合并远处转移的胰腺癌患者，应至少每 2~3 个月随访 1 次。随访包括血常规、血液生化，CA19-9、CA125、CEA 等血清肿瘤标志物，胸部 CT、上腹部增强 CT 等检查，必要时复查 PET-CT。随访目的是综合评估患者的营养状态和肿瘤进展情况等，以便及时调整综合治疗方案。

（王锐　王苏美　杨小兵　吴万垠）

第十一章

乳腺癌

乳腺癌是乳腺导管上皮细胞在各种内外致癌因素的作用下异常增生后恶性变形成的肿瘤。国际癌症研究机构（IARC）调查的数据显示，2022年全球癌症新发病例约1 996.48万例，其中女性乳腺癌230.89万例，占11.6%，仅次于肺癌，位居第二；全球癌症死亡约973.68万例，其中女性乳腺癌66.57万例，占6.9%，居第四位。在我国，乳腺癌的发病率在女性癌症中居于首位，并且呈逐年升高的趋势。

一 乳腺癌的病因

1. **激素**　雌激素会导致乳腺癌的患病风险增加。

2. **遗传**　乳腺癌有一定的遗传倾向。

3. **饮食习惯**　高脂饮食、营养过剩等会影响乳房组织内雌激素的浓度而引发乳腺癌。

4. **辐射**　胸部接受过高剂量电离辐射（如 X 射线、γ 射线照射）者，乳腺癌的患病风险增加。

5. **其他**　自身患有乳房良性肿瘤、非典型小叶增生等疾病，可增加患乳腺癌的可能性。

二 乳腺癌的症状

1. **乳房肿块** 乳房肿块是乳腺癌早期最常见的症状。

2. **乳房皮肤改变** 如"酒窝征""橘皮征"等。

3. **乳头、乳晕改变**

4. **乳头溢液**

5. **腋窝淋巴结肿大**

三 乳腺癌的辅助检查

1. **体格检查** 体格检查是早期发现乳腺癌的必不可少的环节。

2. **免疫学与血清学检查**

（1）常规检查：血常规、凝血四项、肝功能、肾功能为入院基本检查，可了解机体的一般情况。

（2）肿瘤标志物：癌胚抗原（CEA）、糖类抗原 125（CA125）、糖类抗原 15-3（CA15-3）可以辅助诊断乳腺癌，以及评估疗效。

3. **影像学检查**

（1）双侧乳腺 X 线摄影：对多种乳房疾病具有较好的敏感性和特异性。

（2）乳腺超声：即乳腺 B 超，具有无创、快捷、重复性强、无患者群体限制等优点，能清楚显示乳腺各层软组织，以及其中肿块的形态、内部结构及相邻组织的改变。

（3）近红外线乳腺扫描：可作为一种辅助诊断方法。

（4）CT：对纵隔、乳内淋巴结及胸骨病灶的诊断有极大优势。

（5）腹部超声：怀疑有乳腺癌脏器转移者，建议做腹部超声检查。

（6）PET-CT：对乳腺癌的诊断具有较高的敏感性和特异性，特别是局部晚期或转移性乳腺癌。

（7）乳腺磁共振成像（MRI）：可用于确定肿瘤范围大小、病灶数量，以进行肿瘤分期评估。

（8）核素骨显像：是常用的骨转移初筛方法，灵敏度高。

4. **细胞学检查**　包括细针吸取细胞学检查、乳头溢液涂片细胞学检查、乳头或肿瘤刮片细胞学检查及乳腺肿瘤切除标本印片细胞学检查。

5. **组织学检查**　用于乳腺癌诊断的组织学检查方法：①切除活检；②切取活检；③针刺活检；④溃疡病灶的咬取活检；⑤乳管镜咬检；⑥乳管内活检。

四　乳腺癌的病理诊断

乳腺癌的病理标本主要包括粗针穿刺活检标本、真空辅助微创活检标本、乳腺肿物切除标本、保乳切除标本、全乳切除标本（包括单纯切除术和改良根治术）、前哨淋巴结活检标本及腋窝淋巴结标本等。1983年，我国乳腺癌病理工作者根据国内情况，制定了国内乳腺癌分类方法。非浸润性癌：导管内癌、小叶原位癌；早期浸润癌：导管癌早期浸润、小叶癌早期浸润；浸润性特殊型癌：乳头状癌、髓样癌伴大量淋巴细胞浸润、小管癌、腺样囊性癌、黏液腺癌、大汗腺样癌、鳞状细胞癌、乳头乳晕湿疹样癌；浸润性非特殊型癌：浸润性小叶癌、浸润性导管癌、硬癌、髓样癌、单纯癌及腺癌。

五 乳腺癌的西医治疗

对于Ⅰ期、Ⅱ期及部分Ⅲ期乳腺癌，手术是主要治疗方法，术后部分患者需进行放射治疗。中晚期乳腺癌以全身系统治疗为主，包括化学治疗、内分泌治疗、靶向治疗及免疫治疗等。

六 乳腺癌术后中医康养

手术是乳腺癌的主要治疗手段之一。乳腺癌术后耗伤人体气血，常导致气血亏虚或血瘀。手术过程中，麻醉是保障手术治疗效果及患者安全的重要条件，但术后恶心呕吐是最常见的并发症。另外，绝大部分乳腺癌术后患者因乳房缺失、乳房形状改变、夫妻生活受限以及术后治疗而产生极大的精神压力，出现以抑郁、睡眠障碍为主的临床症候群，此时需要给予患者充分的关心、照顾。

1. **中药调理** 根据患者术后症状进行辨证论治。

2. **药膳治疗**

（1）归芪阿胶粥

原料：当归10g，炙黄芪15g，阿胶10g，粳米30g。

制法：将当归、炙黄芪用200ml水煎煮取汁后，用药汁煮粳米成粥。将烊化阿胶掺入粥中，搅拌均匀即成。每日1次，温服。

功效：益气养血。

适应证：乳腺癌术后倦怠乏力、面色萎黄者。

（2）参归老母鸡汤

原料：老母鸡1只（约1 250g），党参20g，当归20g。

制法：将老母鸡去毛、去肠杂、洗净切块后，与党参、当归一同放入锅内，加适量清水，用小火煨炖至肉熟烂后调味即成。饮汤食肉，佐餐食用。

功效：益气养血。

适应证：乳腺癌术后短气乏力、面黄肌瘦者。

（3）鲜花茶

原料：玫瑰花、旋覆花、合欢花、月季花、茉莉花、陈皮、荷叶各等份。

制法：每种原料取少许，用滤泡纸袋分装，每袋 3 ~ 5g。每日 1 小袋，放置茶杯中，加入适量红糖，用沸水冲泡 10 分钟后，代茶饮服。

功效：疏肝解郁，理气止痛。

适应证：乳腺癌术后躁扰心烦、术区疼痛者。

（4）青陈皮猪肚汤

原料：猪肚 1 个（约 500g），陈皮 10g，青皮 6g，枳壳 12g，生姜 4 片。

制法：将猪肚去肥油，漂洗干净，再放入开水中汆去腥味。将陈皮、青皮、枳壳、生姜装入料包中，与猪肚一同放入锅内，加适量清水。先用武火煮沸后转为文火煮 2 小时，调味即成。饮汤食肉，佐餐食用。

功效：理气和胃止痛。

适应证：乳腺癌术后食欲减退、胸满痰多、术区隐痛者。

（5）五味参脑汤

原料：新鲜猪脑 1 个，人参 6g，五味子 6g，麦冬 15g，枸杞子 15g，姜、盐适量。

制法：将新鲜猪脑洗净，与其他原料一同放入锅内，加适量水，待水开后撇去浮沫，少加白酒去腥后用文火慢炖 2 小时。

功效：补益气血，安神健脑。

适应证：乳腺癌术后气血不足而纳眠差的患者。

3. **针刺**　选穴：足三里、三阴交、绝骨、双侧合谷、太冲、内关、百会、风池、涌泉、神门等。

4. **穴位按摩**　选穴：足三里、三阴交、涌泉、太溪。

5. **穴位贴敷**　手术麻醉前，可在双侧内关、公孙予以艾灸贴，在神阙予以腹泻贴，能够明显改善患者的术后恶心呕吐症状。另，黄明贵经验方癌痛贴可用于缓解乳腺癌疼痛不适。

癌痛贴组方：天花粉 100g，大黄 50g，黄柏 50g，姜黄 50g，皮硝 50g，生南星 20g，白芷 20g，苍术 20g，雄黄 30g，乳香 20g，没药 20g，芙蓉叶 50g，徐长卿 50g，甘草 10g。

6. **铜砭刮痧**　铜砭刮痧运用虎符铜砭（黄铜刮痧板）通过徐而和的手法在人体皮部进行刮痧，通过守气、候气、调气等气机的变化调动人体阳气、疏通经络、调和气血，以达到治病扶正祛邪的目的。治疗乳腺癌术后气血两伤、脾胃功能受损等，可对脾经、胃经、肝经进行轻刮。一般 3 天治疗 1 次。需注意，对乳房刮痧时应避开乳头部位。

7. **耳穴压豆**　选穴：神门、肝、脾等耳穴。

8. **中医养生功法**　包括太极拳、五禽戏、八段锦等。

9. **情志疗法**

第一阶段：首先对患者进行心理访谈，诱导患者吐露真情，了解其内心症结。

第二阶段（消除心因法）：根据患者特点采用不同方法消除其致病心因。

第三阶段（移情易性法）：通过专注于某些事情将注意力转移到

有意感兴趣的事情，从而忘掉不愉快的事情，改变心态。

第四阶段（以情胜情法）：临床医护人员有意识地激发患者某些情绪反应，从而抵消、抑制或消除患者原有的病理性情感活动。

10. **饮食养生**　大多数乳腺癌术后患者会出现恶心呕吐等症状，此时应按照少食多餐的方法给患者补充营养，并建议多吃一些清淡的流质或半流质食物如粥、蒸蛋等，多吃一些富含维生素的食物如新鲜的蔬菜、水果等。另外，番茄、胡萝卜等具有抗癌效果的食物也可选用。乳腺癌术后患者，体质偏虚，可吃一些鱼、鸡蛋等易消化且富含蛋白质的食物。

11. **起居娱乐及精神养生**　乳腺癌患者做完手术后常身体虚弱，应注意起居，保证充足的睡眠。尽量不要去公共场所，尽量不接触太多的人，从而防止感染。

七　乳腺癌化疗中医康养

对于瘤体较大且有强烈保乳意愿的患者来说，采取术前新辅助化疗可缩小瘤体；另外，大部分早期患者手术切除后仍存在转移和复发的可能性，临床亦多采用化疗以减少或延缓肿瘤的复发转移。化疗后最常见不良反应便是恶心、呕吐、食欲不振等胃肠道症状。蒽环类药物作为化疗的首选药物，具有心脏毒性，易出现心肌损伤、心律失常等副反应。

1. **药膳养生**

（1）草莓山楂茶

原料：草莓 3 个，山楂片 5 片，陈皮 5g，冰糖适量。

制法：将草莓洗净后用淡盐水浸泡 10 分钟。取水适量，加入山楂片煮开后，下冰糖，直至冰糖溶化关火。把草莓对半切开放入杯中，再将煮好的山楂糖水倒入杯中，泡2~3分钟即可。

功效：开胃健脾。

适应证：乳腺癌化疗后纳差者。

（2）咸口猪肉粥

原料：陈皮15g，砂仁15g，薏苡仁30g，山楂15g，猪瘦肉50g。

制法：将猪瘦肉洗净剁馅后，与其他原料一同入锅，加水适量，用文火熬成粥，入少许食盐调味。

功效：开胃消食。

适应证：乳腺癌化疗后纳差乏力者。

（3）牛奶白粥

原料：新鲜牛奶200ml，白米60g，蔗糖适量。

制法：白米洗净后，加水熬成粥，待粥将成之时加入牛奶煮至沸腾即可。温服。

功效：补中益气，健脾和胃。

适应证：乳腺癌化疗后纳差、食欲不振者。

2. **针刺** 选穴：足三里、上巨虚、中脘、下巨虚、天枢、内关等。

3. **艾灸** 选穴：足三里、气海、关元、三阴交。

4. **耳穴压豆** 选穴：交感、皮质下、神门、胃等耳穴。

5. **推拿按摩** 选取两侧夹脊、内关、合谷、足三里等相关穴位。

6. **足浴** 可将桂枝20g、干姜20g、艾叶15g、红花20g、吴茱萸15g纳入布包，放入90℃左右约1 000ml温水中浸泡，先熏蒸，待温度降至约40℃时再足浴30分钟，每晚1次。自化疗前1天开始，至化疗结束后3天停止，可改善化疗期间的恶心、呕吐等症状。

7. 音乐疗法　根据《黄帝内经》记载的五行生克规律及五音疗疾理论，以古代民族调式音乐作为背景音乐，遵循同质选曲及生克选曲的原则，同质选曲则选择《姑苏行》《鹧鸪飞》《春绿江南》《紫竹调》《春江花月夜》等，生克选曲则选择《胡笳十八拍》，可以更好地缓解乳腺癌患者的抑郁状态。

八　乳腺癌放疗中医康养

中医认为，放射线既可用于治疗，亦是一种外邪，其性炎热，更接近于中医六淫中的火热毒邪。随着放疗剂量的累积，放射线不仅灼伤肌肤，损伤血络，而且销铄阴液，内犯脏腑，久之则伤津耗气，影响气血的生成和运行，进而耗气伤阴而出现声嘶口渴、咽痛等症状，以及局部皮肤干燥瘙痒、肤色变深，皮肤潮红、水肿，肤温升高，甚至局部破损、溃疡等体表症状。中医治疗应以清热解毒、养阴生津为法。

1. 药膳养生

（1）雪梨膏

原料：雪梨1 000g，玉竹10g，百合20g，款冬花15g，麦冬20g，蔗糖适量。

制法：将雪梨洗净后榨汁备用。将梨渣、玉竹、百合、麦冬、款冬花水煎2次（每次2小时）取药液，再倒入梨汁混匀，用文火浓缩后入适量蔗糖即成。每次1勺（约15g），每日2次，用温开水冲饮或调入稀粥中服食。

功效：养阴清热，利咽生津。

适应证：乳腺癌放疗后口咽干燥、舌红少津、便秘者。

（2）麦斛冰糖茶

原料：麦冬 10g，石斛 10g，西洋参 10g，冰糖适量。

制法：将麦冬、石斛、西洋参置于杯中，加适量冰糖，以沸水泡10 分钟后服用。

功效：养阴清热，益胃生津。

适应证：乳腺癌放疗后口舌干燥、乏力盗汗、五心烦热者。

（3）百合银耳莲子汤

原料：百合 20g，银耳 1 朵，莲子 30g，蔗糖适量。

制法：将银耳泡发、洗净，与洗净的百合一同隔水煎炖至烂。将莲子洗净入锅煮熟后，加入百合、银耳，再加适量蔗糖调味后服用。

功效：益气养阴。

适应证：乳腺癌放疗后口干口苦、干咳无痰或痰少带血、五心烦热、尿黄便结、舌红少津者。

2. **针刺**　选穴：金津、玉液、承浆、合谷。

3. **穴位埋线**　选穴：双侧足三里、关元、气海等。

4. **耳穴压豆**　选穴：神门、交感、皮质下、内分泌、脾、肝等耳穴。

5. **穴位按摩**　选穴：大陵、涌泉等。

6. **足浴**　可将党参 10g、黄芪 20g、白术 9g、当归 15g、芍药9g、鸡血藤 20g、桑寄生 10g、威灵仙 20g、伸筋草 20g、红花 10g、川芎 10g、丹参 10g、延胡索 10g、白花蛇舌草 60g、半枝莲 30g、酸枣仁 15g、升麻 6g、甘草 6g 一同放入桶中，加入 4L 沸水后，先用蒸汽熏蒸足部，待水温降至能耐受时再将双足放于桶中浸泡半小时。

7. **功能锻炼**

（1）上肢移动法：取平躺位，两手相握，肘部保持直位，用健侧手带动患者上肢上拉，使上肢慢慢贴近两耳，随后慢慢放下。每日重复5次，每次5下。

（2）**梳头锻炼法**：取坐位，患侧上肢抵在桌面，身体坐直，拿梳子先从患侧梳头，逐渐过渡到对侧。动作幅度逐渐增加，力度宜轻柔。

（3）**爬墙法**：取适当距离，面对墙体，同肩宽站立位，双手慢慢向墙上爬。每日重复5次，每次3回。记录每日所达高度，力求每日有所增高。

8. **音乐疗法**　可在足浴、睡前等空闲时选取轻松、舒缓、放松心情的音乐，有助于减轻疲乏程度。

9. **中医外治**　可选用土黄连外洗液进行放疗局部湿敷。

10. **日常护理**　患者应穿宽松、低领、质地柔软且易吸汗衣物，避免穿粗糙衣物，以防摩擦局部皮肤；放疗局部区域皮肤应保持清洁、干燥，可用温水清洗，再用棉质毛巾蘸干，避免使用沐浴露及用力擦洗；尽量避免日晒及剧烈运动以减少出汗；避免涂抹刺激性物品，如碘酒、乙醇、万花油等；避免使用婴儿爽身粉等粉类制剂；避免搔抓、冷敷、热敷放疗区域皮肤。

11. **生活起居**　放疗耗气伤阴，尽量选择比较舒缓的运动，保持生活环境湿润不干燥。在保证主食量的同时适当增加高蛋白、高纤维食物的摄入量，如鸡蛋、酸奶、豆制品、瘦肉、多种蔬菜、水果等。应积极戒烟戒酒，努力改善全身情况，使放疗顺利进行。

九　乳腺癌靶向治疗中医康养

目前，国内被批准用于临床的有曲妥珠单抗、帕妥珠单抗、拉帕替尼等。此类药物具有一定的心脏毒性，会降低心脏输送血液的功能。靶向药物与传统化学药物类似，常有皮疹、口腔溃疡、糖脂代谢紊乱及胃肠道症状等不良反应。

1. 药膳养生

（1）银翘茶

原料：金银花 100g，连翘 100g，绿茶叶 60g。

制法：每种原料取少许，用滤泡纸袋分装，每袋 10～15g。每日 1 小袋，放置茶杯中，用沸水冲泡 10 分钟后，代茶饮服。

功效：清热凉血，解毒。

适应证：乳腺癌靶向治疗后出现局部皮疹、口腔溃疡者（注：寒性腹泻者不建议饮用）。

（2）绿豆粥

原料：绿豆 200g，大米 100g，糖适量。

制法：将绿豆提前冰冻 1 晚，次日连同大米（洗净）放入锅中，加入 700ml 冷水同煮。粥成后，加入适量糖服用。

功效：清热解毒，顾护脾胃。

适应证：乳腺癌靶向治疗后出现口腔溃疡、唇甲干燥等。

2. 中医外治

三黄洗剂

组方：大黄、黄柏、黄芩、苦参各等份，研细末。取上药 10～15g，加入蒸馏水 100ml、医用石炭酸 1ml，备用。

用法：冷湿外敷，每日 4～5 次。

功效：清热解毒，止痒收涩。

适应证：皮肤破溃、流水、瘙痒。

3. 穴位按摩及艾灸　选穴：太冲、百会、内关、公孙、神阙、风池、神门等。

4. **耳穴压豆**　选穴：食管、脑干、肝、脾等耳穴。

5. **泡洗**　在盛有 5 000ml 热水的木桶中加入丹参、红花、透骨草、伸筋草、艾叶、桂枝、花椒、牛膝各 90g，浸泡 5 ~ 10 分钟。待温度适宜后浸泡双足 20 ~ 30 分钟。可用于改善胃肠道功能、增强机体免疫力。

6. **中医养生**　靶向治疗间期，应注意补充营养，充实精气，适当运动，劳逸结合，以增强人体正气，避免外邪侵袭。乳腺癌的发病与情志失调密切相关，故保持心情愉快对防治本病有着重要意义。临床应加强医患沟通，倾听患者的诉求，积极对患者进行心理疏导，帮助其树立战胜疾病的信心。同时，患者应调整日常生活，培养良好的生活饮食习惯，做到饮食有节、起居有常，从而促进疾病康复。

➕ 乳腺癌免疫治疗中医康养

免疫治疗的不良反应主要有皮炎、肺炎、肝炎、疲乏、食欲减退、便秘和腹泻等。

1. **药膳养生**

（1）番茄虾滑汤

原料：番茄 2 个，虾仁 250g，葱、姜，盐、白胡椒粉、料酒、生抽、淀粉、油、番茄酱等适量。

制法：将虾仁用料理机打成虾蓉后，加少许盐、生抽、白胡椒粉、葱姜水、料酒及淀粉，调成糊状。将番茄去皮切成小块。锅内倒油，油热后倒入番茄炒制。炒到番茄出沙时加一勺番茄酱继续炒，然后倒入清水，加适量的盐调味。水开后将虾蓉装入裱花袋，挤成小球状入锅。待虾滑变色后，淋入少许水淀粉勾芡，再加入少许鸡精即可。

功效：健脾开胃。

适应证：乳腺癌免疫治疗后食欲减退者。

（2）猴头羊肚滋养汤

食材：乌鸡半只，猴头菇2个，羊肚菌5~6个，虫草花30g，山药50g，红枣3~4颗。

制法：将猴头菇在清水中浸泡2小时，去蒂，切开小块，洗净；羊肚菌用温水浸泡20~30分钟，仔细清洗其表面后待用；乌鸡焯水洗净备用。把所有洗干净的原料放入锅内，加适量清水，用大火煲开后转小火煲2小时，喝汤前加适量盐即可。

功效：健脾养胃，滋养气血。

适应证：乳腺癌免疫治疗后脾胃虚弱，消化不良，免疫力差者。

2. **针刺** 选穴：天枢、足三里、百会、内关、三阴交、神门、四神聪等。

3. **穴位按摩** 失眠选穴：安眠、神门。

腹部不适选穴：中脘、神阙等。

4. **日常护理** 饮食方面要注意少吃大蒜、洋葱、大葱等容易产生口味的刺激性食物。忌烟酒。适当活动，避免前往人群密集的地方。

十一 乳腺癌内分泌治疗中医康养

内分泌治疗适用于激素受体 [雌激素受体（ER）/ 孕激素受体（PR）] 阳性的各期乳腺癌患者。常用药物有他莫昔芬、托瑞米芬等，可降低乳腺癌术后复发及转移，降低对侧乳腺癌的发生率，临床上适用于绝经前妇女，常见副作用包括子宫内膜增生、潮热、恶心、呕吐、静脉血栓形成、眼部副作用、阴道干燥或分泌物增多等。对于绝经后妇女，常使用芳香化酶抑制剂进行治疗，常用药物有来曲唑、阿那曲唑、依西美坦等，常见副作用以骨性病变为主，如骨质疏松、关节疼痛等。临床常用内分泌药物还包括黄体生成素释放激素类似物戈舍瑞林和亮丙瑞林，雌激素灭活剂氟维司群等。

1. 药膳养生

（1）黑豆排骨汤

原料：黑豆 50g，排骨 200g，食盐适量。

制法：将黑豆提前用清水泡一夜。排骨洗净切块，凉水下锅，用大火煮开并持续煮 30 分钟左右，撇净浮沫，再加入黑豆煲 2 小时左右，最后加盐调味。

功效：滋阴清热，益精补血，补虚乌发。

适应证：乳腺癌内分泌治疗后骨质疏松、关节疼痛者。

（2）山楂茶

原料：山楂 30g，荷叶 15g，陈皮 3g，红枣 3 枚。

制法：将山楂、荷叶、陈皮、红枣放入锅内加适量清水煎煮，然后去药渣取汁；或放在杯内加开水浸泡，代茶饮用。

功效：健脾开胃，活血化瘀，清暑除烦。

适应证：乳腺癌内分泌治疗后胃口差者。

（3）沙参玉竹老鸭汤

食材：老鸭 500g，沙参 50g，玉竹 30g，姜 4 片，食盐适量。

制法：老鸭去毛及内脏，洗净，切粗块；沙参、玉竹洗净；姜洗净，切片。将上述原料放入汤锅中，加入适量清水，用大火煮沸后，转中火至小火煲煮 1.5 小时，加入食盐调味即可。

功效：滋阴清肺，养胃生津，养阴润燥。

适应证：乳腺癌内分泌治疗后口干、眼干，以及骨质疏松者。

2. **针刺**　选穴：内关、公孙。

3. **穴位贴敷**　选穴：神阙等。

4. **艾灸**　失眠选穴：心俞、肾俞、神门、太溪、百会、印堂等。

5. **中药枕**　选取合欢花 80g、夏枯草 80g、夜交藤 80g、菊花 80g、香附 30g、柴胡 30g、乌药 30g、佩兰 30g、川芎 30g、玫瑰花 30g、檀香 20g、石菖蒲 10g、木香 10g 等药物，烘干后用机械研粗粉，混匀，装入枕套。可改善患者睡眠。

6. **中医养生**　可适当加强肢体运动，如帮助患者做握拳、屈腕肘等动作，动作幅度不可过大，同时鼓励患者洗脸、漱口、梳头等，以促进血液循环，增强体质。参加中医护理健康知识讲座，汲取三因制宜、药食结合、形神内外结合的中医思想。调整饮食结构，尽量进食高蛋白、高热量、高维生素、低脂饮食，保持体重在标准水平，可服用灵芝、冬虫夏草等以增强免疫力。

十二　常见并发症中医康养

乳腺癌常见上肢淋巴水肿，这在中医学中属于"水肿"范畴。西医认为发病原因主要是腋窝手术或放射治疗导致腋窝淋巴组织损伤，影响淋巴正常回流，造成患肢末端淋巴积聚，从而出现上肢水肿。主要表现为患侧上肢肿胀疼痛、功能障碍，甚者继发严重感染，甚至功能丧失。

1. **药膳养生**

三皮饮

原料：黄芪、冬瓜皮、茯苓皮各 30g，生姜皮 10g，大枣 5 枚。

制法：上药加水 500ml 同煎，煎取药液 300ml，加白糖调味。每日 1 剂，分 2 次服用。

功效：补气健脾，行水消肿。

适应证：乳腺癌术后静脉回流受阻而见水肿者。

2. 徒手淋巴引流 沿着人体淋巴系统解剖和生理路径展开的手法淋巴引流法，可促进淤滞的组织间液沿着初始淋巴管 - 前集合淋巴管 - 集合淋巴管而最终回到静脉循环，使得肿胀的肢体恢复正常功能、外形。另外，该方法还能减轻组织纤维化，增强患部免疫防御功能。

3. 烘绑 局部远红外或微波辐射热疗可改善皮肤淋巴循环，促进组织液和蛋白质吸收，从而减轻肢体淋巴水肿，改善皮肤弹性和局部组织环境。辅以弹性材料加压包扎、适当功能锻炼及皮肤护理等措施，可更为明显地改善水肿。

4. 针刺 选穴：膻中、足三里、光明、阴陵泉等。

5. 耳穴压豆 选穴：肘、内分泌、肾上腺、三焦等耳穴。

6. 中医外治 可取当归尾 15g、红花 15g、伸筋草 15g、桃仁 15g、木瓜 15g、威灵仙 15g、艾草 30g、苏木 30g、川芎 20g、赤芍 15g、路路通 10g，用沸水煮开后，将上肢置于熏蒸盆上熏蒸 30 分钟，待温度降至 40～45℃后再浸润患肢 20～30 分钟，以加快淋巴循环及血液循环，从而改善水肿。

将金黄膏均匀涂抹在防水油纸上，盖上纱布制成硬膏，再贴敷在天泉、曲池、太渊等穴位，用胶布固定，也可缓解术后上肢水肿。

7. 其他 乳腺癌术后上肢水肿的中医治疗有其独特优势。考虑到乳腺癌的手术位置在胸下和腋下，主要损伤的经脉为手三阴经，而手三阴经又与手三阳经气血相通，因此手三阴经损伤会直接影响手三阳经的气血运行。一指禅推法具有舒筋通络、行气活血之效。刺血拔罐法也可取得不错疗效。另外，通过积极且适当的上肢功能锻炼，加以针刺、雷火灸法、推拿等中医疗法的协助，能够促进水肿的减轻。

除上肢淋巴水肿外，皮瓣坏死是一种常见的术后并发症。它与手术技术、游离皮瓣厚度、切口张力、术前有无放疗、切口包扎方法、游离皮瓣方式，以及是否使用胶原纤维蛋白等多种因素有关。临床中常使用消肿止痛及活血化瘀类中药（如当归、赤芍、牡丹皮等），可有效防止术后皮瓣坏死并促进切口愈合。另外，可选用二黄煎、五五丹进行中医外治：

（1）二黄煎

组方：黄柏 30g，土黄连 30g。

用法：煎水外洗或冷湿敷。

功效：清热燥湿，泻火解毒。

适应证：乳腺癌术后切口感染、皮瓣坏死，放射性皮炎，或化学药物静脉外漏引起的局部红肿或溃烂。

（2）五五丹

组方：熟石膏 15g，升药 15g。

用法：上药共研细末。将药末掺于疮口中，或用药线蘸药插入。

功效：提脓祛腐。

适应证：乳腺癌创面感染、脓水不净者。

相比于治疗皮瓣坏死，更为重要的是积极预防皮瓣坏死，如积极护理，定时挤压引流管及更换引流瓶，调整胸带的松紧度并指导患者做有效咳嗽、咳痰。此外，指导患者练习太极拳等中医功法也是不可少的。

十三　患者随访

美国临床肿瘤学会建议，在完成完整治疗之后的头 3 年每 3 ~ 6 个月进行 1 次病史和体格检查随访，之后的 2 年每 6 个月 1 次，5 年后每年 1 次。密集随访的目的是，及早发现复发、转移，从而提高患者总体生存率。

（朱港星　王苏美　龙顺钦　吴万垠）

第十二章

卵巢癌

国家癌症中心监测数据显示，2022 年我国卵巢癌的发病例数为 6.11 万（在所有恶性肿瘤中居第 18 位；在女性所有恶性肿瘤中居第 9 位；在女性生殖道恶性肿瘤中居第 3 位，次于宫颈癌和宫体癌），中标发病率为 5.98/10 万，死亡例数为 3.26 万（在所有恶性肿瘤中居第 15 位；在女性所有恶性肿瘤中居第 9 位），中标死亡率为 2.67/10 万。

一 卵巢癌的病因

1. **遗传因素**　乳腺癌相关基因 -1（BRCA-1）或乳腺癌相关基因 -2（BRCA-2）突变等会诱发卵巢癌。

2. **内分泌及生育因素**　初潮年龄早、未婚、不孕、分娩次数少等因素与卵巢癌有关，未生育女性的发病率比已生育女性高。

二 卵巢癌的症状

1. **腹胀**
2. **腹痛**
3. **水肿**

4. 月经异常

5. 激素紊乱

6. 排尿障碍

三　卵巢癌的辅助检查

卵巢癌的辅助检查主要包括以下几个方面：

1. **体格检查**　腹部和盆腔检查。

2. **经阴道后穹窿穿刺或腹腔穿刺**　有助于明确诊断和确定临床分期。

3. **影像学检查**　包括经阴道 B 超、CT 及 MRI 等检查。

4. **肿瘤标志物测定**　CA125、癌胚抗原、CA19-9、甲胎蛋白等，可以了解病情的变化和治疗效果，有助于及时发现肿瘤复发。

5. **腹水脱落细胞检查**　通过检查腹水中脱落的细胞，可以进一步确定肿瘤的临床分期和恶性程度，有助于选择合适的治疗方法。

6. **家族史和基因检测**　乳腺癌相关基因 -1（BRCA-1）或乳腺癌相关基因 -2（BRCA-2）突变可增加卵巢癌、乳腺癌和其他一些癌症的发病风险。

四　卵巢癌的病理诊断

1. **细胞学检查**　通过抽取腹腔积液或胸腔积液等，进行细胞学检查。

2. **组织学检查**　通过手术或穿刺等方式获取卵巢肿瘤组织样本，进行组织学检查。

3. 分子生物学检查　即对肿瘤组织进行基因检测、基因突变分析等。

根据组织病理学、免疫组织化学和分子遗传学进行分析，可知卵巢癌病理类型复杂，主要分为以下类型：①上皮性卵巢癌：常见的是浆液性卵巢癌、黏液性卵巢癌、透明细胞癌。大部分是上皮性卵巢癌，尤其是浆液性乳头状囊腺癌比较多见。②生殖细胞肿瘤：常见的是畸胎瘤，又分良性、恶性。除此之外，还有内胚窦瘤、无性细胞瘤、胚胎癌，都属于生殖细胞肿瘤。③性索间质肿瘤：主要包括纤维瘤、卵泡膜细胞瘤、颗粒细胞瘤，这类肿瘤比上皮性卵巢癌预后较好。④转移性肿瘤等。

五　卵巢癌的西医治疗

早期部分患者可经单纯手术切除而治愈，术后再评估是否需要辅助化疗。中晚期患者可以先行减瘤术＋术后辅助化疗；若不能耐受手术，可采取术前新辅助化疗＋手术（≤4周期）＋术后化疗。术后可以考虑贝伐珠单抗、多腺苷二磷酸核糖聚合酶（PARP）抑制剂等靶向药物维持治疗。不能手术者以全身系统治疗为主，包括化疗、靶向治疗、免疫治疗及内分泌治疗等。

六　卵巢癌术后中医康养

卵巢癌术后中医康养是非常重要的，可以提高患者免疫力，减少复发和转移的风险。中医强调食疗的重要性。卵巢癌术后患者应注意饮食调养，多吃易消化、富含营养的食物，如瘦肉、鱼、蛋、豆类、新鲜蔬菜和水果等。同时，要避免食用辛辣、油腻、生冷等食物，以免损伤脾胃，影响康复。

1. 中药调理　根据术后症状进行辨证论治。

2. 药膳养生

（1）桑寄生煲鸡蛋

原料：桑寄生 30g，鸡蛋 2 个。

制法：将桑寄生洗净切片，与鸡蛋同入锅中，加适量水煮至蛋熟，取鸡蛋，去壳后再煮 3～5 分钟。

功效：补益肝肾，养血安神。

适应证：良恶性卵巢肿瘤皆可，主要用于小腹部肿块固定不移者，也可用于术前气血虚弱者。

（2）参芪健脾汤

原料：高丽参 10g，黄芪 10g，党参 18g，山药 18g，枸杞 15g，当归 10g，陈皮 5g，龙眼肉 14g，猪排骨 300g 或整光鸡 1 只，盐、胡椒适量。

制法：将高丽参、黄芪等中药洗净后放入布袋中扎口，与排骨或鸡一起入锅后加水煮，先大火后小火，煮 2～3 小时。捞出布袋，加入盐、胡椒等调味品即可。每次 1 小碗，每日 1 次，吃肉喝汤。

功效：健脾，益肺，开胃。

适应证：卵巢癌术后的调理。

（3）排骨扁豆苡仁汤

原料：白扁豆 30g，薏苡仁 30g，猪排骨 250g。

制法：上料加水熬汤，盐油调味服用。每日 1 次，每日 1 剂，常服。

功效：健脾祛湿。

适应证：卵巢癌术后并发腹水者。

（4）商陆粥

原料：商陆 10g，粳米 100g，大枣 5 枚。

制法：先将商陆用水煎汁，去渣，然后加入粳米、大枣煮粥，空腹饮之。微利为度，不可过量。

功效：通利二便，利水消肿。

适应证：主要用于卵巢癌术后排尿困难所致腹水。

（5）黄芪枸杞粥

原料：黄芪 50g，枸杞 15g，粳米 100g。

制法：以黄芪、枸杞煮汤，去渣留汤备用。以此汤加粳米煮粥，经常食用。

功效：补益气血。

适应证：卵巢癌术后气血虚弱者，或未经手术而气血不足者。

（6）参贞粥

原料：太子参 100g，女贞子 20g，粳米 50g。

制法：以太子参、女贞子煮汤，去渣留汤备用。以此汤加粳米煮粥，经常食用。

功效：补益气血。

适应证：卵巢癌术后气血虚弱伴胃口不佳者。

3. **中医运动养生**　中医养生功法包括太极拳、气功、八段锦、五禽戏等。

4. **穴位按摩**　选穴：血海、三阴交、阴陵泉、八髎、长强、肾俞、命门。

5. **艾灸**　选穴：中脘、关元、气海。

6. **情志调护**　中医认为，情志因素与疾病的发生和发展密切相关。卵巢癌术后患者常常因病情和手术的影响而出现焦虑、抑郁等，进而影响康复。因此，家属和医护人员应关注患者的情绪变化，给予关爱和支持，帮助患者保持积极乐观的心态。

总之，卵巢癌术后的中医康养需要综合考虑患者的身体状况、情绪变化等多方面因素，采用综合调理的方法提高患者免疫力，减少复发和转移的风险。同时，患者和家属也应积极配合医师的治疗和建议，共同促进患者康复。

七 卵巢癌化疗中医康养

卵巢癌化疗中医康养主要包括以下几个方面：

1. **中药调理** 根据化疗后的症状进行辨证论治。

2. **药膳养生** 化疗常造成消化道反应和骨髓抑制，故食疗应以调理脾胃、减轻副作用为主。

（1）鱼肚猪肉糯米粥

原料：鱼肚 50g，猪肉 100g，糯米 100g，盐适量。

制法：猪肉切丝，鱼肚浸泡 1 天后切成细丝，与糯米一起放入锅内，加冷水煮成粥，用盐调味即可。

功效：补中益气，养血滋阴。

适应证：主要用于卵巢癌化疗后消瘦虚弱、不思饮食者。

（2）香椿鱼丝

原料：香椿 50g，鲨鱼肉 60g，食油、盐、酱油、淀粉、料酒。

制法：鲨鱼肉洗净切丝，香椿洗净切段。取炒锅，倒入食油烧热，将鲨鱼肉下锅翻炒，加香椿、料酒、酱油、盐，用水淀粉勾芡，淋上熟植物油，翻炒即成。每日 1 次，连服 7 天。

功效：抗癌强身，清热止血，涩肠燥湿。

适应证：卵巢癌化疗后体虚，伴有腹泻者更佳。

（3）菱粉粥

原料：粳米 100g，菱粉 40g，红番茄少许。

制法：先用粳米煮粥，待煮至米熟后，调入菱粉、红番茄少许，再同煮为粥。

功效：益气护胃，扶正抗癌。

适应证：卵巢癌化疗后脾胃虚弱者。

3. **中医运动养生**　患者化疗后易出现疲倦、乏力等症状，可通过各种养生运动（八段锦等）提高机体功能，或通过慢跑改善体能。

4. **穴位按摩**　选穴：内关、足三里、上脘。

5. **艾灸**　选穴：足三里、上脘、气海、关元、三阴交。

6. **情志调护**　化疗过程中，患者可能因病情和化疗的影响而出现焦虑、抑郁等。中医康养强调情志调护，家属和医护人员应关注患者的情绪变化，给予关爱和支持，帮助患者保持积极乐观的心态。

八　卵巢癌放疗中医康养

卵巢癌放疗中医康养主要包括以下几个方面：

1. **中药调理**　根据放疗后的症状进行辨证论治。

2. **药膳养生**　中医认为，放疗热毒损伤阴液，故食疗以益气养阴为主。

马兰头炒石耳

原料：马兰头 60g，石耳 10g，鸡丝 30g，火腿丝 30g，食油、盐、姜丝适量。

制法：诸味洗净后，取炒锅，加食油烧热，先下鸡丝、火腿丝、姜丝略炒，再加马兰头、石耳翻炒，加盐，拌匀即成。

功效：清热凉血，利湿解毒。

适应证：卵巢癌放疗后身热者。

3. **穴位按摩**　选穴：金津、玉液、承浆。

4. **艾灸**　选穴：神阙、关元、气海、肾俞、命门、足三里等。

5. **情志调护**　放疗过程中，患者可能因病情和放疗的影响而出现焦虑、抑郁等。中医康养强调情志调护，家属和医护人员应关注患者的情绪变化，给予关爱和支持，帮助患者保持积极乐观的心态。

九　卵巢癌靶向治疗中医康养

1. **中药调理**　根据靶向治疗后的症状进行辨证论治。

2. **药膳养生**

（1）田七排骨汤

原料：田七 5～10g，排骨 250g，葱、姜、蒜、米酒各适量。

制法：将田七、排骨放入大碗中，加葱、姜、蒜及适量米酒，再放入电锅中蒸熟即可。

功效：散瘀软坚散结。

适应证：靶向治疗后有下腹疼痛、月经不畅，或同时有腹部肿块的卵巢癌患者。

（2）鲜炒木耳

原料：木耳 150g，姜丝、辣椒丝各 10g，植物油 60ml，醋 5ml，糖 10g，盐 5g。

制法：木耳洗净，切丝。先在油锅内爆香姜丝、辣椒丝，并放盐，再将木耳快炒约 1 分钟，加入糖、醋，再炒几下，即可。

功效：益气补血止血。

适应证：靶向治疗后气血虚弱者。

（3）红烧鳝鱼

原料：黄鳝 1 条，猪肉 120g，大蒜、酱油适量。

制法：黄鳝洗净切块，猪肉切块。先热油锅，再倒入黄鳝、猪肉翻炒，然后加酱油、大蒜红烧。

功效：扶正补虚。

适应证：体力虚弱的卵巢癌患者。

3. **中医运动养生** 中医养生功法包括太极拳、气功、八段锦、五禽戏等。

4. **耳穴压豆** 选穴：神门、内分泌、肾、肝、脾等耳穴。

5. **艾灸、穴位按摩及刮痧** 选穴：中脘、关元、气海、照海、神阙。

十 卵巢癌免疫治疗中医康养

1. **中药调养** 根据免疫治疗后的症状进行辨证论治。

2. **药膳养生**

（1）乌贼白果泥

原料：乌贼肉 60g，白果 10 枚，调料适量。

制法：将乌贼肉、白果洗净，入锅中，加水适量，煮至肉烂，再加调料即成。每日 1 次，连汤服用。

功效：养血滋阴。

适应证：卵巢癌体虚者。

（2）夏枯草白蜜膏

原料：夏枯草 200g，红糖 60g，白蜜、红糖适量。

制法：将夏枯草洗净、切碎后装入纱布袋，放入砂锅内，加水适量，先用大火烧开，再转用中火熬煮。每隔 2 分钟取药汁 1 次，加水再煮，共取药汁 3 次；合并药汁后，加入红糖搅匀。然后将加入红糖后搅匀的药汁用小火煎熬浓缩，随后加入等量白蜜，煮沸后停火，待冷，装瓶备用。每次 1~2 汤匙，以开水冲化饮服。每天 3 次，连服 3~4 周。

功效：化痰散结，清热解毒。

适应证：痰湿型卵巢癌。

（3）乌贼炒猪肉

原料：乌贼 1 只，猪肉 120g，调料适量。

制法：乌贼洗净、切片，猪肉切块。起油锅，将乌贼、猪肉一起炒，加适量调料，炒熟即可。

功效：补脾益肾。

适应证：免疫治疗后肾虚脾虚者。

3. **耳穴压豆**　选穴：神门、内分泌、卵巢、肾、肝、脾等耳穴。

4. **艾灸、穴位按摩及刮痧**　选穴：大椎、命门、肾俞、关元、气海、足三里、三阴交。

十一　常见并发症中医康养

卵巢癌的常见并发症有腹水、肠梗阻、恶病质等。

（一）腹水

腹水乃肿瘤压迫或侵犯腹腔内血管和淋巴管，导致液体在腹腔内积聚而成。

1. **中药调理**　可以采用利尿消肿的中药，如茯苓、泽泻、车前子等，促进腹水的排出。

2. **药膳养生**

（1）薏苡仁菱角茶

原料：薏苡仁 50g，菱角 100g。

制法：将薏苡仁、菱角洗净，一同放入砂锅，加水煎煮 2 次（每次 30 分钟），合并 2 次滤液，混匀即成。当茶饮，早晚 2 次分服，频频饮用。

功效：健脾补肺，清热祛湿抗癌。

适应证：卵巢癌伴腹水、小便不利者。可作为防癌抗癌茶疗饮品。

（2）猴头菇冬瓜田螺汤

原料：猴头菇 80g，冬瓜 500g，田螺 300g，白术 20g，陈皮 10g，生姜 1 片。

制法：将以上原料洗净切片后，放入砂锅中加水煲 3 小时左右，加食盐调味即可。

功效：健脾，清热利水。

适应证：腹部疼痛，恶心纳差，面色萎黄，口苦咽干，小便赤黄，大便秘结合并腹水的肝肾阴虚型患者。

（3）排骨扁豆苡仁汤

原料：白扁豆 30g，薏苡仁 30g，猪排骨 250g。

制法：上料加水熬汤，盐油调味服用。每日 1 次，每日 1 剂，常服。

功效：健脾祛湿。

适应证：卵巢癌并发腹水者。

3. 艾灸、穴位按摩及刮痧 选穴：中极、关元、气海、足三里、中极。

（二）肠梗阻

肠梗阻由肿瘤压迫或侵犯肠道引起。

1. 中药调理 采用润肠通便的中药，如大黄、芒硝、枳实等，促进肠道蠕动，缓解肠梗阻。

2. 药膳养生

（1）黄芪参枣粥

原料：生黄芪300g，党参30g，甘草15g，粳米100g，大枣10个。

制法：将生黄芪、党参、甘草切片，装入纱布袋内，扎紧袋口，放入锅内，加清水适量，煎成药汁后，拣去药袋，留药汁备用。取药汁，加粳米、大枣、适量清水，先用大火烧开，转用慢火熬煮成粥即可食用。早晚服用，连服10~15天。

功效：补中益气，健脾养血。

适应证：正气不足，疲倦乏力、食欲不振者。

（2）黄芪鲈鱼汤

原料：鲈鱼1条（约500g），黄芪30g，怀山药30g，陈皮6g，姜4片。

制法：鲈鱼去鳞，去肠杂、鱼鳃，洗净，切块；黄芪、怀山药、陈皮洗净。把全部原料一起放入锅内，加清水适量，用武火煮沸后，改用文火煲1小时，调味即可。饮汤食肉。

功效：健脾益气，开胃和中。

适应证：肠梗阻，脾胃虚弱者。

3. 推拿

（1）腹部轻触按摩：轻柔地按摩患者腹部。

（2）整体按摩：以腰为中心，以上、下、前、后四周为半径，采用掌心轻触、按压、揉搓的手法分散放松腰部紧张的肌肉。

（3）腹部择穴按摩：通过按摩腹部周围的穴位缓解肠梗阻症状，促进肠道蠕动，改善营养吸收，缓解腹胀气，增强消化系统功能等。常用穴位有胃穴、脾穴、三焦穴、肝穴、大肠穴、小肠穴等。

需要注意的是，推拿按摩不能替代规范治疗。中医康养应结合患者的具体情况进行个体化调理。建议在专业中医师指导下进行，以确保安全有效。此外，中医康养只是辅助治疗手段，不能替代规范治疗。在出现并发症时，应及时就医。

十二　患者随访

卵巢癌治疗后进行随访的主要目的是发现复发病灶、处理治疗相关症状、提供心理 - 社会支持。随访间隔：第 1～2 年，每 2～4 个月随访 1 次；第 3～5 年，每 4～6 个月随访 1 次；5 年后，每 6～12 个月随访 1 次。

（王晰　王苏美　蔡姣芝　吴万垠）

第十三章

宫颈癌

宫颈癌是女性生殖系统常见的恶性肿瘤之一。根据世界卫生组织的统计数据，宫颈癌的发病率在全球女性癌症中较高。在发展中国家，由于缺乏有效的筛查和预防措施，宫颈癌的发病率和死亡率均较高。

一 宫颈癌的病因

1. **人乳头状瘤病毒（HPV）感染**
2. **性行为因素** 多个性伴侣、早岁性行为、性传播疾病。
3. **免疫系统受损** 人类免疫缺陷病毒（HIV）感染或免疫系统受损。
4. **吸烟** 吸烟女性患宫颈癌的风险较高。
5. **长期使用口服避孕药**
6. **遗传因素**

二 宫颈癌的症状

1. **异常阴道出血**

2. 不规则阴道出血

3. 阴道分泌物

4. 盆腔疼痛

5. 尿频或排尿困难

三 宫颈癌的辅助检查

1. **免疫学与血清学检查**

（1）常规检查：进行血常规、肝功能、血液生化等检查，以了解患者的一般情况。

（2）宫颈癌相关肿瘤标志物：CA125、鳞癌相关抗原（SCC）等。CA125常见于宫颈癌和卵巢癌，而SCC在宫颈癌中较为特异。

2. **妇科检查**　妇科专业医师进行宫颈检查，通过宫颈涂片（宫颈细胞学检查）寻找异常细胞的迹象，这是宫颈癌早期筛查的关键步骤。

3. **影像学检查**

（1）超声：宫颈癌病情进展时，可以进行盆腔超声检查，以评估宫颈病变的深度和可能的扩散。

（2）MRI：用于评估宫颈癌的深度，以及是否侵犯附近结构如子宫和膀胱。

（3）PET-CT：在一些情况下，PET-CT可以用于评估宫颈癌的远处扩散，特别是在疑似转移的情况下。

4. **HPV检测**　HPV是宫颈癌的主要致病因素之一，因此可以进行HPV检测，特别是筛查高危人群。

四 宫颈癌的病理诊断

1. **细胞学诊断** 主要通过宫颈涂片（宫颈细胞学检查）收集细胞样本，以寻找异常细胞的存在。这是宫颈癌早期筛查的常用方法之一。

2. **组织学诊断** 通过手术切除、宫颈锥切术、宫颈活检等方式获取宫颈病变组织，然后进行组织学检查以明确诊断。宫颈活检是最常用的获得病理组织的方法，可以确定宫颈癌的类型和分级。

五 宫颈癌的西医治疗

宫颈癌是一种妇科恶性肿瘤，因其病理类型、分期、驱动基因突变及 PD-L1 等因素的不同，治疗方案也会有所不同。早期宫颈癌以手术治疗为主。中期宫颈癌以放疗及全身治疗为主。晚期宫颈癌以全身系统治疗为主，包括化疗、靶向治疗、免疫治疗等。

六 宫颈癌术后中医康养

手术治疗易损伤气血，导致气血亏虚。宫颈癌术后偶尔会出现排尿功能异常。围手术期的食疗以益气扶正、调理气血，兼以利尿化浊为主。

1. **中药调理** 根据患者术前、术后症状进行辨证论治。

2. **药膳养生**

（1）炒扁豆泥

原料：白扁豆 250g，葡萄干、京糕适量，核桃仁 20g，白糖

100g，猪油 10g。

制法：白扁豆洗净，煮烂，搓碎，加水去皮，倒在纱布上滤去水分，制成泥待用。将炒勺置火上，放入猪油、白糖、核桃仁、葡萄干、白扁豆泥同炒，待水分炒干后装盘，并将京糕剁成末撒在上面即成。

功效：健脾益气，渗湿利尿。

适应证：主要用于宫颈癌湿浊证带下过多、体倦乏力者。

（2）莲子苡仁排骨粥

原料：莲子 30g，薏苡仁 50g，排骨 2 500g，冰糖 500g，姜、蒜、花椒、盐、黄酒、麻油各适量。

制法：莲子浸后去皮、心，与薏苡仁同炒香捣碎，水煎取汁。排骨洗净，放入煎汁中，加拍破的姜、蒜、花椒，煮至七成熟时，去泡沫，捞出晾凉。将汤倒入另一锅内，加冰糖、盐，置文火上煮浓汁，然后倾入排骨，烹黄酒，翻炒后淋上麻油。佐餐服用。

功效：补气健脾利湿。

适应证：宫颈癌术后正气不足，见疲倦乏力、食欲不振、小便不利者。

（3）参苓粥

原料：人参 10g，白茯苓（去黑皮）10g，粳米 100g，生姜 10g，食盐少许。

制法：将人参、白茯苓、生姜用水煎，去渣取汁。将粳米下入药汁内煮作粥，临熟时加入少许食盐，搅匀。空腹食用。

功效：健脾益气，补虚。

适应证：宫颈癌术后虚羸少气；亦可治胃气不和，不思饮食，日渐消瘦。

（4）薯蓣粥

原料：鲜山药 100～150g（或干山药 45g），白面粉 100g，葱、姜、红糖各适量。

制法：将鲜山药洗净，刮去外皮，捣烂，或将干山药捣罗为末。将山药与白面粉混合，加入冷水调成糊后入沸水中搅匀煮作面粥，再加入葱、姜、红糖，稍煮即可。空腹食用。

功效：健脾益气，养心。

适应证：宫颈癌术后脾胃虚弱、心气不足，见食欲不振、消化不良、心慌、自汗盗汗、腹泻、带下等。

（5）薏苡仁菱角茶

原料：薏苡仁 50g，菱角 100g。

制法：将薏苡仁、菱角洗净，同放入砂锅，加水煎煮 2 次（每次 30 分钟），合并 2 次滤液，混匀即成。当茶饮，早晚 2 次分服，频频饮用。

功效：健脾补肺，清热祛湿抗癌。

适应证：宫颈癌术后小便不利者。可作为防癌抗癌茶疗饮品。

（6）西洋参甲鱼汤

原料：活甲鱼 1 只（约 500g），西洋参片 25g，大枣 8 枚，姜 3 大片，黄酒 1 茶匙（5ml），盐 1/2 茶匙（3g）。

制法：将甲鱼去头、内脏，斩成四大块，洗净后备用。汤锅中倒入清水，用大火煮开后，倒入黄酒，然后将甲鱼块和壳一起放入沸水中焯 2 分钟后捞出，并撕去甲鱼壳内侧透明的硬皮。西洋参片、大枣用清水洗净，备用。取砂锅，加清水 1 500ml，用大火煮开后，放入甲鱼煮 2 分钟（如有浮沫，撇干净），然后放入西洋参片、大枣和姜片，盖上盖子，改用小火煲煮 2 小时。食用前，加入盐调味即可。

功效：益气滋阴。

适应证：宫颈癌术后辅助放疗灼伤阴津者。

3. 中医运动养生　宫颈癌患者术后可通过特定的中医功法调节身体功能，增强体质。推荐的运动包括太极拳、气功、八段锦、五禽戏等。这些运动有助于平衡阴阳，调和气血，增强机体的抗病能力。太极拳和气功适合有一定基础的患者在专业人士指导下练习。八段锦和五禽戏相对简便易学，患者可以通过观看教学视频自学。这些运动不仅有助于增强身体的免疫力，也有利于术后恢复。

4. 穴位按摩　选穴：三阴交、气海、关元。

5. 艾灸　选穴：子宫、血海、归来。

6. 耳穴压豆　选穴：子宫、内分泌。

7. 饮食养生　患者术后应注意饮食调养，选择易消化且营养均衡的食物，多吃含有丰富维生素和蛋白质的食物，如多吃新鲜蔬菜、新鲜水果、鱼、鸡肉等，同时避免辛辣、油腻和寒凉的食物，有利于切口愈合和身体恢复。

8. 起居娱乐及精神养生　宫颈癌术后患者应保持良好的心态，适当进行精神和情绪调节。可以通过练习冥想、瑜伽，进行轻松的旅游或从事自己喜爱的娱乐活动来缓解压力，提高生活质量。保持规律的作息时间，确保充足的休息和睡眠，有利于术后恢复。

七　宫颈癌化疗中医康养

宫颈癌化疗主要用紫杉醇类＋铂类药物，常造成骨髓抑制和消化道反应。

1. 中药调理　根据患者化疗后的症状进行辨证论治。

2. **药膳养生**　应以调理脾胃以补虚、理气和胃以止呕为则。增强食欲，宜多吃一些营养丰富的食物。

（1）紫苏生姜大枣汤

原料：鲜紫苏叶 10g，生姜 3 块，大枣 15g。

制法：鲜紫苏叶切成丝；大枣放在清水里洗净，然后去掉枣核；生姜切成片。将紫苏叶、姜片、大枣一起放入盛有温水的砂锅里用大火煮，水开以后改用文火炖 30 分钟。30 分钟之后，将紫苏叶、大枣和姜片都捞出来，然后再把大枣挑出来放回锅里继续用文火煮 15 分钟即成。

功效：暖胃散寒，助消化，行气。

适应证：宫颈癌化疗后恶心呕吐者。

（2）陈皮瘦肉末粥

原料：陈皮 5g，猪瘦肉 25g，粳米 50g。

制法：先将陈皮、粳米煮粥至熟，去陈皮，加入猪瘦肉末，再煮至熟烂。

功效：行气健脾，降逆止呕。

适应证：宫颈癌化疗后脘腹胀痛、嗳气呕吐者。气虚及阴虚燥咳者不宜食。

（3）玫瑰花茶

原料：玫瑰花瓣 5g，茉莉花 3g，云南抗癌保健茶 3g。

制法：上料同放于茶缸中用沸水冲泡后，代茶饮。

功效：理气解郁，疏肝健脾，散瘀止痛。

适应证：宫颈癌化疗期间心情压抑、乳房胀痛者，但消化道出血时不可饮。

（4）茯苓包子

原料：茯苓粉 5g，面粉 100g，猪瘦肉 50g。

制法：上料做成发面包子。

功效：健脾开胃，除湿化痰，养心安神。

适应证：宫颈癌化疗期间纳差、营养不良者。

（5）洋参大枣苡仁羹

原料：西洋参 3g，大枣 5 枚，生薏苡仁 20g。

制法：大枣先去核，后用温水浸泡。将西洋参与生薏苡仁同煮至六成熟，再加入大枣同煮至熟烂，然后加少量勾芡，或打成勾浆服。

功效：益气生津，健脾利湿。

适应证：宫颈癌化疗期间纳差、乏力及口干者。

（6）参归白鸽

原料：党参、当归各 20g，白鸽 1 只。

制法：将党参、当归用纱布扎好，与鸽同煮至熟烂。

功效：气血双补，益气养脾。

适应证：宫颈癌化疗期间乏力、贫血者。

3. **中医运动养生**　化疗后的宫颈癌患者可能会感到疲倦、乏力。适当的养生运动，如八段锦、太极拳，可以帮助提高体能和改善身体状况。慢跑等轻度有氧运动也有助于改善体质和增强免疫力。建议在专业人员的指导下进行，以避免运动过度。

4. **穴位按摩**　选穴：内关、足三里、中脘。

5. **艾灸**　选穴：足三里、中脘、关元、气海、三阴交。

6. **耳穴压豆**　选穴：脾、胃、内分泌等耳穴。

7. **刮痧**　选穴：内关、足三里。

8. **饮食养生**　宫颈癌患者化疗后应注重饮食调养，选择易消化、营养丰富的食物。建议多吃富含维生素和蛋白质的食物，如新鲜蔬菜、新鲜水果、鱼、鸡肉等，以支持身体恢复和增强免疫力。

9. **起居娱乐及精神养生**　宫颈癌患者化疗后应保持正常的作息时间，避免过度劳累。适当的娱乐活动，如听音乐、绘画、短途旅游等，有助于放松心情，提高生活质量。保持积极乐观的态度对于身心健康至关重要。

通过综合运用中医的运动养生、穴位按摩、艾灸、耳穴压豆、刮痧、饮食养生及精神调养，可以有效地帮助宫颈癌化疗后患者缓解不良症状，促进身心恢复，提高生活质量。

八　宫颈癌放疗中医康养

中医认为，放疗所用放射线为热毒之邪，易损害机体津液，导致气阴两虚。

1. **中药调理**　根据患者放疗后的症状进行辨证论治。

2. **药膳养生**　以益气养阴为则。

（1）生熟地煲脊骨

原料：生地黄 50g，熟地黄 50g，猪脊骨 400g，猪瘦肉 250g，蜜枣 10g，姜 2 片。

制法：生地黄、熟地黄洗净切片，蜜枣洗净去核，猪脊骨斩件，猪瘦肉切块。将所有原料放入汤煲中，加清水 2 500ml，用大火烧开，撇去浮沫，转小火煲 90 分钟，再用大火煲 30 分钟，入精盐调味即可。

功效：滋阴清热。

适应证：宫颈癌放疗期间口干、局部灼热者。

（2）瑶柱黄精煲海刺龟

原料：海刺龟200g，猪瘦肉400g，瑶柱20g，黄精10g，鸡脚2对，陈皮3g，龙眼肉5g，姜2片。

制法：瑶柱、黄精、龙眼肉洗净，陈皮洗净、浸泡30分钟，猪瘦肉切块，鸡脚剁去爪尖，海刺龟用温水浸泡开、洗去沙。将所有原料及清水2 500ml放入汤煲中，用大火烧开，撇去浮沫，转小火煲90分钟，再用大火煲30分钟，入精盐调味即可。

功效：养阴益气，补肾止消。

适应证：宫颈癌放疗期间乏力者。

（3）西洋参银耳粥

原料：西洋参3～5g，银耳25g，粳米50g。

制法：西洋参研末备用。银耳炖至酥烂后放入淘净的粳米，再加适量清水煮成稠粥，煮好后兑入西洋参粉，搅匀即可。

功效：益气养阴和胃。

适应证：宫颈癌放疗期间乏力、口干者。

（4）沙参天冬瘦肉汤

原料：沙参20g，天冬15g，猪瘦肉150g。

制法：将沙参、天冬与猪瘦肉同炖至熟烂，去渣，吃肉喝汤。

功效：养阴生津润燥。

适应证：宫颈癌放疗期间口干者。

（5）放疗减毒药膳（广东省中医院刘伟胜提供）

原料：绿豆、臭草、粳米、鲜鱼腥草各50g。

制法：取以上药膳原料，加水1 000ml，用小火熬煮半小时后，加入调料（食用盐）。午餐及晚餐时服用。放疗前开始服用，放疗过程中每天1剂，分2次服用。

功效：益气养阴，清热解毒。

适应证：主要用于放疗期间出现口渴咽干等阴虚毒热征象者。

3. 中医运动养生 宫颈癌放疗后患者可能会出现口干、疲倦、乏力等症状。建议患者通过适当的中医养生运动来增强身体免疫力。练习"津常咽"等简单功法可以有效改善口干症状，即通过舌尖轻顶上腭，感受津液（唾液）自然生成并缓缓咽下，有助于刺激唾液分泌，缓解口干。

4. 穴位按摩 选穴：金津、玉液、承浆。

5. 艾灸 选穴：足三里、三阴交。

6. 耳穴压豆 选穴：渴点、内分泌、丘脑等耳穴。

7. 刮痧 选穴：三阴交、足三里。

8. 饮食养生 宫颈癌放疗后患者应选择清淡易消化且能量高的食物，避免辛辣和刺激性食物。推荐多食用能生津止渴的食物，如藕汁、梨汁、绿豆汤、西瓜和荸荠等，以缓解口干并滋养身体。

9. 起居娱乐及精神养生 放疗后的宫颈癌患者应保持规律的作息时间，确保足够的休息和睡眠，避免过度劳累和频繁接触人群。通过参与绘画、听音乐、短途旅游等轻松愉快的活动，有助于调节情绪，提高生活质量，保持乐观的心态，从而促进身心健康。

通过上述中医康养方法的综合运用，可以帮助宫颈癌放疗后患者有效缓解口干、疲倦等症状，提高身体免疫力和生活质量。

九 宫颈癌靶向治疗中医康养

常用于治疗宫颈癌的靶向药物有表皮生长因子受体抑制剂、血管内皮生长因子抑制剂、环氧合酶抑制剂等，常见不良反应为皮疹、腹泻及口腔溃疡等。

1. **中药调理** 根据患者靶向治疗后的症状进行辨证论治。

2. **药膳养生**

（1）口腔黏膜炎药膳（广东省中医院吴万垠提供）

原料：白茅根 100g，马蹄 10 个，甘蔗 3 节（剖开），胡萝卜 3 个（切片）。

制法：上料加水约 1 000ml，煮沸后用小火再煮 30～45 分钟，冷却后作为凉茶每日多次饮用。

功效：清热养阴，生津愈疡。

适应证：宫颈癌患者口服酪氨酸激酶抑制剂（吉非替尼、厄洛替尼或埃克替尼等）治疗或肿瘤患者免疫力低下引起的口腔溃疡、口腔疼痛等。

（2）茯苓薏苡仁莲子羹

原料：茯苓 50g，薏苡仁、莲子各 30g。

制法：茯苓、莲子、薏苡仁拣净后，放入温水中浸泡 30 分钟，再一同放入砂锅，加清水适量，用大火煮沸后改用小火煨煮 1 小时。

功效：健脾益气，滋阴清热。

适应证：宫颈癌靶向治疗期间暂未出现皮疹时食用，以预防皮疹（腹泻者不建议食用）。

（3）银花连翘饮

原料：金银花 30g，连翘 20g，甘草 10g。

制法：金银花、连翘、甘草加水煮 20 分钟后代茶饮。

功效：清热解毒。

适应证：宫颈癌靶向治疗期间皮疹明显者（腹泻者不建议食用）。

（4）金银花绿豆粥

原料：鲜金银花 50g（或干品 30g），绿豆 100g，甘草 20g，粳米 100g。

制法：金银花、甘草加水煮 1 小时，过滤取汁，然后加入绿豆、粳米煮成粥食用。

功效：清热解毒。

适应证：宫颈癌靶向治疗期间出现口腔溃疡及皮疹，且皮疹色红者（腹泻者不建议食用）。

（5）苡仁怀山粥

原料：怀山药 30g，薏苡仁 30g，砂仁 10g，粳米 100g。

制法：将怀山药、薏苡仁、砂仁洗净，放入温水中浸泡 30 分钟，与粳米同放入砂锅，加清水适量，用大火煮沸后，改用小火煨煮 1 小时。

功效：健脾利水止泻。

适应证：宫颈癌靶向治疗期间出现纳差、腹泻者。

（6）茯苓白术怀山粥

原料：茯苓 20g，白术 10g，石榴皮 20g，怀山药、粳米各 100g。

制法：将茯苓、白术、石榴皮、怀山药洗净，放入温水中浸泡 30 分钟，与粳米同放入砂锅，加清水适量，用大火煮沸后，改用小火煨煮 1 小时。

功效：健脾止泻。

适应证：宫颈癌靶向治疗期间腹泻、便溏较明显者。

对于宫颈癌靶向治疗后的中医康养，可以参照以下几方面来设计一个综合的康复计划。这些建议有助于增强免疫力，缓解治疗可能带来的副作用，同时也要注重调整心态和生活方式，以促进整体健康。请注意，这些建议不能替代专业医疗意见，患者应在专业医师的指导下进行康复活动。

3. **气功与太极拳** 宫颈癌患者在靶向治疗后可通过练习气功和太极拳来调整身心，提高生命力。这些温和的运动有助于促进气血循环，增强机体的自我修复能力，同时也有助于缓解压力、改善心情。

4. **穴位按摩** 选穴：中脘、气海、照海。

5. **艾灸** 选穴：神阙、关元。

6. **耳穴压豆** 选穴：内分泌、肾等耳穴。

7. **饮食养生** 饮食上应选择易消化、富含营养的食物，如瘦肉、豆腐、新鲜绿叶蔬菜等，避免辛辣、油腻及寒凉的食物，以免加重身体负担。同时，可以适量食用具有补益作用的食物，如山药、红枣等。

8. **起居调养与心理疏导** 保持规律的生活习惯。充足的休息和睡眠对康复至关重要。此外，可尝试心理咨询、冥想。

十 宫颈癌免疫治疗中医康养

免疫治疗可能引起疲倦、乏力、皮疹、发热等症状，可以通过中医的整体调理和对症治疗来缓解。

1. **中药调理** 根据患者免疫治疗后的症状进行辨证论治。

2. **药膳养生** 目前，宫颈癌免疫治疗期间的食疗原则以扶正、增强免疫力为主。

（1）花旗参黄芪乌鸡汤

原料：花旗参、黄芪各15g，乌骨鸡1只（约500g），生姜、葱、盐适量。

制法：黄芪、花旗参洗净备用，乌骨鸡去内脏及头颈。将花旗参、黄芪、生姜、葱塞入鸡肚后，放入锅内煮，用大火烧开，然后改用小火炖至汤浓收汁，入盐调味即可。

功效：健脾益气。

适应证：宫颈癌免疫治疗后出现倦怠、少气、乏力等气虚之象者，并可增强免疫力。

（2）怀山炖排骨

原料：党参30g，怀山药30g，排骨500g，姜、葱适量。

制法：党参、怀山药洗净，备用；排骨洗净，剁成小块，备用；姜、葱洗干净，姜拍松，葱切段，备用。之后，将排骨、党参、怀山药、姜、葱一起入锅，加清水2 000ml，用武火煮沸后，改用小火煮20分钟。

功效：健脾益气。

适应证：宫颈癌免疫治疗后出现少气、乏力及头晕等气虚之象者，可协同增强免疫力。

（3）核桃大枣苡仁粥

原料：核桃30g，大枣10枚，薏苡仁200g，燕麦200g，红糖适量。

制法：泡好核桃、大枣、薏苡仁，与燕麦（清洗干净）一起倒入电饭锅，加适量水熬煮即可。等粥滚开了就换到熬粥档，出锅前放些红糖。

功效：补肾生血。

适应证：宫颈癌免疫治疗后出现腰酸、乏力等脾肾亏虚之象者，可协同增强免疫力。

（4）黄精粥

原料：黄精 20g，粳米 100g，白糖适量（糖尿病患者加盐）。

制法：将黄精洗净，放入砂锅内，加入适量水煎煮，然后取汁去渣。粳米洗净，放入锅内煮成粥，然后加入药汁和适量白糖（或盐），再稍煮片刻。

功效：健脾补肾。

适应证：宫颈癌免疫治疗后出现乏力、头晕等血虚之象者，可协同增强免疫力。

（5）当归黑枣鸡汤

用料：当归 50g，黄精 50g，黑豆 50g，大枣 4 枚，鸡 1 只，精盐、生姜各适量。

制法：将去毛和内脏的鸡洗净，去肥膏，放入滚水中煮 8 分钟，捞起沥干；黑豆放入未加油的炒锅中炒至豆皮裂开，然后洗净沥干水。将当归、黄精和大枣、生姜均洗净（当归、生姜切片，大枣去核），待瓦煲内的水烧沸后，将其和鸡、黑豆都放入煲内，待水再烧沸时改用中火煲 3 小时，调入精盐即可饮用。

功效：补肾生血。

适应证：宫颈癌免疫治疗后出现疲倦、乏力及头晕等血虚之象者，可协同增强免疫力。

3. **中医运动养生**　练习八段锦、五禽戏等，可提高机体免疫力，缓解疲倦乏力。

4. **穴位按摩**　选穴：足三里、百会。

5. **艾灸**　选穴：百会、气海、关元。

6. **耳穴压豆**　选穴：大肠、小肠、脾等耳穴。

7. **刮痧**　选穴：命门、足三里。

8. **饮食养生**　选择清淡、高蛋白、高能量及易消化的食物，忌食寒凉、辛辣食物。

9. **起居娱乐及精神养生**　保持规律作息，充足休息；进行适当的文娱活动，保持心情愉悦。

请注意，这些建议需在医师指导下进行，特别是中药的选用和药膳的准备，以避免与免疫治疗药物产生不良交互作用。

十一　常见并发症中医康养

宫颈癌患者可能面临的并发症包括淋巴结肿大、盆腔炎症、尿道炎、腹痛等。以下是根据中医理论和实践，为这些常见并发症制订的康养方案：

（一）淋巴结肿大

1. **中药调理**　根据患者具体症状辨证论治，常用药物包括消瘀散结药如桃仁、红花，配合补气活血药如黄芪、当归。

2. **药膳养生**

（1）黄芪红枣汤

用法：取黄芪50g、红枣10枚，加入1 000ml水中，先用大火煮沸，再用小火煮40分钟，去渣取汁。

服法：早晚饭后温服，分2次服完。

（2）苦参鸡汤

用法：取苦参30g，放入纱布袋中。将乌鸡去毛和内脏、洗净后，与苦参一起加入适量水中，并加入适量的生姜和少许盐，用大火烧开后，改用小火炖煮至鸡肉熟烂。

服法：可作为正餐食用，建议分两餐食用。

3. **中医运动养生** 练习气功、太极拳等轻柔运动，促进气血流通，增强体质。

4. **穴位按摩** 选穴：足三里、大椎。

（二）盆腔炎症

1. **中药调理** 采用清热利湿、活血化瘀的中药，如金银花、紫花地丁、桃仁、红花。

2. **药膳养生**

金银花瘦肉汤

用法：取金银花 30g、猪瘦肉 250g，加入 1 500ml 水中，先用大火煮沸后，改小火煲 1.5 小时。

服法：可分 2～3 次服用，作为日常餐食的一部分。

3. **穴位按摩** 选穴：三阴交、足三里。

4. **艾灸** 选穴：关元、中极。

（三）尿道炎

1. **中药调理** 使用清热利湿药物，如车前草、猪苓、茯苓。

2. **药膳养生**

车前草猪苓粥：车前草 30g，猪苓 15g，粳米 100g。利尿通淋，清热解毒。

用法：先将车前草、猪苓加入 1 000ml 水中煮 30 分钟，过滤取汁后，再与粳米一起煮成粥。

服法：早晚温服，可作为早晚餐的一部分。

3. **穴位按摩** 选穴：太溪、三阴交。

（四）腹痛

1. **中药调理** 根据病因选用理气止痛、活血化瘀药，如木香、川楝子。

2. 药膳养生

陈皮山楂粥：陈皮 10g，山楂 20g，粳米 100g。理气消食，缓解腹痛。

用法：将陈皮、山楂与粳米一起入锅，加适量水，煮成粥。

服法：可作为早餐或晚餐，温热食用。

3. 穴位按摩　选穴：足三里、中脘。

通用建议：

饮食养生：应注重饮食平衡，多吃清淡、易消化的食物，少食辛辣刺激性食物。

起居娱乐及精神养生：保持正常的作息时间，避免过度劳累。通过冥想、瑜伽等方式减压，保持良好的心态以对抗疾病。

定期检查：及时向医师反映治疗效果和身体变化，根据医嘱调整治疗方案。

请在专业医师指导下进行上述康养方法，确保安全有效。

十二　患者随访

宫颈癌患者随访旨在早期发现复发或转移，评估治疗效果，及时处理治疗相关的并发症，以及提供心理支持和健康教育。

（一）早期宫颈癌（ⅠA～ⅡA期）

1. 手术或放化疗后随访

（1）头 2 年：每 3～6 个月随访 1 次，随访内容包括体格检查、盆腔 MRI 或 CT 检查、宫颈细胞学检查、HPV-DNA 检测，肿瘤标志物（SCC 等）检查。

（2）3～5 年：每 6 个月随访 1 次，随访内容同上。

（3）5年后：每年随访1次，随访内容同上。

2. 症状恶化或有新发症状者　即时随访。

（二）晚期宫颈癌（ⅡB期以上）

（1）无临床症状或症状稳定者：每3~4个月随访1次，随访内容包括体格检查、盆腔及腹部CT或MRI检查、肺部X线或CT检查、肿瘤标志物（SCC等）检查，以及根据病情需要进行的颅脑MRI和骨扫描。

（2）症状恶化或有新发症状者：即时随访。

（万信良　王苏美　蔡姣芝　吴万垠）

第十四章

前列腺癌

前列腺癌是好发于老年男性的泌尿系统恶性肿瘤。近些年，由于饮食结构改变、人口老龄化加剧及早期筛查技术的推广普及等，前列腺癌发病率跃居我国男性泌尿生殖恶性肿瘤首位，中标发病率由 2005 年 5.8/10 万增至 2022 年 9.81/10 万；其死亡率亦明显上升，中标死亡率由 2005 年 2.3/10 万增至 2022 年 3.21/10 万。

一 前列腺癌的病因

1. **年龄**　前列腺癌的发病与年龄呈正相关。

2. **家族史**　患有前列腺癌的一级亲属发病率高。

3. **基因突变**　DNA 损伤修复相关基因等基因突变可诱发前列腺癌。

4. **前列腺疾病**　前列腺炎、前列腺增生者发病率高。

5. **种族**　非裔美国男性、加勒比海的西非裔和南美裔男性比白人男性有更高的发生率和死亡率。

6. **其他因素**　包括肥胖、吸烟、饮食等。

二 前列腺癌的症状

1. **下尿路刺激症状** 尿频、尿急、夜尿增多、急迫性尿失禁。

2. **排尿梗阻症状** 排尿困难、排尿等待、尿线无力、排尿间断等。

3. **局部侵犯症状** 血尿及勃起功能障碍。

4. **全身症状** 骨痛、水肿等。

三 前列腺癌的辅助检查

1. **前列腺特异性抗原（PSA）** PSA > 4.0μg/L 为异常。

2. **直肠指检**

3. **经直肠超声检查**

4. **前列腺 MRI 或多模态 MRI** 对前列腺癌的检出和定位具有较好的敏感性。

四 前列腺癌的病理诊断

1. **前列腺穿刺活检**

2. **病理学诊断**

（1）Gleason 评分系统：将前列腺癌组织分为主要分级区和次要分级区，每区按 5 级评分，主要分级区和次要分级区的 Gleason 分级值相加得到的总评分即为其分化程度。

（2）前列腺癌分级分组系统：根据 Gleason 总评分和疾病危险度，将前列腺癌分为 5 个不同的组别（ISUP 1 ~ 5 级），国际泌尿病理学会（ISUP）分级越高，肿瘤转移复发的可能性越高，远期预后越差。

五 前列腺癌的西医治疗

早期患者以手术治疗为主。中晚期以去势治疗、化疗、放疗、靶向治疗及内分泌治疗等为主。部分患者也可进行免疫治疗。

六 前列腺癌术后中医康养

前列腺癌手术损伤人体气血，故前列腺癌术后患者的中医康养以扶正、祛邪、增效、减毒为主。

1. **中药调理** 根据患者术前、术后症状进行辨证论治。

2. **药膳养生** 术前宜食用高蛋白、高碳水化合物及维生素含量高的食物，其中高蛋白及高碳水化合物食物主要包括肉、蛋、奶制品等，维生素含量高的食物主要是新鲜蔬菜及水果（如胡萝卜、番茄等）。高蛋白、高碳水化合物食物可弥补术后进食不足引起的热能消耗，维生素含量高的食物可促进组织再生、加快切口愈合。术后气血亏虚，脾胃不健，食纳欠佳，除给予高蛋白、高碳水化合物及高维生素类食物以补充营养外，必须注意调理脾胃，以助气血生化之源。宜多食胡萝卜、菠菜、韭菜、番茄等。脾胃健运后，宜再增加有补益气血作用的食物，如大枣、龙眼等。

（1）补虚正气粥

原料：炙黄芪 50g，人参 5g，粳米 150g，白糖少许。

制法：将炙黄芪、人参切薄片，用冷水浸泡半小时后，入砂锅煮沸，再改小火煎取浓汁，然后把粳米和药液、清水加在一起，用文火煮至粥熟。粥成后，入白糖少许，稍煮片刻即可食用。

功效：补气扶虚，健脾益胃。

适应证：前列腺癌术前或术后正气不足，疲倦乏力、食欲不振者。

（2）归芪参枣粥

原料：当归 10g，黄芪 60g，党参 30g，粳米 100g，大枣 10 枚。

制法：将当归、黄芪、党参煎煮成药汁。粳米洗干净后，与大枣一起放于碗内，将碗放入盛水（约 1 000ml）的锅里，用大火煮沸，加入药汁，再用小火熬煮半小时，加入调料（食用盐或白砂糖，糖尿病者去大枣），早晚服用。

功效：健脾益气，补血生血。

适应证：主要用于前列腺癌手术前后气虚、胃纳欠佳、乏力者。

当归补血生血，黄芪、党参健脾益气，大枣和胃养血。对于偏阴虚者，改党参为太子参。服用后出现口干等燥热表现时，当归、黄芪减量。

（3）苏子当归炖鸡汤

原料：苏子 30g，当归 10g，乌骨鸡 1 只（约 500g），生姜、葱、盐、调料适量。

制法：苏子、当归洗净，乌骨鸡去内脏及头颈，与生姜、葱、盐一起放入锅内，加适量水，用大火烧开，然后改用小火炖至汤浓收汁，之后再加入调料调味即可。

功效：纳气平喘。

适应证：前列腺癌术后出现气促、气喘等症状者。

3. 中医运动养生 中医养生功法包括太极拳、气功、八段锦、五禽戏等。

4. **艾灸** 选穴：中脘、关元、气海。

5. **耳穴压豆** 选穴：肺、神门。

6. **饮食养生** 患者术后体质偏虚，在营养方面应注意饮食均衡，吃清淡、易消化、能量高的食物，多吃新鲜蔬菜、水果及高蛋白食物。新鲜蔬菜、水果富含维生素C，有助于切口愈合；高蛋白食物如牛奶、鸡蛋、鸡肉、排骨及鱼等，有助于机体康复。

7. **起居娱乐及精神养生** 患者术后体虚，在起居方面应注意劳逸结合，规律作息，保证足够的休息时间，避免去人多的地方。各种娱乐活动，如琴棋书画、花木鸟鱼、旅游观光、艺术欣赏等，可怡神养性，防病健身。

七 前列腺癌化疗中医康养

前列腺癌常用的化学药物易引起中性粒细胞减少症、肝功能损伤、过敏反应、骨髓抑制、肢体麻木、恶心呕吐、呃逆、纳呆便溏、倦怠乏力等毒副作用。中医认为，此类毒副反应多因正气受损、气机升降失调、脾胃功能减退所致。

1. **中药调理** 根据患者化疗后的症状进行辨证论治。

2. **药膳养生**

（1）人参茶

原料：生晒参若干。

制法：将人参晒干或烘干，切成薄片，每次取1.5g（分上、下午2次），放入保温杯中，用沸水冲泡，加盖，闷15分钟即可饮用。

服法：当茶饮，频频饮服，一般可冲泡3～5次，当日服完。

功效：大补元气，补脾益肺。

适应证：前列腺癌化疗期间出现乏力、疲倦等气虚之象。作为治疗期间的防癌抗癌茶疗饮品，可经常适量饮服。

（2）刺五加茶

原料：刺五加 50g。

制法：将新鲜刺五加根茎洗净，切成片，晒干或烘干，放入砂锅，加水煎煮 2 次（每次 30 分钟），合并 2 次煎液即成。

服法：代茶饮，早晚 2 次分服，频频饮用。

功效：补肝肾，强筋骨，祛湿。

适应证：适用于各类癌症，对癌症患者放疗、化疗后出现白细胞减少者尤为适宜。可提升白细胞数，减轻临床症状。

（3）砂仁猪肚粥

原料：砂仁 10g，大米 100g，猪肚 100g，调料适量。

制法：将大米洗干净后，与猪肚一起放入盛水（约 1 000ml）的锅里，用大火煮沸后，再用小火熬煮半小时，而砂仁在最后 5 分钟加入，最后加入调料即成。早晚服用。

功效：健脾和胃。

适应证：主要用于前列腺癌化疗后胃脘不适、胃纳欠佳者。

（4）黄精当归炖鸡汤

原料：黄精 20g，当归 10g，乌骨鸡 1 只（约 500g），生姜、葱、盐、调料适量。

制法：黄精、当归洗净，乌骨鸡去内脏及头颈，与生姜、葱、盐一起放入锅内，加适量水，用大火烧开，然后改用小火炖至汤浓收汁，之后再加入调料调味即可。

功效：补肾生髓。

适应证：前列腺癌手术化疗后脾虚、贫血等。

（5）二芽山楂饮

原料：麦芽 20g，稻芽 20g，山楂 15g。

制法：上料加清水适量（约 500ml），用文火炖沸后，改用小火煮 10 分钟，每天饮用 2～3 次。

功效：消食开胃。

适应证：前列腺癌化疗后纳差者。

3. **中医运动养生** 患者化疗后易出现疲倦、乏力等症状，可通过各种养生运动（八段锦等）来提高机体功能，或者通过慢跑改善体能。

4. **穴位按摩** 选穴：内关、足三里、上脘。

5. **艾灸** 选穴：足三里、上脘、气海、关元、三阴交等。

6. **耳穴压豆** 选穴：脾、胃、神门。

7. **刮痧** 选穴：内关、足三里。

8. **饮食养生** 患者化疗后可能出现恶心、呕吐等消化道症状，应吃清淡、易消化、能量高的食物，多吃新鲜蔬菜、水果，以及高蛋白食物如牛奶、鸡蛋、鸡肉、排骨、鱼等。

9. **起居娱乐及精神养生** 患者化疗后可能出现白细胞计数降低等造血系统疾病表现，在起居方面应规律作息，保证足够的休息时间，避免去人多的公共场所。琴棋书画、旅游观光、艺术欣赏等娱乐活动可颐养身心。

八 前列腺癌放疗中医康养

中医认为放疗所用放射线为热毒之邪。火热毒邪（放射线）直中下焦，损伤血络，迫血妄行，则血溢脉外；膀胱气化失司，则出现小便频数、尿血等尿路刺激症状；大肠受损，清浊不分，传化、主津功能失司，则出现腹痛、泄泻、便血等。

1. **中药调理** 根据患者放疗后的症状进行辨证论治。

2. **药膳养生** 放疗常灼伤阴津，导致血热津伤、口干咽燥等表现，故宜多吃一些滋润清淡、甘寒生津、凉血清热的食物，如荸荠、梨、枇杷、甘蔗、胡萝卜、鲜藕、西瓜、丝瓜、绿豆、绿茶、甲鱼等。忌烟、酒，以及辛辣、香燥食物如辣椒、桂皮等。

（1）放疗减毒药膳（广东省中医院刘伟胜提供）

原料：绿豆、臭草、粳米、鲜鱼腥草各50g。

制法：取以上药膳原料，加水1 000ml，用小火熬煮半小时后，加入调料（食用盐）。午餐及晚餐时服用。放疗前开始服用，放疗过程中每天1剂，分2次服用。

功效：益气养阴，清热解毒。

适应证：主要用于前列腺癌放疗期间出现口渴、咽干等阴虚毒热征象者。

（2）刺五加茶

原料：刺五加50g。

制法：将新鲜刺五加根茎洗净，切成片，晒干或烘干，放入砂锅，加水煎煮2次（每次30分钟），合并2次煎液即成。

服法：代茶饮，早晚2次分服，频频饮用。

功效：补肝肾，强筋骨，祛湿。

适应证：适用于各类癌症，对癌症患者放疗、化疗后出现白细胞减少者尤为适宜。可提升白细胞数，减轻临床症状。

（3）杏仁雪梨山药粥

原料：北杏仁 10g，雪梨 1 个，怀山药粉、白糖适量。

制法：北杏仁用开水浸透后去皮洗净，雪梨去皮切成小块。将北杏仁、雪梨搅成泥状，然后用适量清水将杏梨泥、怀山药粉、白糖调成糊倒入沸水中，不断搅拌，煮熟即可。

功效：养阴止咳，健脾和胃。

适应证：主要用于前列腺癌放疗后出现咳嗽、口干等症状。

（4）沙参麦冬汤

原料：沙参 30g，麦冬 30g。

制法：取以上原料，加清水适量（约 500ml），用文火炖沸后，改用小火煮 10 分钟即成。每天饮用 2～3 次。

功效：益胃养阴。

适应证：前列腺癌放疗后出现口干者。

3. **中医运动养生**　患者放疗后易出现口干、疲倦、乏力等症状，可通过各种养生运动来提高机体免疫功能，如通过练习津常咽来改善口干症状。津常咽的动作要领：舌尖微顶上腭，待感有津液涌出（唾液）充满口腔后，用舌搅拌数次，缓缓咽下。

4. **穴位按摩**　选穴：金津、玉液、承浆。

5. **艾灸**　选穴：足三里、三阴交。

6. **耳穴压豆**　选穴：渴点、内分泌、丘脑等耳穴。

7. **刮痧**　选穴：三阴交、足三里。

8. **饮食养生**　患者放疗后常出现口干等症状，应吃清淡、易消化、能量高的食物，多吃新鲜蔬菜、水果及高蛋白食物，忌辛辣刺激类食物。放疗所用放射线为热毒之邪，因此放疗期间宜多吃滋润清淡、甘寒生津的食物，如藕汁、梨汁、绿豆、西瓜、荸荠（马蹄）等。

9. **起居娱乐及精神养生** 患者放疗后除了出现口干等症状，也会出现白细胞计数降低等造血系统疾病表现，在起居方面应规律作息，保证休息时间充足，避免去人多的公共场所。患者应保持平和、乐观心态。

九 前列腺癌靶向治疗中医康养

中医理论认为，靶向药物可能具有"温热"特性，如患者靶向治疗后会出现皮疹、痤疮、舌红、尿黄、口干、口苦等症状，同时具有"寒凉"特性，如患者出现腹泻等症状。中医康养应以健脾养阴为主。

1. **中药调理** 根据患者服用靶向药物后的症状进行辨证论治。

2. **药膳养生** 服用靶向药物后可出现皮疹、腹泻等，应滋阴疏风养血。出现皮疹，可食用胡萝卜、荠菜、荸荠、甘蔗、西瓜、梨、白菜、黄豆、小米、玉米等；出现腹泻，应食用山药、白扁豆、蛋类、瘦肉、石榴等。

（1）金银花饮

原料：鲜金银花 30g（或干品 15g），冰糖少许（糖尿病患者可不加）。

制法：金银花加水煮 1 小时，加入冰糖少许。

功效：清热解毒。

适应证：前列腺癌靶向治疗期间出现口腔溃疡或皮疹明显者（腹泻者不建议食用）。

（2）山药粥

原料：大米 100g，山药 100g。

制法：将大米洗干净后，与山药一起放入盛水（约1 000ml）的锅里，用大火煮沸，再用小火熬煮半小时，加入调料即成。早晚服用。

功效：健脾止泻。

适应证：主要用于前列腺癌靶向治疗时出现大便次数多或稀烂者。

（3）苡仁扁豆莲子粥

原料：薏苡仁、白扁豆、莲子各25g，粳米100g。

制法：薏苡仁、白扁豆及莲子洗净，粳米淘洗干净。将锅置旺火上，加水适量煮沸，下薏苡仁、白扁豆及莲子煮熟软，再加入粳米煮稠，加入调料和匀即可服用。

功效：健脾利湿。

适应证：主要用于前列腺癌靶向治疗时出现腹泻、大便次数多或稀烂者。

3. **中医运动养生**　患者靶向治疗后可出现皮疹、腹泻等症状，可通过各种养生运动来提高机体免疫功能，如居家练习八段锦等，以提高免疫力。

4. **穴位按摩**　选穴：天枢、下痢、足三里、曲池、血海。

5. **艾灸**　选穴：神阙、足三里、三阴交。

6. **耳穴压豆**　选穴：大肠、小肠、脾等耳穴。

7. **刮痧**　选穴：三阴交、足三里。

8. **饮食养生**　患者服用靶向药物后常出现皮疹、腹泻等症状，应吃清淡、易消化的食物，忌寒凉及辛辣刺激类食物。山药等具有健脾作用的食物可常服用。

9. **起居娱乐及精神养生**　患者口服靶向药物后最常见的不良反应是腹泻、皮疹等，在起居方面应保证充足的休息时间，保持乐观心态。聆听古典音乐或轻音乐有助于陶养身心。

十 前列腺癌免疫治疗中医康养

免疫治疗通过激活或调节患者的免疫系统达到消灭肿瘤的目的。患者免疫治疗后常出现甲状腺炎、皮炎等不良反应（肺炎、结肠炎、肝炎、肾炎、垂体炎等不良反应相对不太常见），因此，中医康养应以益气扶正消炎为主。

1. **中药调理** 根据患者使用免疫药物后出现的症状进行辨证论治。

2. **药膳养生**

（1）白花蛇舌草茶

原料：白花蛇舌草100g。

制法：将白花蛇舌草洗净，切碎，放入砂锅，加水煎煮2次（每次30分钟），合并2次煎液即成。

服法：代茶饮，早晚2次分服。

功效：清热解毒，利湿抗癌。

适应证：适用于各类癌症。作为防癌抗癌茶疗饮品，对前列腺癌、食管癌、胃癌、大肠癌、宫颈癌及乳腺癌等癌症患者尤为适宜。

（2）半边莲茶

原料：半边莲30g。

制法：取半边莲（干品），拣杂，切碎，放入杯中，用沸水冲泡，加盖，闷15分钟即可饮用。

服法：代茶饮，频频饮用，一般可冲泡3~5次。

功效：清热解毒，利水消肿，抗癌。

适应证：适用于各类癌症。作为防癌抗癌茶疗饮品，对前列腺癌、鼻咽癌、肝癌、肾癌等癌症患者，以及伴癌性胸腹水者尤为适宜。

（3）参芪茶

原料：人参10g，黄芪20g。

制法：取人参、黄芪，入锅加水500～1 000ml，用武火煮沸后，改用文火煮20分钟，然后盛放在保温杯中，当茶饮用。

功效：健脾益气。

适应证：前列腺癌免疫治疗期间出现纳差、疲倦、乏力者。

（4）人参黄精炖鸡汤

原料：人参10g，黄精20g，乌骨鸡1只（约500g），生姜、葱、盐、调料适量。

制法：人参、黄精洗净备用，乌骨鸡去内脏及头颈，与生姜、葱、盐一起放入锅内，加适量水，用大火烧开，然后改用小火炖至汤浓收汁，之后再加入调料调味即可。

功效：健脾益气补肾。

适应证：前列腺癌免疫治疗期间合并贫血，出现乏力、疲倦等症状者。

（5）五指毛桃炖鸡汤

原料：五指毛桃50g，乌骨鸡1只（约500g），生姜、葱、盐、调料适量。

制法：五指毛桃洗净后放水中泡15分钟，乌骨鸡去内脏及头颈，与生姜、葱、盐一起放入锅内，加适量水，用大火烧开，然后改用小火炖30分钟，之后再加入调料调味即可。

功效：健脾益气。

适应证：前列腺癌免疫治疗期间出现乏力、疲倦等症状者。

（6）金银花绿豆粥

原料：鲜金银花 50g（或干品 30g），绿豆 100g，甘草 20g，粳米 100g。

制法：金银花、甘草加水煮 1 小时，过滤取汁，再加绿豆、粳米煮成粥食用。

功效：清热解毒。

适应证：前列腺癌免疫治疗期间出现皮疹，且皮疹色红者（腹泻者不建议食用）。

（7）知母菊花绿豆饮

原料：知母 30g，绿豆 100g，菊花 20g。

制法：知母、菊花、绿豆加水用武火煮沸后，改用文火煮 30 分钟，当茶饮用。

功效：清热解毒。

适应证：前列腺癌免疫治疗期间发热者（腹泻者不建议食用）。

腹泻食疗参考"前列腺癌靶向治疗中医康养"中的山药粥、苡仁扁豆莲子粥。

3. **中医运动养生**　患者免疫治疗后可出现疲倦、乏力、皮疹、腹泻等症状，可通过各种养生运动来提高机体免疫功能，如居家练习八段锦、五禽戏等，以提高免疫力。

4. **穴位按摩**　补虚选穴：足三里、下痢、百会。

皮疹选穴：曲池、血海。

5. **艾灸**　疲倦选穴：百会、气海、关元。

腹泻选穴：神阙、足三里、三阴交。

6. **耳穴压豆**　选穴：大肠、小肠、脾等耳穴。

7. **刮痧**　补虚选穴：命门、足三里。

腹泻选穴：足三里、三阴交。

8. **饮食养生**　患者免疫治疗期间常出现疲倦、乏力、皮疹、腹泻等症状，应吃清淡、高蛋白、高能量及易消化的食物，忌寒凉类食物。

9. **起居娱乐及精神养生**　患者免疫治疗期间最常见的不良反应是乏力、疲倦、皮疹等，在起居方面应规律作息，保证充足的休息时间。聆听音乐、外出旅游等文娱活动有助于保持心情愉悦。

十一　前列腺癌内分泌治疗中医康养

前列腺癌为雄激素依赖性肿瘤，因此内分泌治疗是目前公认的中晚期前列腺癌的主要治疗方法。内分泌治疗通过抑制人体雄激素水平达到控制前列腺癌的目的，但不可避免地会出现部分雄激素缺乏综合征，这对中晚期前列腺癌患者的预后极为不利。研究表明，中医药能有效缓解前列腺癌内分泌治疗的不良反应，从而达到减毒增效的目的。

1. **中药调理**　根据患者内分泌治疗后的症状进行辨证论治。

2. **药膳养生**　部分患者服用内分泌药物后可出现潮热、出汗等阴虚表现，首先应注意滋补肝肾，故宜多吃一些滋润养阴的食物，如山药、枸杞、木耳、西瓜、梨、甘蔗、胡萝卜等。

（1）绞股蓝蜜茶

原料：绞股蓝 30g，蜂蜜 30g。

制法：将绞股蓝洗净，切碎，放入砂锅，加水煎煮 2 次（每次 30 分钟），合并 2 次煎液，趁热调入蜂蜜，拌和均匀即成。

服法：代茶饮，早晚 2 次分服，频频饮用。

功效：益气健脾，清热解毒。

适应证：适用于各类癌症。作为抑癌抗癌茶疗饮品，对前列腺癌、肺癌、肝癌、大肠癌、宫颈癌等多种癌症尤为适宜。

（2）西洋参茶

原料：西洋参 3g，麦冬 10g。

制法：先将麦冬洗净，放入砂锅，加水煎煮 2 次（每次 30 分钟），合并 2 次煎液，去渣后回入锅中，再煮至沸，放入西洋参，加盖，停火焖 15 分钟即成。

服法：代茶饮，早晚 2 次分服，当日服完。

功效：养阴清热，补气生津。

适应证：前列腺癌内分泌治疗后，症见口腔黏膜溃破、口干咽燥者尤为适宜。亦可用作各类癌症患者的防癌抗癌茶疗饮品。

（3）人参黄精炖鸡汤

原料：人参 10g，黄精 20g，乌骨鸡 1 只（约 500g），生姜、葱、盐、调料适量。

制法：人参、黄精洗净，乌骨鸡去内脏及头颈，与生姜、葱、盐一起放入锅内，加适量水，用大火烧开，然后改用小火炖至汤浓收汁，之后再加入调料调味即可。

功效：健脾益气补肾。

适应证：前列腺癌内分泌治疗期间合并贫血，出现乏力、疲倦等症状者。

（4）五指毛桃炖鸡汤

原料：五指毛桃 50g，乌骨鸡 1 只（约 500g），生姜、葱、盐、调料适量。

制法：五指毛桃洗净后放水中泡15分钟，乌骨鸡去内脏及头颈，与生姜、葱、盐一起放入锅内，加适量水，用大火烧开，然后改用小火炖30分钟，之后再加入调料调味即可。

功效：健脾益气。

适应证：前列腺癌内分泌治疗期间出现乏力、疲倦等症状者。

3. **中医运动养生**　患者内分泌治疗后可出现疲倦、乏力、皮疹、腹泻等症状，可通过各种养生运动来提高机体免疫功能，如居家练习八段锦、五禽戏等，以提高免疫力。

4. **穴位按摩**　腹泻选穴：足三里、下痢。

补虚选穴：足三里、百会。

5. **艾灸**　补虚选穴：百会、气海、关元。

腹泻选穴：神阙、足三里、三阴交。

6. **耳穴压豆**　选穴：大肠、小肠、脾等耳穴。

7. **刮痧**　补虚选穴：命门、足三里。

腹泻选穴：足三里、三阴交。

8. **饮食养生**　患者内分泌治疗期间常出现潮热、血脂代谢紊乱、肥胖、骨质疏松、骨折、心血管疾病、认知功能减退等一系列不良反应，应吃清淡、滋阴及易消化的食物，忌寒凉类食物。

9. **起居娱乐及精神养生**　患者内分泌治疗期间在起居方面应规律作息，保证充足的休息时间。聆听音乐、外出旅游等文娱活动有助于保持心情愉悦。

十二　常见并发症中医康养

对于出血、尿失禁、性功能障碍等严重并发症，建议至医院就诊。对于症状轻的并发症，可选择中医康养。

出血

1. **中药调理**　根据患者出血等症状进行辨证论治。

2. **药膳养生**

（1）三七白及仙鹤草汤

原料：三七 10g，白及 20g，仙鹤草 30g，鸡肉 250g，生晒参 5g。

制法：将三七、仙鹤草、白及捣碎，将鸡肉、吉林参洗净。将全部原料放入锅中，加清水适量，用小火煮 1 小时，加盐调味，吃肉饮汤。

功效：扶正补虚，祛瘀止血。

适应证：前列腺癌，症见出血、尿血者。

（2）百合三七鸡汤

原料：百合 30g，三七 15g，乌骨鸡 1 只（约 500g），生姜、葱、盐适量。

制法：百合、三七洗净后放水中泡 15 分钟，乌骨鸡去内脏及头颈，与生姜、葱一起放入锅内，加适量水，用大火烧开，然后改用小火炖 30 分钟，之后再加入盐调味即可。

功效：养阴止血。

适应证：前列腺癌，见出血等症状者。

3. **中医运动养生**　前列腺癌合并出血患者，可居家进行简单的运动以增强体质。不建议剧烈运动。

4. **穴位按摩**　选穴：孔最、鱼际、隐白、神门。

5. **艾灸**　选穴：隐白、孔最。

6. **耳穴压豆**　选穴：肾上腺、脾等耳穴。

7. **刮痧**　选穴：阴郄、孔最。

8. 饮食养生　出血患者应吃清淡、高能量、高蛋白食物，忌辛辣刺激食物。

9. 起居娱乐及精神养生　出血患者在起居方面应静卧，保证充足的休息时间。居家聆听古典音乐有助于放松心态。

十三　患者随访

前列腺癌患者一般每 6～12 个月随访 1 次。随访内容包括体格检查、PSA、直肠指检（DRE）、经直肠超声检查、前列腺 MRI、同位素骨扫描、B 超、胸部 X 线检查等；症状恶化或有新发症状者即时随访。

（莫瀚丹　王苏美　河文峰　龙顺钦）

第十五章

肾癌

在世界范围内，肾癌的发病率约占成人恶性肿瘤的 2% ~ 3%；其分布具有明显的地域差异，北美、西欧等发达国家发病率最高，而非洲及亚洲等发展中国家发病率最低。根据国际癌症研究机构统计数据，2022 年全球肾癌的发病率居恶性肿瘤第 14 位（低于泌尿系统的前列腺癌、膀胱癌），死亡率居第 16 位。

一　肾癌的病因

1. **遗传性因素**　少部分肾癌与遗传有关。
2. **吸烟**　吸烟可以增加患肾癌的风险。
3. **肥胖**　肥胖者患肾癌的风险增加。
4. **慢性肾病**　与终末期肾病长期透析相关的获得性肾囊肿患者的肾癌发病率高。
5. **高血压**　高血压是肾癌发病的独立危险因素。
6. **其他**　饮酒、职业暴露于三氯乙烯、女性雌激素水平高等都有可能增加患肾癌的风险；暴露于化学毒物（如石棉、镉和鞣制皮革及石油产品）也增加患肾癌的风险。

二 肾癌的症状

1. **血尿**

2. **腰痛**

3. **腹部肿块**

4. **精索静脉曲张**

5. **下肢水肿**

三 肾癌的辅助检查

1. **常规检查** 进行肾癌实验室常规检查的目的是了解患者的一般状况以及是否适合采取相应的治疗措施，主要包括尿常规、血常规、红细胞沉降率、血糖、血钙、肾功能、肝功能、乳酸脱氢酶、碱性磷酸酶等项目。

2. **B 超** 超声检查经济、简便、无辐射，普及率高，为临床疑诊肾脏肿瘤的首选检查方法。

3. **X 线** 泌尿系统平片可见肾外形增大，偶见肿瘤散在钙化。静脉尿路造影可见肾盏肾盂不规则变形、狭窄、拉长、移位或充盈缺损，肿瘤较大、破坏严重时患肾不显影。

4. **CT** 腹部 CT 是肾癌术前诊断及术后随访的最常用检查方法。

5. **MRI** 腹部 MRI 是肾癌术前诊断及术后随访的较常用检查方法，可用于对 CT 对比剂过敏、孕妇或其他不适宜进行 CT 检查的患者。

6. **肾动态显像** 肾动态显像能准确评价肾癌患者术前双肾和分肾功能，有助于指导手术方案的决策。

7. **核素骨显像** 核素骨显像是肾癌骨转移的首选筛查方法。

8. **经皮肾穿刺活检** 经皮肾穿刺活检包括空芯针活检和细针吸取（FNA），能为影像学不能诊断的肾肿瘤提供组织病理学依据。

四 肾癌的病理诊断

肾癌的常见病理类型为肾透明细胞癌、乳头状肾细胞癌、肾嫌色细胞癌，其中肾透明细胞癌是最常见的肾癌病理亚型。

五 肾癌的西医治疗

外科手术是局限性肾癌的首选治疗方法，包括肾癌根治性肾切除术和肾部分切除术。晚期肾癌（Ⅳ期）以全身药物治疗为主，辅以原发灶或转移灶的姑息手术或放疗，预后差。全身治疗包括靶向治疗和免疫治疗等。单纯化疗和放疗对肾癌疗效差，不作为首选。

六 肾癌术后中医康养

肾癌手术损伤人体气血，导致气血亏虚或湿瘀互结。中医康养应以扶正补虚为主。

1. **中药调理** 根据患者术前、术后症状进行辨证论治。

2. **药膳养生**

（1）扶正补虚粥

原料：生晒参5g，黄芪60g，大枣3枚，粳米150g，食用盐少许。

制法：生晒参另炖取汁；炙黄芪切薄片，用冷水浸泡半小时，加水煎煮取汁。大枣去核洗净，与粳米一起入砂锅，加适量水，用武火煮沸，再改用文火煮，然后把生晒参汁、黄芪汁加入大枣粳米粥，轻柔搅拌，用文火煮至粥熟。粥成后，入食用盐少许，稍煮片刻即可食用。

功效：补气扶正，健脾益胃。

适应证：术前或术后正气不足，症见疲倦乏力、食欲不振者。

（2）参芪养血粥

原料：党参30g，黄芪60g，当归10g，大枣6枚，粳米100g。

制法：将党参、黄芪、当归煎煮成药汁。粳米洗干净后，与大枣（去核洗净）一起放于碗内，然后将碗放入盛水（约1 000ml）的锅里，用武火煮沸后，加入药汁，再用文火熬煮半小时，加入调料（食用盐，糖尿病者去大枣）即成。早晚服用。

功效：健脾益气，补血生血。

适应证：主要用于手术前后气血亏虚，症见胃纳欠佳、倦怠乏力者。

当归补血生血，黄芪、党参健脾益气，大枣和胃养血。对于偏阴虚者，改党参为太子参。服用后出现口干等燥热表现时，当归、黄芪减量。

（3）杜仲猪骨汤

原料：杜仲20g，猪脊骨（带肉）约500g，大枣15g，盐、调料适量。

制法：杜仲、大枣（去核）洗净，猪脊骨（连骨带肉）洗净斩块，与大枣、盐一起放入锅内，加适量水，用大火烧开，然后改用小火炖2小时，之后再加入调料调味即可。

功效：补肾养血，壮腰健骨。

适应证：肾癌术后见体虚倦怠、腰膝酸软等症状者。

（4）黄芪枸杞煲甲鱼

原料：黄芪30g，枸杞20g，甲鱼1只（约500g），盐、调料适量。

制法：用纱布包黄芪，甲鱼去内脏、洗净切块，与枸杞一起入锅，加水适量炖熟烂后去黄芪，入调料、盐少许调味即成。分次服用。

功效：健脾益气，补肾和血。

适应证：肾癌术后气血、阴血不足，见低热乏力、头晕眼花、体虚倦怠等症状者。

（5）竹蔗茅根马蹄饮

原料：竹蔗150g，白茅根50g，马蹄（荸荠）100g，冰糖适量。

制法：将竹蔗切细块，白茅根切小段，马蹄去皮洗净，一起置锅内，加清水约1 500ml，用文火炖沸后，调入适量冰糖即成。分次饮用，每周1～2次。

功效：清热祛湿，利水通淋。

适应证：肾癌术后尿道涩痛、小便不利者。

3. 中医运动养生　中医养生功法包括太极拳、八段锦等。

肾癌患者术后1周可逐渐增加运动量，但1个月内严禁剧烈运动（如跑步、骑车、长距离行走等），甚至不宜做弯腰、提重物等重体力家务劳动，可通过练习太极拳、八段锦等提高体能。患者可根据自己的实际情况选择相应的运动方式。

4. 穴位按摩　肾癌患者术后可能出现腰痛、血尿。

选穴：血海、肾俞、三阴交。

5. 艾灸　选穴：中脘、关元、气海、肾俞。

6. 耳穴压豆　选穴：肾、神门等耳穴。

7. 饮食养生 手术损伤正气，伤气耗血，导致脾胃虚弱，因此术后需逐渐恢复其正常饮食，原则上建议少食多餐，每天进餐 4～6 次（初期量少次数多，以后逐步转为量多次数少）。在营养方面应注意饮食均衡，吃清淡、易消化、能量高的食物，多吃新鲜蔬菜、水果及高蛋白食物。新鲜蔬菜、水果富含维生素 C，有助于切口愈合；高蛋白食物如牛奶、鸡蛋、鸡肉、排骨及鱼等，有助于机体康复。忌食发霉食物、腌制食物、腥辣及煎炸食物等，不宜食发物如香菜、花椒、韭菜、蟹、狗肉、白酒、牛肉、羊肉等。

8. 起居娱乐及精神养生 患者术后体虚，在起居方面应注意劳逸结合，规律作息，保证足够的休息时间，避免去人多拥挤的地方；可以参加各种有益的娱乐活动，如听音乐、弹琴、下棋、练书法、侍弄花草、养鸟、养鱼、公园散步以及各种艺术欣赏等，从而怡神养性，健身防病。

七 肾癌化疗中医康养

肾癌对传统的化疗不敏感。化疗主要用于具有肉瘤样分化的转移性肾癌患者。

1. 中药调理 根据患者化疗后的症状进行辨证论治。

2. 药膳养生

（1）五红汤

原料：花生衣 10g，红枣 10g，枸杞 10g，红豆 10g，红糖少许（糖尿病患者不加）。

制法：将花生衣、红枣、枸杞、红豆用冷水浸泡半小时后，入砂锅加适量水煮沸，再改用小火煎煮，加入红糖少许，稍煮片刻即可食用。

功效：健脾补肾，生血养血。

适应证：肾癌化疗后白细胞计数、血红蛋白水平或血小板计数降低者。（来源：广东省中医院肿瘤科）

（2）砂仁怀山炖猪肚

原料：砂仁15g，怀山药50g，猪肚1只。

制法：砂仁捣碎，猪肚洗净并除去脂肪。将砂仁、怀山药纳入猪肚内，加水适量，用慢火炖至猪肚烂熟，入少量食盐调味即成。喝汤或佐膳。

功效：健脾益气，开胃止呕。

适应证：主要用于肾癌化疗后胃脘不适、胃气上逆、恶心欲呕、胃纳欠佳者。

（3）黄精当归炖鸡汤

原料：黄精20g，当归10g，乌骨鸡1只（约500g），生姜、葱、盐、调料适量。

制法：黄精、当归洗净，乌骨鸡去内脏及头颈，与生姜、葱、盐一起放入锅内，加适量水，用大火烧开，然后改用小火炖至汤浓收汁，之后再加入调料调味即可。

功效：补肾生髓。

适应证：肾癌化疗后脾肾不足、贫血等。

（4）内金陈皮兔肉汤

原料：鸡内金15g，陈皮10g，兔肉150g，生姜3片，食盐适量。

制法：取鸡内金、陈皮、兔肉、生姜，加清水适量共煲汤，入少量食盐调味即成。喝汤吃肉，分次服用。

功效：健脾和胃，滋肾养血。

适应证：肾癌化疗后脾虚纳差、肾血不足者。

3. **中医运动养生**　患者化疗后易出现疲倦、乏力等症状，可通过各种养生运动（八段锦等）提高机体功能，或者通过慢跑改善体能。

4. **穴位按摩**　选穴：内关、足三里、上脘。

5. **艾灸**　选穴：足三里、上脘、气海、关元、三阴交。

6. **耳穴压豆**　选穴：脾、胃、神门等耳穴。

7. **刮痧**　选穴：内关、足三里。

8. **饮食养生**　患者化疗后可能出现恶心、呕吐等消化道症状，应吃清淡、易消化、能量高的食物，多吃新鲜应季的蔬菜、水果及高蛋白食物，如胡萝卜、番茄、牛奶、鸡蛋、鸡肉、排骨及鱼等。

9. **起居娱乐及精神养生**　患者化疗后可能出现白细胞计数降低等造血系统疾病表现，在起居方面应规律作息，保证足够的休息时间，避免去人多拥挤的公共场所。听音乐、弹琴、下棋、练书法、侍弄花草、养鸟、养鱼、公园散步以及各种艺术欣赏等娱乐活动可颐养身心。

八　肾癌放疗中医康养

放疗主要用于肾癌的姑息治疗。中医认为放疗所用放射线为热毒之邪，易耗气伤阴，同时损伤脾肾，导致恶心、纳差等消化道反应，而且放疗后也会出现白细胞计数降低、贫血等血液系统疾病表现。中医康养应以益气养阴、补肾生髓为主。

1. **中药调理**　根据患者放疗后的症状进行辨证论治。

2. **药膳养生**

（1）放疗减毒药膳（广东省中医院刘伟胜提供）

原料：绿豆、臭草、粳米、鲜鱼腥草各 50g。

制法：取以上药膳原料，加水 1 000ml，用小火熬煮半小时后，加入调料（食用盐）。午餐及晚餐时服用。放疗前开始服用，放疗过程中每天 1 剂，分 2 次服用。

功效：益气养阴，清热解毒。

适应证：主要用于肾癌放疗期间出现口渴、咽干等阴虚毒热征象者。

（2）口腔黏膜炎药膳（广东省中医院吴万垠提供）

原料：白茅根 100g，马蹄 10 个，甘蔗 3 节（剖开），胡萝卜 1 个（切片）。

制法：上料加水约 1 000ml，煮沸后用小火再煮 30 ~ 45 分钟，冷却后作为凉茶每日多次饮用。

功效：清热养阴，生津愈疡。

适应证：肿瘤放疗期间或肿瘤患者免疫力低下引起的口腔溃疡、口腔疼痛等症状。

（3）沙参麦冬饮

原料：沙参 30g，麦冬 30g。

制法：取沙参、麦冬，加清水适量（约 600ml），用武火炖沸后，改用文火煮 15 分钟，每天饮用 2 ~ 3 次。

功效：益胃养阴。

适应证：肾癌放疗后口干者。

3. **中医运动养生**　患者放疗后易出现口干、疲倦、乏力等症状，可通过各种养生运动来提高机体免疫功能，如通过练习津常咽来改善口干症状。津常咽的动作要领：舌尖微顶上腭，待感有津液涌出（唾液）充满口腔后，用舌搅拌数次，缓缓咽下。

4. **穴位按摩**　选穴：金津、玉液、承浆。

5. **艾灸**　选穴：足三里、三阴交。

6. **耳穴压豆**　选穴：渴点、内分泌、丘脑等耳穴。

7. **刮痧**　选穴：三阴交、足三里。

8. **饮食养生**　患者放疗后常出现口干等症状，应吃清淡、易消化、能量高的食物，多吃新鲜蔬菜、水果及高蛋白食物，忌辛辣刺激类食物。放疗所用放射线为热毒之邪，因此放疗期间宜多吃滋润清淡、甘寒生津的食物，如藕汁、梨汁、绿豆、西瓜、马蹄（荸荠）等。

9. **起居娱乐及精神养生**　患者放疗后除了出现口干等症状，也会出现白细胞计数降低等造血系统疾病表现，在起居方面应规律作息，保证休息时间充足，避免去人多拥挤的公共场所。患者应保持平和、乐观心态。

九　肾癌靶向治疗中医康养

患者服用靶向药物后会出现皮疹、痤疮、舌红、尿黄、口干、口苦等症状，可归属于中医"药毒致病"的范畴。中医康养应以清热解毒、健脾补肾为主。

1. **中药调理**　根据患者服用靶向药物后的症状进行辨证论治。

2. **药膳养生**

（1）银花薏苡仁生地饮

原料：鲜金银花 30g（或干品 15g），薏苡仁 30g，生地黄 30g，蒲公英 15g，冰糖少许（糖尿病患者可不加）。

制法：取金银花、薏苡仁、生地黄、蒲公英，加水 1 500ml 煮 1 小时，加入冰糖少许即成。分次饮用。

功效：清热解毒。

适应证：肾癌靶向治疗期间出现皮肤潮红、皮疹渗出或糜烂、口干咽干、大便干燥者（腹泻者不建议食用）。

（2）怀山薏苡仁莲子粥

原料：鲜怀山药100g，薏苡仁30g，莲子30g，芡实25g，大米100g，食盐少许。

制法：鲜怀山药去皮、洗净、切块，薏苡仁、莲子、芡实洗净，大米淘洗干净，然后一起放入锅内，加适量水，煮为粥，加入少许食盐调味即成。分次服用。

功效：健脾益气，祛湿止泻。

适应证：主要用于肾癌靶向治疗时腹泻、大便次数多或稀烂者。

（3）加减五花茶

原料：木棉花15g，槐花20g，金银花15g，鸡蛋花15g，扁豆花15g，薏苡仁30g，冰糖少许（糖尿病患者可不加）。

制法：取木棉花、槐花、金银花、鸡蛋花、扁豆花、薏苡仁，加水1 500ml煮1小时，加入冰糖少许即成。分次饮用。

功效：清热祛湿，和中止泻。

适应证：主要用于肾癌靶向治疗时腹泻腹痛、口干舌燥、舌苔厚腻或黄者。

（4）杜仲寄生猪骨汤

原料：杜仲30g，桑寄生50g，独活30g，鸡血藤30g，猪脊骨（带肉）约500g，盐、调料适量。

制法：杜仲、桑寄生、独活、鸡血藤洗净，猪脊骨（连骨带肉）洗净斩块，与适量盐一起放入锅内，加水约2 000ml，用武火煮沸后，改用文火炖1小时至熟烂，之后再加入调料调味即可。饮汤或佐膳。

功效：祛风通痹，补肾养血。

适应证：肾癌靶向治疗后出现手足麻痹，伴倦怠乏力、腰膝酸软等症状者。

3. **中医运动养生**　患者靶向治疗后可出现皮疹、腹泻、手足麻木等症状，可通过各种养生运动来提高机体免疫功能，如居家练习八段锦等，以提高免疫力。

4. **穴位按摩**　腹泻选穴：天枢、下痢、足三里。

皮疹选穴：曲池、血海。

5. **艾灸**　腹泻选穴：神阙、足三里、命门。

6. **耳穴压豆**　腹泻选穴：大肠、脾。

皮疹选穴：风溪、内分泌。

7. **刮痧**　选穴：三阴交、足三里。

8. **中药外洗**　药物组成：黄柏 30g，地肤子 15g，苦参 20g，百部 20g，蛇床子 15g，白鲜皮 20g，蝉蜕 15g，金银花 15g，乌梅 30g，牡丹皮 15g。

用法：以水 2 000ml 煎至 500 ～ 1 000ml，放至常温，外洗患处。

功效：清热凉血，祛瘀止痒

适应证：肾癌靶向治疗期间出现皮肤潮红、皮疹瘙痒、皮疹渗出或糜烂者。

9. **饮食养生**　患者服用靶向药物后常出现皮疹、腹泻等症状，应吃清淡、易消化的食物，忌寒凉、煎炸、辛辣食物；少吃湿热性质的水果，如榴梿、荔枝等。

10. **起居娱乐及精神养生**　患者口服靶向药物后最常见的不良反应是腹泻、皮疹等，在起居方面应保证充足的休息时间，保持皮肤清洁、湿润，穿宽松、柔软衣服，防阳光暴晒，保持乐观心态。听音乐、观看喜剧、弹琴、下棋、练书法、侍弄花草、养鸟、养鱼、公园散步以及各种艺术欣赏等娱乐活动可颐养身心。

➕ 肾癌免疫治疗中医康养

患者免疫治疗后常出现疲倦、乏力等不适，部分患者甚至出现皮疹、发热等。对于疲倦、乏力者，中医康养应以益气扶正为主；对于出现皮疹、发热者，中医康养应以凉血消疹、清热养阴为主。

1. **中药调理** 根据患者使用免疫药物后出现的症状进行辨证论治。

2. **药膳养生**

（1）杜仲煲猪脊骨汤

原料：杜仲 15g，猪脊骨（连骨带肉）300g，大枣 20g，食盐少许。

制法：杜仲洗净，大枣洗净、去核，猪脊骨（连骨带肉）洗净、斩块，然后一起入锅，加水适量，熬 2 小时后，入少许食盐调味。饮汤或佐膳。

功效：补肾养血，壮腰止痛。

适应证：肾癌免疫治疗期间出现眩晕、腰膝酸软疼痛者（来源：周岱翰、林丽珠主编《中医肿瘤食疗学》）。

（2）党参黄精炖鸡汤

原料：党参 50g，黄精 20g，枸杞 20g，红枣 3 枚，乌骨鸡 1 只（约500g），生姜 2 片，食盐少量。

制法：党参、黄精、枸杞、红枣（去核）洗净，乌骨鸡去内脏及头颈，与生姜一起放入锅内，加适量水，用武火煮沸，然后改用文火炖至汤浓收汁，之后再加入食盐少许即可。

功效：健脾补肾，益气养血。

适应证：肾癌免疫治疗期间合并贫血，出现疲倦乏力、头晕眼花、腰膝酸软等症状者。

（3）五指毛桃炖鸡汤

原料：五指毛桃 60g，乌骨鸡 1 只（约 500g），生姜、盐、调料适量。

制法：五指毛桃洗净后放水中泡 15 分钟，乌骨鸡去内脏及头颈，与生姜、盐一起放入锅内，加适量水，用武火煮沸，然后改用文火炖 60 分钟，之后再加入调料调味即可。

功效：健脾益气。

适应证：肾癌免疫治疗期间出现乏力、疲倦等症状者。

（4）银花绿豆粥

原料：鲜金银花 50g（或干品 30g），绿豆 100g，甘草 20g，大米 100g。

制法：取金银花、甘草，加水煮 1 小时，过滤取汁，再加绿豆、大米煮成粥食用。

功效：清热解毒。

适应证：肾癌免疫治疗期间出现皮疹，且皮疹色红者（腹泻者不建议食用）。

（5）桃仁薏苡仁粥

原料：桃仁 15g，生薏苡仁 30g，大米 100g。

制法：桃仁去皮、尖，与生薏苡仁、大米一起入锅，加水用武火煮沸后，改用文火煮成粥即可。分次服用。

功效：清热利湿。

适应证：肾癌免疫治疗期间出现血尿、低热者（腹泻者不建议食用）。

腹泻食疗参考"肾癌靶向治疗中医康养"中的怀山薏苡仁莲子粥。

3. **中医运动养生**　患者免疫治疗后可出现疲倦、乏力、皮疹、腹泻等症状，可通过各种养生运动来提高机体免疫功能，如居家练习八段锦、太极拳等以提高免疫力。

4. **穴位按摩**　腹泻选穴：足三里、下痢。

补虚：百会。

皮疹选穴：曲池、血海。

5. **艾灸**　补虚选穴：百会、气海、关元。

腹泻选穴：神阙、足三里、命门。

6. **耳穴压豆**　腹泻选穴：大肠、脾等耳穴。

皮疹选穴：风溪、内分泌。

7. **刮痧**　补虚选穴：命门、足三里。

腹泻选穴：足三里、三阴交。

8. **饮食养生**　患者免疫治疗期间常出现疲倦、乏力、皮疹、腹泻等症状，应吃清淡、高蛋白、高能量及易消化的食物，忌寒凉及辛辣刺激类食物；少吃湿热性质的水果，如榴梿、荔枝等。

9. **起居娱乐及精神养生**　患者免疫治疗期间最常见的不良反应是乏力、疲倦、皮疹等，在起居方面应规律作息，保证充足的休息时间，保持皮肤清洁、湿润，穿宽松、柔软衣服，防阳光暴晒。聆听音乐、外出旅游等文娱活动有助于保持心情愉悦。

十一 常见并发症中医康养

对于严重的恶性腹腔积液、水肿、血尿等并发症，建议至医院就诊。对于症状轻的并发症，可选择中医康养。

（一）恶性腹腔积液

1. 中药调理 根据患者症状进行辨证论治。

2. 药膳养生

（1）赤小豆鲫鱼汤

原料：鲫鱼 500g，赤小豆 30~60g，生姜 3 片。

制法：鲫鱼活杀，去鳞及内脏，洗净。取鲫鱼、赤小豆、生姜，加水适量后煲汤，再加少许食盐等调料。每日分 2 次食用。

功效：健脾补肾，利水抗癌。

适应证：肾癌合并腹腔积液者。

（2）薏苡仁怀山粥

原料：薏苡仁 50g，鲜怀山药 100g，粳米 100g。

制法：鲜怀山药去皮、洗净、切块，与薏苡仁、粳米一起入锅，加适量水，先用武火煮沸，后改文火熬煮成粥。分次食用。

功效：健脾利水。

适应证：肾癌合并腹水及白蛋白水平低者。

3. 中医运动养生 患者合并腹水时常伴有腹胀、纳差，可居家练习简易的八段锦等，以提高免疫力。

4. 穴位按摩 选穴：复溜、三阴交、阴陵泉、京门。

5. 艾灸 选穴：关元、水道、中极。

6. 耳穴压豆 选穴：肾、脾等耳穴。

7. 刮痧 选穴：命门、中极。

8. **饮食养生** 患者出现腹水后应吃高蛋白食物。赤小豆、冬瓜等食物有一定的利水作用，可常食用。忌寒凉类食物。

9. **起居娱乐及精神养生** 患者出现腹水后最常见的症状是腹胀、纳差，在起居方面应保证充足的休息时间。居家聆听音乐有助于保持心态良好。

（二）血尿

1. **中药调理** 根据患者血尿等症状进行辨证论治。

2. **药膳养生**

（1）三七白及仙鹤草汤

原料：三七 10g，白及 20g，仙鹤草 30g，鸡肉 250g，生晒参 5g。

制法：将三七、仙鹤草、白及捣碎，将鸡肉、生晒参洗净。将全部原料放入锅中，加清水适量，用文火煮 1 小时后，再加盐调味。吃肉饮汤。

功效：扶正补虚，祛瘀止血。

适应证：肾癌，症见腰痛、血尿者。

（2）海带薏苡仁蛋汤

原料：海带 20g，生薏苡仁 30g，鸡蛋 1 只，食盐少量。

制法：海带洗净、切碎，生薏苡仁洗净后入高压锅炖烂。将海带、炖烂的生薏苡仁一起入锅中，加适量水煮开，再放入打匀的鸡蛋，然后加少量食盐调味即可。

功效：清热利湿。

适应证：肾癌，症见尿血、心烦口渴者。

3. **中医运动养生** 患者合并血尿，可居家进行简单的运动以增强体质。不建议剧烈运动。

4. **穴位按摩** 选穴：利尿（经外奇穴）、隐白、神门。

5. **艾灸** 选穴：隐白、尿血（经外奇穴）。

6. **耳穴压豆** 选穴：肾上腺、脾等耳穴。

7. **刮痧** 选穴：阴郄。

8. **饮食养生** 患者出现血尿后应吃清淡、高能量、高蛋白食物，忌辛辣刺激食物。

9. **起居娱乐及精神养生** 患者出现血尿症状，在起居方面应静卧，保证充足的休息时间。居家聆听古典音乐有助于放松心态。

十二　患者随访

术后无临床症状或症状稳定者：头 2 年每 6 个月随访 1 次，随访内容包括病史、体格检查、腹部 CT 或 MRI（至少做腹部 B 超）、胸部 CT、实验室检查（包括血液生化和尿常规），必要时做骨扫描、头颅 CT 或 MRI、盆腔 CT 或 MRI。然后每年随访 1 次，随访内容同上。症状恶化或有新发症状者，即时随访。

消融后无临床症状或症状稳定者：头 2 年每 3 个月随访 1 次，然后每 6 个月随访 1 次，随访内容同上。

晚期患者经治疗后，无临床症状或症状稳定者：系统治疗前对可测量病灶进行影像学检查，以后每 6 ~ 12 周进行复查以评价疗效，随访内容同上，而服用小分子靶向药物的患者需监测心脏超声。症状恶化或有新发症状者，即时随访。

（冯汉财　杨小兵　邓育　吴万垠）

第十六章

膀胱癌

膀胱癌在我国的发病率日益升高，是泌尿系统常见的恶性肿瘤之一。国家癌症中心监测数据显示，2022 年我国膀胱癌发病率为 6.58/10 万，居全部恶性肿瘤的第 13 位，其中男性发病率为 10.15/10 万、居第 8 位，女性发病率为 2.85/10 万、居第 16 位；膀胱癌死亡率为 2.93/10 万，居第 14 位，其中男性死亡率为 4.51/10 万、居第 8 位，女性死亡率为 1.28/10 万、居第 16 位。

一 膀胱癌的病因

1. **吸烟**　吸烟是膀胱癌常见的病因之一。
2. **职业因素**　长期接触芳香胺类化合物等。
3. **膀胱的长期慢性炎症**
4. **药物因素**　既往接受过环磷酰胺化疗、滥用非那西汀及盆腔放疗，治疗糖尿病的药物吡格列酮等，均能增加患膀胱癌的风险。
5. **遗传因素**

二 膀胱癌的症状

1. 血尿

2. 膀胱刺激症状

3. 其他症状 输尿管梗阻所致腰部疼痛、下肢水肿、骨痛、尿潴留、体重减轻等均为晚期症状。

三 膀胱癌的辅助检查

1. 实验室检查

（1）常规检查：如血常规、肝功能、血液生化、凝血四项等。

（2）尿细胞学检查：是膀胱癌诊断和术后随访的重要方法之一。

2. 影像学检查

（1）超声：是诊断膀胱癌最常用、最基本的检查项目。

（2）CT（平扫＋增强扫描）：在诊断和评估膀胱肿瘤浸润范围方面有价值。

（3）MRI：具有良好的软组织分辨率，能诊断及评估肿瘤分期。

（4）核素骨显像：是检测骨转移最常用的方法。

3. 内镜及其他检查

（1）膀胱镜检查和活检：是诊断膀胱癌最可靠的方法。

（2）诊断性经尿道膀胱肿瘤切除术。

（3）输尿管镜检查：可疑上尿路病变的患者可选择输尿管镜检查和活检，以明确诊断。

四 膀胱癌的病理诊断

1. **细胞学诊断** 主要收集新鲜尿液中的肿瘤细胞进行液基薄层细胞学检查（TCT）。

2. **组织学诊断** 主要通过手术切除、膀胱镜、输尿管镜等取得肿瘤组织，以明确诊断。膀胱镜检查是最常见的获得病理组织的方法。

3. **免疫组化检测** 膀胱癌患者应常规进行免疫组化检测，不仅有助于明确是不是尿路上皮来源、区分反应性增生及原位癌，也有助于膀胱梭形细胞肿瘤及膀胱转移癌的诊断等。

五 膀胱癌的西医治疗

早中期膀胱癌以手术治疗为主。晚期、转移膀胱癌以部分切除、膀胱灌注、化疗、放疗、免疫治疗及靶向治疗等综合治疗为主。

六 膀胱癌术后中医康养

膀胱癌手术损伤人体气血，导致气血亏虚或血瘀，可见倦怠乏力、尿痛、尿血等。中医康养应以扶正补虚为主。

1. **中药调理** 根据患者术前、术后症状进行辨证论治。

2. **药膳养生**

（1）党参茯苓白术煲鸡汤

原料：党参 30g，茯苓 20g，白术 15g，小母鸡半只（去皮脂后约200g）。

制法：党参切细，茯苓、白术水洗，小母鸡宰杀后去肠脏、扒

皮、切方块，然后一起入锅，加水适量，炖至熟烂，入盐调味。饮汤
或佐膳。

功效：补中益气，健脾利湿。

适应证：膀胱癌术后气血亏虚，脾虚湿困，纳呆消瘦者。

（2）牡蛎山药仙鹤草汤

原料：牡蛎 200g，山药 200g，仙鹤草 60g，猪油、精盐适量。

制法：先将牡蛎肉洗净切片，与去皮洗净的山药及洗干净的仙鹤
草一起放入锅中，加水适量，用武火煮沸，再改文火炖至牡蛎肉熟
烂，加入适量猪油、精盐即成。佐餐食用，吃肉饮汤。

功效：益气摄血，补脾止血。

适应证：膀胱癌术后脾不统血之尿血。

（3）党参虫草水鱼汤

原料：党参 30g，冬虫夏草 10g，水鱼 1 只（300～400g）。

制法：党参切细，水鱼宰杀后去肠脏、切方块，与冬虫夏草一起
入锅，加水适量（勿太多），炖至熟烂，入盐调味。饮汤或佐膳。

功效：补中益气，填精养血。

适应证：膀胱癌血虚气弱，纳呆消瘦者。（来源：周岱翰、林丽
珠主编《中医肿瘤食疗学》）。

（4）金钱草煮老鸭

原料：金钱草 60g，老鸭半只（去皮脂后约 200g）。

制法：金钱草切段、洗净后用纱布包扎，老鸭去皮脂、洗净切
块，然后一起入锅，加入适量水，炖至熟烂后去金钱草，入盐调味
服食。

功效：滋阴补肾，通淋散结。

适应证：膀胱癌术后纳呆、体虚、小便淋沥涩痛者。（来源：周

岱翰、林丽珠主编《中医肿瘤食疗学》）。

（5）车前土茯苓乌龟汤

原料：新鲜车前草 90g，土茯苓 200g，乌龟 1 只。

制法：乌龟宰后去脏肠，连龟甲同用，斩碎。先将土茯苓、乌龟煎 3 小时以上，再放入车前草（用纱布包），用武火煮沸 30 分钟后去车前草，入盐调味后，饮汤食龟肉。

功效：解毒利尿，滋阴补肾。

适应证：膀胱癌等泌尿系统肿瘤术后尿血、膏淋及尿频、尿急、尿痛者。（来源：周岱翰、林丽珠主编《中医肿瘤食疗学》）。

3. **中医运动养生**　中医养生功法包括太极拳、气功、八段锦、五禽戏等。膀胱癌患者术后可通过练习八段锦等提高体能。患者可根据自己的实际情况选择相应的运动方式。

4. **穴位按摩**　选穴：太冲、三阴交、膀胱俞。

5. **艾灸**　选穴：关元、气海、三焦俞、膀胱俞。

6. **耳穴压豆**　选穴：肾、膀胱等耳穴。

7. **刮痧**　选穴：三焦俞、膀胱俞。

8. **饮食养生**　患者术后体质偏虚，在营养方面应注意饮食均衡，吃清淡、易消化、能量高的食物，多吃新鲜蔬菜、水果及高蛋白食物。新鲜蔬菜、水果富含维生素 C，有助于切口愈合；高蛋白食物如牛奶、鸡蛋、鸡肉、排骨及鱼等，有助于机体康复。多喝水有助于尿液排出、膀胱功能的恢复。

9. **起居娱乐及精神养生**　患者术后体虚，在起居方面应注意劳逸结合，规律作息，保证足够的休息时间，避免去人多的地方。各种娱乐活动，如琴棋书画、花木鸟鱼、旅游观光、艺术欣赏等，可怡神养性，防病健身。

七 膀胱癌灌注治疗中医康养

膀胱癌灌注治疗为指南所提倡。膀胱灌注分为膀胱灌注化疗和膀胱灌注免疫治疗。局部操作容易并发局部出血、炎症反应，可见尿频、尿急、尿痛、尿血、腹痛等症状，考虑与药物导致湿热下注膀胱有关。中医康养应以清热利湿通络为主。

1. **中药调理** 根据患者灌注治疗后的症状进行辨证论治。

2. **药膳养生**

（1）大小蓟白茅根煲猪肚汤

原料：白茅根 50g，大小蓟各 15g，猪肚 1 个。

制法：白茅根、大小蓟洗净，猪肚洗净，然后一起入锅，加水煮至猪肚熟烂，入盐调味。饮汤或佐膳。

功效：清热利水，通淋止血。

适应证：膀胱癌，尿血、尿痛及腰腹疼痛者。（体虚者慎用）

（2）车前草瘦肉水

原料：车前草 30g，瘦肉 200g。

制法：车前草洗净，瘦肉洗净、切成块，一起入锅，加水适量，炖至熟烂，入盐调味。温热服食。

功效：清热利湿。

适应证：膀胱癌，尿急、尿痛、尿频者。

（3）赤小豆兔肉粥

原料：赤小豆 80g，兔肉 200g，粳米 80g。

制法：赤小豆洗净，兔肉洗净、切成块，粳米洗净，一起入锅，加水适量，炖至各物熟烂，入盐调味。温热服食。

功效：凉血解毒，利水排脓。

适应证：膀胱癌，尿血、尿痛、尿短肢肿者。（来源：周岱翰、林丽珠主编《中医肿瘤食疗学》）。

（4）龙蛇猪骨饮

原料：龙葵 30g，蛇莓 60g，大枣 15g，猪脊骨（带肉）250g。

制法：龙葵洗净、切断，蛇莓洗净后用纱布包扎，大枣去核，猪脊骨（连骨带肉）洗净、切块，然后一起入锅，加水适量，熬 2 小时，去龙葵、蛇莓，入盐调味。饮汤或佐膳。

功效：清热解毒，祛瘀利尿。

适应证：膀胱癌等泌尿系统肿瘤、下腹或下阴肿瘤，尿频、尿急者。（来源：周岱翰、林丽珠主编《中医肿瘤食疗学》）。

（5）莲藕旱莲汁

原料：鲜莲藕、鲜墨旱莲各 150g，蜜糖 15g。

制法：鲜莲藕洗净、切块，榨汁；鲜墨旱莲用凉开水洗净，切细，捣烂，放纱布袋中榨汁。倒出鲜墨旱莲汁，加入鲜莲藕汁，搅拌均匀，入蜂蜜调味，直接饮用；也可小火加温，趁温热时喝。

功效：利水解毒，凉血止血。

适应证：膀胱癌化学药物灌注治疗期间出现尿痛、尿少或尿血淋沥者。

3. **中医运动养生**　膀胱癌灌注治疗后的患者易出现尿频、尿急、尿痛、腹痛等症状，此时患者可通过各种养生运动（气功等）来提高机体功能，或者通过床上运动改善体能。

4. **穴位按摩**　选穴：膀胱俞、中极、血海。

5. **艾灸**　选穴：膀胱俞、中极、气海。

6. **耳穴压豆**　选穴：肾、膀胱等耳穴。

7. **刮痧**　选穴：膀胱俞、血海。

8. 饮食养生 患者灌注治疗后可能出现尿频、尿急、尿痛、腹痛等泌尿系统感染症状，应吃清淡、易消化、能量高的食物，多吃新鲜蔬菜、水果，以及多喝水、多排尿。避免煎炸燥热及浓茶咖啡之品。

9. 起居娱乐及精神养生 患者灌注治疗后可能出现尿道刺激症状等泌尿系统疾病表现，在起居方面应规律作息，保证足够的休息时间，避免去人多的公共场所。琴棋书画、旅游观光、艺术欣赏等娱乐活动可颐养身心。可采用移情易性疗法，减轻紧张情绪。

八　膀胱癌化疗中医康养

中医认为，化学药物损伤脾肾，导致胃气不和、骨不生髓，出现恶心、呕吐或腹泻等消化道反应，而且化疗后容易出现白细胞计数降低、贫血等血液系统疾病表现。中医康养应以健脾和胃、补肾生髓为主。

1. **中药调理** 根据患者化疗后的症状进行辨证论治。

2. **药膳养生**

（1）砂仁瘦肉水

原料：砂仁 10g，瘦肉 100g。

制法：砂仁洗干净，瘦肉洗干净后切片。将瘦肉放入炖盅，加适量水，用大火煮沸后，再用小火熬煮半小时（砂仁在最后 5 分钟加入），加入调料。早晚服用。

功效：健脾和胃。

适应证：主要用于化疗后胃脘不适、胃纳欠佳者。

（2）山楂苹果水

原料：山楂 10g，苹果 1 个。

制法：苹果洗干净、削皮切片后，加入山楂，隔水蒸。食果肉喝水。

功效：健脾和胃。

适应证：主要用于化疗后纳呆、乏力者。

（3）五红汤

原料：花生衣10g，红枣10g，枸杞10g，红豆10g，红糖少许（糖尿病患者不加）。

制法：将花生衣、红枣、枸杞、红豆用冷水浸泡半小时后，入砂锅加水煮沸，再改小火煎煮，加入红糖少许，稍煮片刻即可食用。

功效：健脾补肾，生血养血。

适应证：膀胱癌化疗后白细胞计数、血红蛋白水平或血小板计数降低者。（来源：广东省中医院肿瘤科）

（4）阿胶芪枣汤

原料：黄芪20g，大枣20g，阿胶10g。

制法：将黄芪、大枣洗净后一同入锅，加水适量，浸渍2小时，煎煮约1小时，去渣取汁，再加入阿胶，稍沸烊化即成。上下午分服。

功效：益气健脾，补气摄血。

适应证：膀胱癌化疗后腰膝酸软、神疲乏力者。

（5）猪皮红枣羹

原料：猪皮200g，红枣10枚，冰糖少许（糖尿病患者不加）。

制法：猪皮去毛，切成小块。将猪皮和大枣放在锅中，放入冰糖和清水，熬煮成羹。

功效：健脾益胃，补血养气。

适应证：主要用于化疗后胃脘不适、纳差、疲倦、乏力者。

3. **中医运动养生**　患者化疗后易出现疲倦、乏力等症状，可通过各种养生运动（八段锦、太极拳等）来提高机体功能，或者通过腹部按摩改善体能。

4. **穴位按摩**　呕吐选穴：梁门、内关、上脘。

5. **艾灸**　止呕补虚选穴：梁门、足三里、关元、上脘、三阴交。

6. **耳穴压豆**　选穴：交感、脾、胃等耳穴。

7. **刮痧**　选穴：梁门、足三里、三阴交。

8. **饮食养生**　患者化疗后可能出现恶心、呕吐等消化道症状，应吃清淡、易消化、能量高的食物，多吃新鲜蔬菜、水果及高蛋白食物（如牛奶、鸡蛋、鸡肉、排骨及鱼等）。避免食用虾、蟹、牛肉、烧鹅及煎炸燥热之品。

9. **起居娱乐及精神养生**　患者化疗后可能出现白细胞计数降低等造血系统疾病表现，在起居方面应规律作息，保证足够的休息时间，避免去人多的公共场所。琴棋书画、旅游观光、艺术欣赏等娱乐活动可颐养身心。

九　膀胱癌放疗中医康养

膀胱癌虽然较少放疗，但仍有应用（灌注后放疗的中医康养可参考此处）。膀胱癌放疗的常见不良反应有泌尿系统的尿频、尿急、尿痛、尿血等，亦有胃肠道的恶心、呕吐、大便频次增多、便血、腹痛等。

中医认为放疗所用放射线为热毒之邪，易耗气伤阴，同时损伤脾肾，导致恶心、纳差、大便次数增多、腹痛、便血等消化道反应，而且放疗后也会出现尿频、尿急、尿痛等泌尿系统疾病表现。中医康养应以益气养阴、清热利湿为主。

1. **中药调理**　根据患者放疗后的症状进行辨证论治。

2. **药膳养生**

（1）膀胱癌血尿方

原料：白花蛇舌草（鲜品）30g，小蓟（鲜品）30g，薏苡仁100g，兔肉150g，蜜枣5枚。

制法：兔肉去油脂、斩块，薏苡仁用水浸软，其他原料洗净。将上述原料（小蓟除外）放入锅内，加清水适量，用文火煮1.5~2小时后，再放入小蓟煮30分钟，调味食用。

功效：清利热毒，凉血止血。

适应证：膀胱癌热毒内侵，血尿反复发作，血色鲜红，伴小便短赤灼痛、尿频尿急、口苦口渴者。（河南中医药大学第三附属医院肿瘤科）

（2）地榆槐花瘦肉

原料：地榆25g，槐花25g，瘦肉200g

制法：瘦肉洗净切片，地榆、槐花洗干净，然后一起放入炖盅，蒸熟，调味食用。

功效：清肠止血。

适应证：主要用于膀胱癌放疗所致直肠炎引起的便血、血色鲜红或便脓血等证属大肠湿热者。

（3）放疗减毒药膳

原料：绿豆、臭草、粳米、鲜鱼腥草各50g。

制法：取以上药膳原料，加水1 000ml，用小火熬煮半小时后，加入调料（食用盐）。午餐及晚餐时服用。放疗前开始服用，放疗过程中每天1剂，分2次服用。

功效：益气养阴，清热解毒。

适应证：主要用于膀胱癌放疗期间出现口渴、咽干等阴虚毒热征象者。

（4）芪参薏枣粥

原料：薏苡仁 60g，党参 12g，大枣 20g，黄芪 20g，粳米适量。

制法：党参、黄芪、大枣、粳米洗净后用冷水泡透，与薏苡仁一起放入锅内，加清水适量，用文火煮成粥，即可食用。

功效：健脾益气，除湿和中。

适应证：主要用于膀胱癌放疗后出现腹部隐痛不适、大便次数增多。

3. **中医运动养生**　患者放疗后易出现口干、疲倦、乏力、恶心、呕吐、尿频尿急、尿血、便血等症状，可通过各种养生运动来提高机体免疫功能，如可通过腹部顺时针轻轻按摩改善胃肠道蠕动功能，也可通过练习津常咽改善口干症状。津常咽的动作要领：舌尖微顶上腭，待感有津液涌出（唾液）充满口腔后，用舌搅拌数次，缓缓咽下。

4. **穴位按摩**　放疗后腹部不适选穴：足三里、天枢、中脘。

放疗后小便不利选穴：中极、涌泉。

5. **艾灸**　选穴：足三里、天枢、中极。

6. **耳穴压豆**　选穴：膀胱、内分泌、大肠。

7. **刮痧**　选穴：三阴交、足三里。

8. **饮食养生**　患者放疗后常出现口干或腹泻、尿频、尿急等症状，应吃清淡、易消化、能量高的食物，多吃新鲜蔬菜、水果及高蛋白食物，忌辛辣刺激类食物。放疗所用放射线为热毒之邪，因此放疗期间宜多吃滋润清淡、甘寒生津的食物，如藕汁、梨汁、绿豆、大蓟、小蓟、车前草、通草等。

9. **起居娱乐及精神养生**　患者放疗后除了出现口干等症状，也会出现腹泻、腹痛等放射性肠炎表现，或者尿频、尿急、尿痛等膀胱刺激征象，在起居方面应规律作息，保证休息时间充足，避免去人多的公共场所。患者应保持平和、乐观心态。

十 膀胱癌靶向治疗中医康养

目前，用于膀胱癌靶向治疗的药物比较少，多数处于临床研究阶段。目前得到认可的是厄达替尼。中医理论认为，靶向药物可能具有"温热"特性，如患者服用后会出现皮疹、瘙痒、口干、口苦等症状，同时具有"寒凉"特性，如患者出现恶心、呕吐、腹泻等症状。中医康养应以健脾养阴为主。

1. **中药调理**　根据患者服用靶向药物后的症状进行辨证论治。

2. **药膳养生**

（1）薏仁玉米须排骨汤

原料：薏苡仁 25g，玉米须 20g，排骨 250g。

制法：薏苡仁、玉米须洗净，排骨洗净、砍成段。将锅置旺火上，放入排骨，加适量水煮沸，再下薏苡仁、玉米须，煮熟软后加入调料和匀即可服用。

功效：清热利湿。

适应证：主要用于膀胱癌靶向治疗期间出现皮疹瘙痒、尿黄、口苦者。

（2）海藻昆布绿豆粥

原料：海藻 30g，昆布（或海带）100g，绿豆 200g，粳米适量。

制法：昆布（或海带）洗净、剪断，与海藻、绿豆、粳米一起入锅，加水煎煮至粳米、绿豆烂则粥成，搅拌均匀，温服。

功效：解毒散结，养阴补虚。

适应证：主要用于膀胱癌靶向治疗期间出现皮疹红肿难退、反复发作、缠绵不已者。

（3）苹果柠檬茯苓饮

原料：苹果1个，柠檬1个，茯苓15g。

制法：将苹果削成片，与茯苓一起放至可加热容器内，加入冷水（没过要煮的苹果），加热至沸，稍凉后（70℃左右）加入柠檬片，泡5～10分钟后，果液可含在口中片刻再咽下，果肉可直接食用。

功效：健脾祛湿敛疮。

适应证：膀胱癌靶向治疗期间出现口腔溃疡者。

（4）怀山薏仁芡实粥

原料：鲜怀山药100g，薏苡仁、芡实各60g，粳米适量。

制法：将怀山药、薏苡仁、芡实、粳米洗净同煮为粥，加适量盐调味后即可服用。

功效：健脾益气，涩肠止泻。

适应证：膀胱癌靶向治疗期间出现腹泻、大便黏滞、便下不爽者。

（5）双花瘦肉水

原料：鸡蛋花20g，木棉花20g，瘦肉200g。

制法：将瘦肉洗净、切片后，与洗净的鸡蛋花、木棉花一起入锅，加适量水，煮开后，食肉喝水。

功效：清热利湿，涩肠止泻。

适应证：膀胱癌靶向治疗期间出现腹泻、口干口苦者。

3. **中医运动养生**　患者靶向治疗后可出现皮疹、腹泻、口腔溃疡等症状，可通过各种养生运动来提高机体免疫功能，如居家练习五禽戏等，以提高免疫力。

4. **穴位按摩**　选穴：合谷、曲池、三阴交、天枢、足三里。

5. **艾灸**　选穴：天枢、足三里、三阴交。

6. **耳穴压豆** 腹泻皮疹选穴：肺、风溪、大肠、小肠等耳穴。

7. **刮痧** 腹泻选穴：三阴交、足三里。

8. **饮食养生** 患者服用靶向药物后常出现皮疹、腹泻等症状，应吃清淡、易消化的食物，忌寒凉及辛辣刺激类食物。山药、芡实、薏苡仁等具有健脾作用的食物，可常服用。

9. **起居娱乐及精神养生** 患者口服靶向药物后最常见的不良反应是腹泻、皮疹等，在起居方面应保证充足的休息时间，保持乐观心态。可适当参加短途游，或者聆听轻松音乐，有助于改善症状。

十一 膀胱癌免疫治疗中医康养

膀胱癌免疫治疗后常见恶心、呕吐、腹泻、腹痛、食欲不振、身体乏力、疲劳、咳嗽、咳痰、发热等不适症状。对于疲倦、乏力者，中医康养应以益气扶正为主；对于出现皮疹、发热者，中医康养应以凉血消疹、清热养阴为主；对于腹痛、腹泻、食欲不振者，中医康养应以健脾和中止痛为主。

1. **中药调理** 根据患者使用免疫药物后出现的症状进行辨证论治。

2. **药膳养生**

（1）四君子茶

原料：党参30g，白术15g，茯苓15g，炙甘草5g。

制法：取党参、白术、茯苓、炙甘草，入锅加水500～1 000ml，用武火煮沸后，改用文火煮20分钟，然后取汁盛放在保温杯，当茶饮用。

功效：健脾益气。

适应证：膀胱癌免疫治疗期间出现纳差、疲倦、乏力者。

（2）玉米山药粥

原料：玉米 100g，山药 50g，冰糖 10g（糖尿病患者可不加），粳米适量。

制法：玉米洗净、掰成玉米丁，山药削皮、切块，与粳米一起入锅，加入适量冷水（约 1 000ml），同煮成粥，再加入冰糖调味，即可盛起食用。

功效：健脾益胃，燥湿化痰。

适应证：膀胱癌免疫治疗期间出现神疲乏力、食欲不振、消瘦、腹泻者。

（3）山药扁豆内金粥

原料：山药 30g，白扁豆 30g，鸡内金 10g，粳米适量，油、盐少许。

制法：上料一起入锅，加入适量冷水（约 1 000ml），同煮成粥，入油、盐调味后即可盛起食用。

功效：健脾和胃，消食和中。

适应证：膀胱癌免疫治疗期间出现食欲不振、纳少乏味者。

（4）薏苡仁百合绿豆粥

原料：薏苡仁 50g，百合 100g，绿豆 25g，冰糖 10g（糖尿病患者可不加）。

制法：百合去内膜，加盐轻捏，洗净去苦味。薏苡仁、绿豆入锅加水煮至半熟后，加入百合，用文火焖至烂熟，再加入适量冰糖，即可服用。

功效：清热解毒，消渴利尿。

适应证：膀胱癌免疫治疗期间出现皮疹、发热、口苦者。

（5）归芪防风猪肉汤

原料：当归 30g，黄芪 30g，防风 25g，猪瘦肉 250g。

制法：将当归、黄芪、防风洗净后用干净的纱布包好，与洗净的猪瘦肉一起放入锅中，加入适量的水和调料，炖至肉熟。吃肉喝汤。

功效：益气活血，解表胜湿。

适应证：膀胱癌免疫治疗期间出现皮疹、瘙痒者。

3. **中医运动养生**　患者免疫治疗后可出现疲倦、乏力、皮疹、腹泻等症状，可通过各种养生运动来提高机体免疫功能，如居家练习八段锦、五禽戏等，以提高免疫力。

4. **穴位按摩**　腹泻选穴：足三里、天枢、百会、神阙。

皮疹选穴：曲池。

5. **艾灸**　乏力、腹泻选穴：百会、气海、足三里、神阙。

6. **耳穴压豆**　腹泻选穴：大肠、小肠、脾等耳穴。

皮疹选穴：肺、风溪等耳穴。

7. **刮痧**　补虚选穴：肾俞、命门、足三里。

腹泻选穴：足三里、三阴交。

8. **饮食养生**　患者免疫治疗期间常出现疲倦、乏力、皮疹、腹泻等症状，应吃清淡、高蛋白、高能量及易消化的食物，忌寒凉类食物。

9. **起居娱乐及精神养生**　患者免疫治疗期间最常见的不良反应是乏力、疲倦、皮疹等，在起居方面应规律作息，保证充足的休息时间。聆听音乐、外出旅游等文娱活动有助于保持心情愉悦。此外，多与家属沟通、交流。

十二 常见并发症中医康养

膀胱癌的常见并发症主要有尿路感染、尿路阻塞、肾衰竭、出血和转移等。对于严重的尿路感染、尿路阻塞、肾衰竭、出血等并发症，建议至医院就诊。对于症状轻的并发症，可选择中医康养。

（一）尿路感染

1. 中药调理 根据患者症状进行辨证论治。

2. 药膳养生

（1）白英猪瘦肉汤

原料：鲜白英 30g（干品 20g），猪苓 20g，赤小豆 50g，大枣 30g，猪瘦肉 150g。

制法：猪瘦肉去油脂，洗净，斩块；赤小豆用清水浸半天，至发胀为度，洗净备用；其他原料洗净。将全部原料放入锅内，加清水适量，用文火煮 1.5～2 小时即成，调味后食用。

功效：清利湿毒。

适应证：膀胱癌湿热浊毒下注证，症见血尿反复出现、色鲜红、小便短赤者。（河南中医药大学第三附属医院肿瘤科）

（2）绿豆车前草汤

原料：绿豆 60g，赤小豆 30g，车前草 30g，白糖 10g（糖尿病患者可不加）。

制法：将绿豆、赤小豆煮至半熟后加入车前草，炖烂，再加入少量白糖，即可食用。

功效：清热解毒，利尿通淋。

适应证：膀胱癌合并尿频、尿急、尿痛等尿路感染者。

3. 中医运动养生 膀胱癌合并泌尿系感染而见尿频、尿急、尿痛者，可居家练习简易的八段锦或者做腹部按摩等，以提高免疫力。

4. **穴位按摩** 选穴：阴陵泉、水泉、横骨。

5. **艾灸** 选穴：气海、关元、肾俞、三阴交、太溪。

6. **耳穴压豆** 选穴：肾、膀胱、内分泌等耳穴。

7. **刮痧** 选穴：肾俞、三阴交、太溪。

8. **饮食养生** 患者出现泌尿系感染后，应清淡饮食，多喝水。车前草、赤小豆、冬瓜、玉米须等食物有一定的利水作用，可食用。忌燥热类食物。

9. **起居娱乐及精神养生** 患者出现泌尿系感染后，最常见的不良反应是尿频、尿急等，在起居方面应保证充足的休息时间。居家聆听音乐有助于保持良好心态。

（二）尿血

1. **中药调理** 根据患者尿血等症状进行辨证论治。

2. **药膳养生**

（1）二蓟茜草汤

原料：大蓟 30g，小蓟 30g，茜草 20g，瘦肉 200g，盐适量。

制法：将大蓟、小蓟和茜草洗净，将瘦肉洗净、切片。将全部原料放入锅中，加清水适量，用小火煮 30 分钟后，入盐调味。吃肉饮汤。

功效：清热凉血止血。

适应证：膀胱癌，症见尿血、尿痛、尿急、口苦等。

（2）仙鹤草三七粥

原料：仙鹤草 30g，三七 15g，粳米适量。

制法：粳米洗好后入锅，加适量水，煮开后加入仙鹤草、三七，再煮 30 分钟即成。食粥。

功效：养血补中，化瘀止血。

适应证：膀胱癌，症见尿血、倦怠乏力等。

3. **中医运动养生**　患者合并尿血，可居家进行简单的运动以增强体质。不建议剧烈运动。

4. **穴位按摩**　选穴：关元、命门、中极。

5. **艾灸**　选穴：气海、关元、中极。

6. **耳穴压豆**　选穴：肾上腺、脾等耳穴。

7. **刮痧**　选穴：关元、中极。

8. **饮食养生**　患者出现尿血后应吃清淡、易消化的食物，忌辛辣刺激食物。

9. **起居娱乐及精神养生**　患者出现尿血症状，在起居方面应静卧，保证充足的休息时间。居家聆听古典音乐或者阅读，有助于放松心态。

十三　患者随访

膀胱癌术后复发转移风险与组织病理类型和分期有关，术后24～36个月发生率最高，以后相对降低。

常规推荐：pT1期患者每年复查1次，包括血液生化检查、胸部X线检查、腹盆腔B超检查、CT和/或MRI检查；pT2期患者每6个月进行1次上述检查；pT3期患者每3个月进行1次上述检查。对于pT2～pT3期患者，应每半年进行1次胸腹盆腔CT检查。上尿路影像学检查对于排除输尿管狭窄和上尿路肿瘤很有价值。

（吴孟凤　杨小兵　邓育　吴万垠）

第十七章

恶性淋巴瘤

恶性淋巴瘤是原发于淋巴结或结外淋巴组织的恶性肿瘤，根据组织病理学改变可分为霍奇金淋巴瘤和非霍奇金淋巴瘤。非霍奇金淋巴瘤的发病率相对较高，其中弥漫大 B 细胞淋巴瘤是最常见的非霍奇金淋巴瘤。恶性淋巴瘤可发生于任何年龄，男女患病比例约为 1：1.2，发达国家的发病率较高于发展中国家，城市的发病率高于农村。国家癌症中心监测数据显示，2022 年我国淋巴瘤的发病率为 6.03/10 万，死亡率为 2.95/10 万。

一 恶性淋巴瘤的病因

1. **不良生活习惯** 嗜烟酒、长期睡眠不足或晚睡、不良饮食习惯等。

2. **细菌和病毒** 幽门螺杆菌、丙型肝炎病毒、EB 病毒（EBV）、人类嗜 T 淋巴细胞病毒及人类疱疹病毒 8 型等。

3. **免疫缺陷**

4. **理化因素** 电离辐射、放射线、化学药物、苯溶剂、除草剂、杀虫剂、石棉等。

5. **药物因素** 如苯妥英钠、去氧麻黄素等。

6. 遗传因素

二 恶性淋巴瘤的症状

1. **全身症状** 浅表淋巴结肿大，短期内体重下降，贫血、发热、盗汗等。

2. **淋巴结外器官受累症状**

3. **压迫症状**

三 恶性淋巴瘤的辅助检查

1. **实验室检查** 血常规、尿常规、便常规、生化全项、红细胞沉降率、β2 微球蛋白、乳酸脱氢酶等。

2. **影像学检查** 全身 CT、PET-CT、MRI。

3. **内镜检查** 适用于胃肠道可疑受侵或者病理类型为 NK/T 细胞淋巴瘤等情况。

4. **骨髓检查** 骨髓涂片、骨髓流式细胞学检查、骨髓活检等。其中，霍奇金淋巴瘤不需要做骨髓流式细胞学检查。

四 恶性淋巴瘤的病理诊断

恶性淋巴瘤的病理类型多，需加做免疫组化、流式细胞术、荧光原位杂交（FISH）及基因检测等，以协助鉴别诊断。

五 恶性淋巴瘤的西医治疗

恶性淋巴瘤的治疗以全身系统治疗为主，如化疗、骨髓移植、靶向治疗及免疫治疗等，可配合局部淋巴结放疗。

六 恶性淋巴瘤（骨髓移植）术后中医康养

1. **中药调理** 根据相关症状辨证论治。

2. **药膳养生**

（1）归芪参枣粥

配方：当归 10g，黄芪 60g，党参 30g，粳米 100g，大枣 10 枚。

制法：将当归、黄芪、党参煎煮成药汁。粳米洗干净后，与大枣一起放于碗内，然后将碗放入盛水（约 1 000ml）的锅里，用大火煮沸后加入药汁，再用小火熬煮半小时，加入调料（食用盐或白砂糖，糖尿病患者去大枣）。早晚服用。

功效：健脾益气，补血生血。

适应证：主要用于手术前后气虚，症见胃纳欠佳、乏力者。

当归补血生血，黄芪、党参补气健脾，大枣和胃养血。对于偏阴虚者，改党参为太子参。服用后出现口干等燥热表现时，当归、黄芪减量。

（2）海星瘦肉汤

原料：鲜海星 50g，猪瘦肉 150g，莲子 30g。

制法：海星洗净、打碎，猪瘦肉切块，与莲子一起入锅，加水适量，用慢火煎煮 2 小时以上，饮汤。

功效：软坚散结，滋阴补虚。

适应证：恶性淋巴瘤，症见肿结硬实、纳呆消瘦者。（来源：《中医肿瘤食疗学》）

（3）竹荪银耳羹

原料：竹荪 30g，银耳 15g，猪瘦肉 100g。

制法：竹荪、银耳浸泡松软，猪瘦肉切为肉末。用猪骨汤煮竹荪、银耳至熟烂，调入猪瘦肉末成肉羹，和盐调味，服食。

功效：滋阴润肺，清热利湿。

适应证：恶性淋巴瘤，症见红肿热痛，或溃后腐蚀浸淫流血水者。

（4）龙眼粳米汤

原料：龙眼肉 15g，红枣 5 枚，粳米 100g。

制法：将龙眼肉、红枣、粳米洗净入锅，加清水适量，用文火慢炖软烂。

功效：补益气血。

适应证：恶性淋巴瘤术后血象降低或晚期贫血者。

3. 中医运动养生 中医养生功法包括太极拳、气功、八段锦、五禽戏等。

中医养生功法属于中国武术文化的一部分，源远流长，患者可根据各自喜好及体力状况，选择适合自己的运动适时锻炼，从而起到强身健体的作用。

4. 穴位按摩 选穴：合谷、足三里、膀胱俞。

5. 艾灸 选穴：血海、三阴交、气海、肺俞。

6. 耳穴压豆 选穴：肺、神门等耳穴。

7. 刮痧 选穴：肺俞、膻中。

8. 饮食养生 任何一种手术对人体都是一种创伤，耗损人体正气，因此术后居家期间要注意饮食养生，争取早日恢复机体功能。正气足则可抗邪，从而防治肿瘤的复发与转移。居家期间，在服食药物、药膳之际，可均衡摄入饮食，多吃新鲜蔬菜、水果及高蛋白食物。高蛋白食物如牛奶、鸡蛋、鱼等，有助于机体康复。

9. **起居娱乐及精神养生** 患者术后体虚，应保证足够的睡眠，不可劳累，适度锻炼，同时适度进行日光浴，保持心情愉悦。

七 恶性淋巴瘤化疗中医康养

化疗易损伤脾胃、耗伤气血，导致恶心、呕吐、手足麻木等不适，也易引起骨髓抑制。配合中医中药治疗，可减轻化疗副作用、改善患者生存质量。

1. **中药调理** 根据化疗后相关症状进行辨证论治。

2. **药膳养生**

（1）怀杞三七汤

原料：三七6g，怀山药30g，枸杞30g，龙眼肉25g，红猪排骨300g，食盐、胡椒粉少许。

制法：将三七、怀山药、枸杞、龙眼肉装入布袋并扎口后，与猪排骨一起入锅，加4大碗清水，先大火后小火，炖煮2~3小时，放入食盐、胡椒粉等调味即可。

功效：活血补血，滋补阴阳。

适应证：恶性淋巴瘤化疗间歇期的调理。

（2）猫爪草煲乳鸽

原料：猫爪草30g，乳鸽1只（约200g）。

制法：将猫爪草洗净，乳鸽去毛及内脏、洗净后切小块，然后一起入锅，加入适量清水煮熟，和油盐调味。食肉喝汤。

功效：消肿散结，滋肾补虚。

适应证：主要用于化疗后胃纳不佳、疲倦乏力者。

（3）龙眼大枣煲鳝鱼

原料：龙眼肉20g，大枣60g，鳝鱼250g。

制法：龙眼肉洗净，大枣洗净、去核，鳝鱼宰杀后去肠脏、洗净。先用植物油少许和姜丝炒香鳝鱼，再放入龙眼肉、大枣，加水适量煲1小时，和盐调味。饮汤或佐膳。

功效：健脾补中，益气生血。

适应证：恶性淋巴瘤化疗后贫血眩晕、心悸纳呆者。

（4）牛奶蛋清莲子糊

原料：鲜牛奶250ml，鲜鸡蛋2个，石莲子100g，冰糖或白砂糖适量。

制法：鲜鸡蛋去黄留蛋清，石莲子去壳磨粉。先用适量水煮石莲子粉成糊，放入冰糖或白砂糖调味，再放入鲜牛奶、鸡蛋清拌匀，煮沸即可服用。

功效：健脾养胃，补虚生血。

适应证：恶性淋巴瘤化疗后纳呆、呕吐、眩晕、疲乏者。

（5）人参柿饼粥

原料：人参10g，柿饼（肉质肥厚者）3~4个，新鲜稻米60g。

制法：人参切片，柿饼去蒂、核后切细丝，稻米洗净，然后一起入锅，加入清水适量，用慢火煮稠粥调服。

功效：健脾养胃，补中益气。

适应证：恶性淋巴瘤化疗后神疲气短、纳呆恶心者。

3. **中医运动养生**　患者化疗后易出现疲倦乏力、纳差、手足麻木等症状，可根据自身条件适度参加户外活动，可通过打太极拳、练习八段锦等强身健体。

4. **穴位按摩** 止呕选穴：手三里、足三里、内关。

5. **艾灸** 止呕选穴：气海、血海、关元、手三里、足三里、三阴交、中脘、神阙。

6. **耳穴压豆** 选穴：脾、胃等耳穴。

7. **刮痧** 选穴：内关、足三里、手三里。

8. **饮食养生** 患者化疗后可能出现恶心、呕吐等消化道症状，应吃清淡、易消化食物，多吃新鲜蔬菜、水果及高蛋白食物（如鸡蛋、鱼、猪肉等）。

9. **起居娱乐及精神养生** 患者化疗后常伴有一系列副作用，如纳呆、恶心呕吐、手足麻木、疲倦乏力，因此居家期间在起居方面应规律作息，保证足够的休息时间，避免去人多的公共场所，同时娱乐身心、放松心情，可倾听轻音乐、进行日光浴、练习八段锦等，以颐养身心。

八 恶性淋巴瘤放疗中医康养

1. **中药调理** 应由医师四诊合参、辨证论治。

2. **药膳养生**

（1）放疗减毒药膳（广东省中医院刘伟胜提供）

原料：绿豆、臭草、粳米、鲜鱼腥草各 50g。

制法：取以上药膳原料，加水 1 000ml，用小火熬煮半小时，加入调料（食用盐）。午餐及晚餐时服用。放疗前开始服用，放疗过程中每天 1 剂，分 2 次服用。

功效：益气养阴，清热解毒。

适应证：主要用于恶性淋巴瘤放疗期间出现口渴、咽干等阴虚毒热征象者。

（2）海芋大枣瘦肉汤

原料：海芋（鲜品）100g，大米50g，大枣30g，猪瘦肉100g。

制法：将海芋（切片，与大米同炒至米黄，去大米）、大枣（去核）、猪瘦肉（切细）一起入锅，加水适量，同煮3小时，调味服食。

功效：解毒散结，健脾养胃。

适应证：主要用于放疗后咽喉肿痛、口干纳差者。

（3）雪蛤马蹄羹

原料：雪蛤5g，鲜马蹄100g，马蹄粉10g，冰糖适量。

制法：将鲜马蹄洗净去皮、切碎；雪蛤用温水发透、发胀，去黑仔及筋膜，剪去细件；冰糖打碎，马蹄粉调清水50ml，待用。把鲜马蹄、雪蛤同放炖杯内，放入冰糖，加清水150ml，煎煮30分钟后趁热搅拌调入马蹄粉，待水滚开成羹即可食用。

功效：滋肾润肺，凉血解毒。

适应证：主要用于恶性淋巴瘤放疗后眩晕乏力、口干咽燥、干咳纳呆者。

（4）川贝雪梨炖猪肺

原料：川贝母10g，雪梨100g，猪肺300g。

制法：川贝母打碎；雪梨去皮、切成块，去核；猪肺切成片状，和细盐（适量）搓揉，用手挤去泡沫，用清水淘洗干净。将川贝母、雪梨、猪肺、适量清水一起入锅，煮至熟烂，和盐调味。饮汤食猪肺。

功效：清肺散结，生津润燥。

适应证：放疗后口干咽燥、黏膜溃破、咳嗽咯血者。

3. 中医运动养生　放疗耗伤人体津液，导致患者疲倦乏力。患者可以通过练习八段锦、太极拳等轻柔和缓的运动，达到适度锻炼的效果，从而改善疲倦乏力；还可以练习吞咽动作，以改善津液耗伤状态。

4. 穴位按摩　选穴：金津、玉液、极泉。

5. 艾灸　患者放疗 3 个月内不建议进行艾灸，放疗 3 个月后根据体质（阳虚为主）情况可选以下穴位：足三里、三阴交、气海、血海、手三里、至阳、神阙。

以上诸穴配合艾灸，可达到滋阴益阳、补气益血之功效。

6. 耳穴压豆　选穴：渴点、内分泌等耳穴。

7. 刮痧　选穴：手三里、足三里。

8. 饮食养生　放疗所用放射线为火热毒邪，因此放疗期间宜多吃滋润清淡的食物，如梨、燕窝、西洋参、雪耳等。

9. 起居娱乐及精神养生　患者放疗期间可保持适量饮水，可于水中酌加西洋参，同时作息规律，早睡不熬夜，适度锻炼，保持身心愉悦。

九　恶性淋巴瘤靶向治疗中医康养

服用靶向药物后会出现皮疹、皮下出血点等手足皮肤反应，以及口腔炎、中性粒细胞减少、肝功能异常、肌肉关节疼痛、腹泻等。在靶向治疗过程中，配合中医中药可起到增效减毒作用。

1. 中药调理　应由医师四诊合参、辨证论治。

2. 药膳养生

（1）独活寄生脊骨汤

原料：独活 15g，桑寄生 30g，猪脊骨（连肉带髓）250g。

制法：独活、桑寄生洗净，猪脊骨连肉带髓斩块，然后一起入锅，加入清水 2 000ml，煮沸后用小火再煮 30 ~ 45 分钟即成。

功效：祛风通痹，补益肝肾。

适应证：口服靶向药物后，出现手足麻木、腰膝酸痛、疲倦乏力者。（来源：《中医肿瘤食疗学》）

（2）银花茅根蔗水

原料：金银花30g，鲜白茅根200g，竹蔗400g。

制法：竹蔗斩细块，鲜白茅根打破切断，金银花洗净，然后一起入锅，加水煮，并适时拌匀，最后去金银花、白茅根、竹蔗渣，饮水。

功效：清热解毒，宣肺利水。

适应证：靶向治疗期间出现皮肤斑疹、脓胞，伴口干、尿黄者。

（3）山药粥

原料：大米100g，山药100g。

制法：将大米洗干净后，与山药一起放入盛水（约1 000ml）的锅里，用大火煮沸，再用小火熬煮半小时，加入调料。早晚服用。

功效：健脾止泻。

适应证：主要用于靶向治疗期间出现大便次数多或稀烂者。

（4）木瓜蜜枣煲水鸭

原料：木瓜1个，蜜枣10枚，水鸭1只（300～400g）。

制法：木瓜洗净，削皮、切块；水鸭宰杀后去毛及肠，斩切成块。将木瓜、蜜枣、水鸭一起入锅，加水炖烂，和盐调服。饮汤或佐餐。

功效：滋阴补中，和胃化湿。

适应证：主要用于靶向治疗期间出现腹泻隐痛、口腔溃疡者。

3. 中医运动养生　患者靶向治疗过程中可出现口腔炎、手足皮肤反应、腹泻等，可通过各种传统中医运动来提高机体免疫力。中医导引是凝聚古人智慧的运动方式，可以改善气血、提升阳气，从而提高机体抵抗力，以达到强身健体、防病治病的目的。通常可练习八段锦、五禽戏等，以提高免疫力。

4. **穴位按摩** 腹泻选穴：天枢、下痢、足三里。

皮疹选穴：曲池、血海。

5. **艾灸** 腹泻选穴：神阙、足三里、三阴交。

6. **耳穴压豆** 腹泻选穴：大肠、小肠、脾。

7. **刮痧** 腹泻选穴：三阴交、足三里。

8. **饮食养生** 患者服用靶向药物后常出现皮疹、腹泻等症状，应吃清淡、易消化的食物，忌寒凉及辛辣刺激类食物。山药等具有健脾作用的食物可常服用。

9. **起居娱乐及精神养生** 患者口服靶向药物后最常见的不良反应是腹泻、皮疹等，在起居方面应保证充足的休息时间，保持乐观心态。

十 恶性淋巴瘤免疫治疗中医康养

免疫治疗是近年研究的热点。免疫治疗方式的出现为患者带来更多希望。但免疫治疗同样具有一系列副作用，主要有疲倦乏力、皮疹、纳差等。

1. **中药调理** 应由医师四诊合参、辨证论治。

2. **药膳养生**

（1）枸杞龙眼山药粥

原料：枸杞 10g，龙眼肉 12g，山药 12g，大米 200g。

制法：将枸杞、山药、龙眼肉、大米一同放入电饭煲，加入清水，煮熟即可。

功效：补肾健脾益气。

适应证：免疫治疗期间出现纳差、疲倦、乏力者。

（2）黄芪枸杞煲水鱼

原料：黄芪30g，枸杞20g，淡水鱼1条。

制法：将鱼宰杀后，去内脏、洗净切块。黄芪用纱布包好后，与枸杞、鱼一起入锅，加水适量，炖熟烂后去黄芪，入油盐调味。

功效：健脾益气，补益肾精。

适应证：免疫治疗期间出现免疫力低下者。

（3）龙眼花生衣

原料：龙眼肉15g，连衣花生30g，鸡蛋1枚。

制法：将龙眼肉、连衣花生一起放入锅内，加适量水，用大火烧开，然后改用小火炖10分钟，起锅前打入鸡蛋，待鸡蛋熟后即可盛出食用。

功效：温阳补血。

适应证：免疫治疗期间出现乏力、疲倦等症状者。

（4）桑椹枸杞骨髓汤

原料：桑椹20g，枸杞20g，墨旱莲15g，女贞子15g，猪骨髓100g，食用盐、葱花、姜适量。

制法：将墨旱莲、女贞子水煎去渣取汁，与洗净的桑椹、枸杞、葱丝、姜丝及猪骨髓一起入锅，加水1 000ml煎煮，煮沸后再用小火熬煮半小时，加入调料即成。

功效：滋阴补肾。

适应证：免疫治疗期间易汗出、潮热、口干口苦者，以及阴虚疲倦乏力者。

（5）阿胶远志膏

原料：阿胶50g，酸枣仁100g，远志50g，茯神30g，蜂蜜适量。

制法：将酸枣仁、远志、茯神入锅内，加清水适量，浸泡 30 分钟后用武火煎煮 3 次，然后将 3 次煎煮出的药汁合并再浓缩，最后把阿胶和蜂蜜兑入，熬成流浸膏装瓶备用。

功效：养血安神。

适应证：免疫治疗期间出现疲倦乏力、贫血、眠差者。

3. **中医运动养生**　患者免疫治疗后可出现疲倦乏力、皮疹、腹泻、纳差等症状，可通过适度锻炼来达到养生的目的。患者居家可练习太极、五禽戏等。

4. **穴位按摩**　调节脾胃选穴：手三里、足三里。

补虚选穴：百会。

皮疹选穴：血海、风市。

5. **艾灸**　选穴：百会、气海、关元、神阙。

6. **耳穴压豆**　选穴：胃、脾等耳穴。

7. **刮痧**　选穴：膻中、手三里、足三里。

手三里、足三里刮痧具有健脾益气、调节胃肠功能的作用，可提高患者免疫力。

8. **饮食养生**　患者免疫治疗期间常出现疲倦乏力、纳差、眠差等症状，应吃清淡、易消化的食物，忌寒凉及辛辣刺激类食物。山药等具有健脾作用的食物可常服用。

9. **起居娱乐及精神养生**　患者免疫治疗期间在起居方面应保证充足的休息时间，保持乐观心态。

十一　常见并发症中医康养

恶性淋巴瘤的常见并发症主要包括发热、盗汗等。居家康养期间可通过中医中药等中医传统特色疗法改善诸症。

（一）发热

1. 中药调理　应根据患者症状进行辨证论治。

2. 药膳养生

（1）夏枯草川贝慈姑煲鲤鱼

原料：鲤鱼1条，夏枯草20g，慈姑20g，川贝母10g，调味料适量。

制法：鲤鱼洗净，去鳞、内脏。慈姑、夏枯草、川贝母洗净后用布包好，与鲤鱼一起放入锅中，加少许料酒，置武火上煮沸后，改用文火慢炖40分钟。去药包，加适量盐、醋等调味即可。

功效：清热养阴，祛痰散结。

适应证：恶性淋巴瘤患者居家康养期间出现颈项痰结硬实、烦热口苦，盗汗不止等。

（2）枸杞松子肉糜

原料：肉糜100～150g，枸杞、松子各100g。

制法：取肉糜，加入黄酒、盐、调料，在锅中炒至半熟时，加入枸杞、松子，再同炒即可。

功效：养阴清热。

适应证：恶性淋巴瘤患者放疗后居家康养期间的阴虚内热。每日1次，作副食服用。

3. 中医运动养生　患者合并发热时，可居家练习简易的八段锦或者做全身经络按摩等，以提高免疫力。

4. 穴位按摩　选穴：大椎、曲池、外关。

5. 耳穴压豆　选穴：耳尖、热穴、内分泌等耳穴。

6. 刮痧　选穴：百会、风池、印堂。

7. **饮食养生** 患者出现发热，虽有实热和虚热之分，但整体饮食应以清淡为主，多喝水，忌燥热、寒凉类食物。

8. **起居娱乐及精神养生** 患者出现发热时，在起居方面应保证充足的休息时间，同时可以聆听轻音乐以怡情逸致。

（二）盗汗

1. **中药调理** 应根据患者症状进行辨证论治。

2. **药膳养生**

（1）银耳红枣汤

原料：银耳 30g，红枣 20g，冰糖适量。

制法：将银耳用温水泡发，除去蒂头，洗净后撕成小块。红枣洗净、撕开后，与银耳共入锅内，加水适量，用小火慢煨至银耳、红枣烂熟，再放入冰糖融化调匀，即可出锅食用。

功效：养阴敛汗。

适应证：恶性淋巴瘤阴虚盗汗者。

（2）参苓粥

原料：人参 10g，白茯苓 20g，生姜 10g，粳米 100g，食盐、味精适量。

制法：将人参、白茯苓、生姜入锅加适量水煎熬后，去渣取汁待用。将粳米淘洗干净，下入煎好的药汁内用小火煮粥，煮至粥熟时加入食盐、味精调匀。空腹分 2 次食用，每天 1 剂。

功效：补气扶正。

适应证：恶性淋巴瘤气虚发热盗汗者。

3. **中医运动养生** 合并盗汗的患者可居家进行简单的运动以增强体质，不建议剧烈运动。

4. **穴位按摩** 选穴：阴郄、后溪、照海。

5. **艾灸** 选穴：气海、太溪。

6. **耳穴压豆** 选穴：胃、脾等耳穴。

7. **刮痧** 选穴：合谷、复溜。

8. **饮食养生** 患者出现盗汗时应吃清淡、易消化的食物，多喝水，忌肥甘厚腻之品。

9. **起居娱乐及精神养生** 患者出现盗汗症状，在起居方面应注意休养，保证充足的休息时间，避免消耗太过。居家聆听古典音乐或者阅读，可放松心态、调畅情志。

十二　患者随访

恶性淋巴瘤患者应按疗程坚持治疗。目前，70% 的早期恶性淋巴瘤患者经过治疗后能够得到完全缓解，甚至治愈。恶性淋巴瘤治疗后头 5 年复发转移率高，复发症状有无痛性淋巴结肿大及相应转移部位的症状。做好随访，可有效及早发现问题、管理好副作用，做好疗效评估。

1. **可治愈的淋巴瘤** 如弥漫大 B 细胞淋巴瘤、霍奇金淋巴瘤，头 1~2 年内，每 3 个月随访 1 次；第 3~4 年，每半年随访 1 次；第 5 年以后，每年 1 次，随访到终身。

2. **不可治愈的淋巴瘤** 如滤泡性淋巴瘤、套细胞淋巴瘤，每 3~6 个月随访 1 次，维持终身。

3. **特殊淋巴瘤** 如伯基特淋巴瘤，1 年内每 2 个月随访 1 次，2 年内每半年随访 1 次，2 年后每年随访 1 次。

（王盼盼　杨小兵　邓育　河文峰）

附录

常用腧穴及耳穴定位

一 常用腧穴定位（拼音排序）

安眠：位于项部，当翳风穴与风池穴连线的中点。

百会：位于头部，前发际正中直上5寸。

长强：位于会阴部，尾骨下方，尾骨端与肛门连线的中点处。

承浆：位于面部，当颏唇沟的正中凹陷处。

承满：位于上腹部，当脐中上5寸，前正中线旁开2寸。

大肠俞：位于腰部，第4腰椎棘突下，后正中线旁开1.5寸。

大敦：位于踇趾末节外侧，趾甲根角侧后方0.1寸。

大陵：位于腕前侧，腕掌侧远端横纹中，掌长肌腱与桡侧腕屈肌腱之间。

大椎：位于颈后部，第7颈椎棘突下凹陷中，后正中线上。

胆俞：位于背部，第10胸椎棘突下，后正中线旁开1.5寸。

膻中：位于前胸部，前正中线上，横平第4肋间隙。

地仓：位于面部，口角旁开0.4寸。

肺俞：位于背部，第3胸椎棘突下，后正中线旁开1.5寸。

丰隆：位于小腿外侧，外踝尖上8寸，胫骨前肌的外缘。

风池：位于项部，枕骨之下，胸锁乳突肌上端与斜方肌上端之间的凹隙中。

风市：位于股外侧，腘横纹上9寸，髂胫束后缘（直立，手下垂于体侧，中指尖所到处即是）。

复溜：位于小腿后内侧，内踝尖上2寸，跟腱的前缘。

肝俞：位于背部，第9胸椎棘突下，后正中线旁开1.5寸。

膈俞：位于背部，第7胸椎棘突下，后正中线旁开1.5寸。

公孙：位于足内侧，第1跖骨底的前下缘赤白肉际处。

关元：位于下腹部，脐中下3寸，前正中线上。

归来：位于下腹部，脐中下4寸，前正中线旁开2寸。

合谷：位于手背，第1掌骨和第2掌骨之间，约平第2掌骨桡侧的中点。

横骨：在下腹部，脐中下5寸，前正中线旁开0.5寸。

极泉：位于腋窝正中，腋动脉搏动处。

颊车：位于面部，下颌角前上方1横指。

金津：位于口腔内，当舌下系带左侧静脉上。

京门：位于侧腹部，第12肋骨游离端的下际。

鸠尾：位于上腹部，剑突尖下1寸，前正中线上。

孔最：位于前臂前外侧，当尺泽与太渊连线上，腕掌侧远端横纹上7寸。

蠡沟：位于小腿前内侧，内踝尖上5寸，胫骨内侧面的中央。

利尿（经外奇穴）：位于下腹部，前正中线上，脐中下2.5寸处，当神阙穴与曲骨穴连线的中点处。

梁门：位于上腹部，脐中上4寸，前正中线旁开2寸。

列缺：位于前臂外侧，腕掌侧远端横纹上1.5寸，拇短伸肌腱与拇长展肌腱之间，拇长展肌腱沟的凹陷中。

命门：位于腰部，第 2 腰椎棘突下凹陷中，后正中线上。

内关：位于前臂前侧，腕掌侧远端横纹上 2 寸，掌长肌腱与桡侧腕屈肌腱之间。

尿血（经外奇穴）：位于背部，第 7 胸椎棘突旁开 5 寸处，当背部肩胛骨下角处。

膀胱俞：位于骶部，横平第 2 骶后孔，骶正中嵴旁开 1.5 寸。

脾俞：位于背部，第 11 胸椎棘突下，后正中线旁开 1.5 寸。

期门：位于前胸部，第 6 肋间隙，前正中线旁开 4 寸。

气海：位于下腹部，脐中下 1.5 寸，前正中线上。

曲池：位于肘外侧，尺泽与肱骨外上髁连线的中点处。

颧髎：位于面部，颧骨下缘，目外眦直下凹陷中。

三焦俞：位于腰部，第 1 腰椎棘突下，后正中线旁开 1.5 寸。

三阴交：位于小腿内侧，内踝尖上 3 寸，胫骨内侧缘后际。治疗脾胃虚弱的常用穴。

上关：位于头部，颧弓上缘中央凹陷中。

上巨虚：位于小腿外侧，犊鼻下 6 寸，犊鼻与解溪连线上。

上脘：位于上腹部，脐中上 5 寸，前正中线上。

神门：位于腕前内侧，腕掌侧远端横纹尺侧端，尺侧腕屈肌腱的桡侧缘。

神阙：位于上腹部，脐中央。

肾俞：位于腰部，第 2 腰椎棘突下，后正中线旁开 1.5 寸。

手三里：位于前臂后外侧，肘横纹下 2 寸，阳溪与曲池连线上。

水道：位于下腹部，脐中下 3 寸，前正中线旁开 2 寸。

水分：位于上腹部，脐中上 1 寸，前正中线上。

水泉：位于足内侧，太溪直下 1 寸，跟骨结节内侧凹陷中。

四白：位于面部，眶下孔处。

太白：位于足内侧，第 1 跖趾关节近端赤白肉际凹陷中。

太冲：位于足背，第 1、2 跖骨间，跖骨底结合部前方凹陷中，或触及动脉搏动。

太溪：位于踝后内侧，内踝尖与跟腱之间的凹陷中。

天府：位于臂前外侧，肱二头肌桡侧缘，腋前纹头下 3 寸处。

天枢：位于上腹部，横平脐中，前正中线旁开 2 寸。

天突：位于颈前部，胸骨上窝中央，前正中线上。

外关：位于前臂后侧，腕背侧远端横纹上 2 寸，尺骨与桡骨间隙中点。

胃俞：位于背部，第 12 胸椎棘突下，后正中线旁开 1.5 寸。

胃脘下俞：位于背部，第 8 胸椎棘突下，后正中线旁开 1.5 寸。

郄门：位于前臂前侧，腕掌侧远端横纹上 5 寸，掌长肌腱与桡侧腕屈肌腱之间。

下关：位于面部，颧弓下缘中央与下颌切迹之间的凹陷中。

下巨虚：位于小腿外侧，犊鼻下 9 寸，犊鼻与解溪连线上。

下痢：位于足背，踇趾和第 2 趾中间向里 2cm 处。

血海：位于股前内侧，髌底内侧端上 2 寸，股内侧肌隆起处。

阳陵泉：位于小腿内侧，腓骨头前下方凹陷中。

液门：位于手背，第 4、5 指间，指蹼缘上方赤白肉际凹陷中。

阴陵泉：位于小腿内侧，胫骨内侧髁下缘与胫骨内侧缘之间的凹陷中。

阴郄：位于前臂前内侧，腕掌侧远端横纹上 0.5 寸，尺侧腕屈肌腱的桡侧缘。

隐白：位于足趾，踇趾末节内侧，趾甲根角侧后方 0.1 寸。

印堂：位于头部，两眉毛内侧端中间的凹陷中。

迎香：位于面部，鼻翼外缘中点旁，鼻唇沟中。

涌泉：位于足底，屈足卷趾时足心最凹陷中。

鱼际：位于手掌，第1掌骨桡侧中点赤白肉际处。

玉液：位于口腔内，当舌下系带右侧静脉上。

云门：位于前胸部，锁骨下窝凹陷中，肩胛骨喙突内缘，前正中线旁开6寸。

章门：位于侧腹部，在第11肋游离端的下际。

照海：位于足内侧，内踝尖下1寸，内踝下缘边际凹陷中。

至阳：位于背部，第7胸椎棘突下凹陷中，后正中线上。

中极：位于下腹部，脐中下4寸，前正中线上。

中脘：位于上腹部，脐中上4寸，前正中线上。

中渚：位于手背，第4、5掌骨间，第4掌指关节近端凹陷中。

足三里：位于小腿外侧，犊鼻下3寸，犊鼻与解溪连线上。

二 常用耳穴定位（拼音排序）

贲门：位于耳轮脚下方后1/3处，即耳甲3区。

大肠：位于耳甲艇，在耳轮脚上缘内侧1/3，与口穴相对处。

胆：位于耳甲艇的后上部，肝、肾两穴之间，即耳甲11区。一般定义：左侧为胰穴，右侧为胆穴。

肺：位于耳甲腔中心凹陷处周围，即心穴上下周围，即耳甲14区。耳甲腔最凹陷处反光区的周围大部均为肺穴区。

风溪：位于耳轮结节前方，指区与腕区之间，即耳舟1、2区交界处。

腹水点（利水点）：位于肾、胰胆、小肠三穴之间，肾与十二指肠连线的中上 1/3 交界处，即约在小肠至胰胆连线的中点处。

肝：位于耳甲艇的后下部，胃反射区与十二指肠反射区的后方，胰腺点穴至外腹穴连线的中间处，即耳甲 12 区。

高血压点：位于耳屏外侧面的下缘，耳屏游离缘下部的小隆起，与屏间切迹的前下方连线的中点处，即在肾上腺与目 1 两穴的中点偏前方，在饥点的下方。

交感：位于对耳轮下脚前端与耳轮内缘交界处，即对耳轮 6 区前端。

渴点：位于耳屏外侧面，耳屏上结节与耳屏根部之中点连线的中点处，当外鼻与屏尖连线之中点（偏上）处，外耳穴至高血压点穴连线的中间处。

卵巢：位于屏间切迹，对耳屏边缘下 1/3 的内侧面中点，与屏间切迹底部连线之间，即在对耳屏尖到内侧底部为中线的里侧，对耳屏边缘，皮质下与内分泌之间，额穴的上方处。

脑点：位于对耳屏边缘上 1/3 的中点，对耳屏尖与轮间切迹之间中点处，当平喘与脑干之间，脑干与腮腺连线的中点处。

脑干：位于对耳屏游离缘上，轮屏切迹正中凹陷处，对耳屏尖与轮屏切迹之中点处。

内鼻：位于耳屏内侧面下 1/2 处。

内分泌：位于屏间切迹内，耳甲腔的前下部，约距屏间切迹边缘 0.2cm 处，即耳甲 18 区。

膀胱：位于对耳轮下脚内下方的耳甲艇前部，与外耳道口相对，在耳甲艇内，肾与艇角之间，大肠的上方，肾、前列腺连线的中前 1/3 交界处，肿瘤 2 穴至直肠下段穴连线的中间处，即耳甲 9 区处。

皮质下：位于对耳屏内侧面，同额点相对，内分泌旁，卵巢与平端中间处的相对应点上，对耳屏边缘下 1/3 的内侧面中点处。

脾：位于 BD 线下方，耳甲腔的后上方，肝的下方，在肝硬化肿大区与血液点之间，耳轮脚消失的部分上后方的下缘处，即耳甲 13 区。

丘脑：位于对耳屏内侧面中线下端，对屏尖内侧直下与耳甲腔边缘中点交叉处，与对耳屏外侧面太阳穴相对应。

热穴：耳轮常用穴位，位于腹和尾椎连线中点。

三焦：位于耳甲腔底部，外耳门后下，肺与内分泌区之间，内分泌上方，在心穴至止血 4 穴连线的中间处，即耳甲 17 区。

舌：位于耳垂正面中上部，即耳垂 2 区。

神门：位于耳三角窝内、对耳轮上下脚分叉处稍上方。

肾：位于耳甲艇，对耳轮上、下脚分叉处下方，对耳轮下脚下方后部，平视时在止血 2 穴至小肠穴连线的中间处，即耳甲 10 区。

肾上腺：位于耳屏游离缘下部尖端，耳屏外侧面下 1/2 隆起平面的中点，即耳屏 2 区后缘处。

食管：位于耳甲腔，耳轮脚下方中 1/3 处，口、胃之间的中、内 1/3 交界处，将耳轮脚从与耳屏内缘延线相交点至末端的中点的直下方，在十二指肠至下腹连线的中间处，即耳甲 2 区。

胃：位于耳轮脚消失处，贲门之外方，即耳甲 4 区。

小肠：位于耳轮脚及部分耳轮与 AB 线之间的中 1/3 处，即耳甲 6 区。

心：位于耳甲腔正中凹陷处。

胰：位于耳甲艇的后上部，肝、肾两穴之间，即耳甲 11 区。一般定义：左侧为胰穴，右侧为胆穴。

子宫：位于三角窝前 1/3 的下部，三角窝底之内侧凹陷处，即三角窝 2 区。

药膳索引